基本としくみがよくわかる

豊富な図解で
難解ポイントがすっきり！

東洋医学の教科書

総監修・漢方薬監修 平馬直樹
中医理論・鍼灸監修 浅川 要
薬膳監修 辰巳 洋

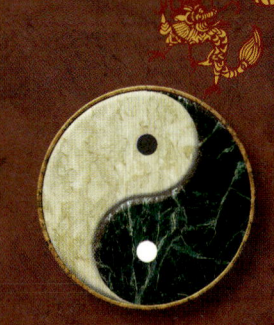

ナツメ社

●目次

第1章 東洋医学的なカラダを理解しよう

臓腑論
東洋医学的人体論 ……………… 8
　人体関連図 …………………… 10
　肝 ……………………………… 12
　心 ……………………………… 14
　脾 ……………………………… 16
　肺 ……………………………… 18
　腎 ……………………………… 20
　胃 ……………………………… 22
　小腸・大腸・膀胱 …………… 23
　胆 ……………………………… 24
　三焦 …………………………… 25

脳 ………………………………… 26
胞宮 ……………………………… 27
骨・脈・髄 ……………………… 28
五官 ……………………………… 29
五神 ……………………………… 30
その他 …………………………… 31
コラム 気血と肝血は"別物"？ ……… 13
　　　心はなぜ、君主の官なのか？ … 15
　　　脾は具体的に何を指しているのか … 17
　　　肺は一身の気をつかさどるとは？ … 19
　　　腎と関わる天癸とは？ ………… 21
　　　命門論争 ……………………… 32

第2章 東洋医学基礎講座
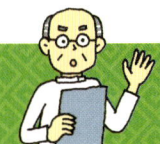

東洋医学概論
① 東洋医学の成立と発展 ……… 34
② 現代医学と東洋医学の違い … 36

基本理論
① 陰陽論 ………………………… 38
② 五行論 ………………………… 40
③ 五行色体表 …………………… 42
④ 整体観念 ……………………… 44

気血津液概論
① 気・血・津液 ………………… 46
② 気の概念 ……………………… 48
③ 気の不調 ……………………… 50
④ 血の概念 ……………………… 52
⑤ 血の不調 ……………………… 54
⑥ 津液の概念 …………………… 56
⑦ 津液の不調 …………………… 58
⑧ 精の概念 ……………………… 60
⑨ 精の不調 ……………………… 62

蔵象学説

① 蔵象学説の基礎理論……………64
② 肝の不調…………………………66
③ 心の不調…………………………68
④ 脾の不調…………………………70
⑤ 肺の不調…………………………72
⑥ 腎の不調…………………………74
⑦ 六腑の不調………………………76
⑧ 奇恒の腑の不調…………………78

コラム 精の生成と3つの働き……63
　　　　東洋医学用語の読み方………80

第3章 東洋医学の診察から治療まで

概論
西洋医学と東洋医学の治療観点
………………………………………82

病因
① 病気の原因を知る………………84
② 内因………………………………86
③ 外因………………………………88
④ 不内外因…………………………90

病機
病気の進行…………………………92

診察法
① 四診による診察…………………94
② 望診〜全身・局部〜……………96
③ 望診〜舌〜………………………98
④ 聞診………………………………100
⑤ 問診〜寒熱・汗〜………………102
⑥ 問診〜痛み〜……………………104
⑦ 切診〜脈診〜……………………106
⑧ 切診〜腹診〜……………………108

弁証論治
① 弁証する（診断する）……………110
② 八綱弁証とは？…………………112
③ 八綱弁証〜表裏・寒熱〜………114
④ 八綱弁証〜虚実・陰陽〜………116
⑤ その他の弁証……………………118
　　六淫弁証、気血津液弁証………119
　　臓腑弁証…………………………120
　　経絡弁証、六経弁証……………121

治則
① 治病求本、扶正去邪など………122
　　治病求本、扶正去邪（補虚瀉実）……123
　　陰陽調節、随機制宜（三因制宜）……124
　　同病異治と異病同治……………125
② 治法を決める……………………126

3

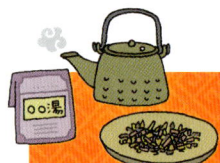

第4章 漢方の基礎知識

漢方薬治療概論
① 漢方薬の基礎知識……………128
② 生薬とは何か？………………130
③ 生薬の薬性・薬味など………132
　四気(五性)、五味……………133
　帰経、昇降浮沈………………134
　薬能による分類………………135

代表生薬カタログ………………136

漢方処方
① 漢方薬の構成…………………140
② 気の漢方薬　…………………142
③ 血の漢方薬　…………………144
④ 津液の漢方薬…………………146
⑤ 陰陽(寒熱)の漢方薬…………148

服用について
① 漢方薬の副作用………………150
② 漢方薬の入手方法……………152
③ 漢方薬の服用方法……………154

漢方治療の症例
① 食欲不振………………………156
② 不眠……………………………158
③ 花粉症…………………………160
④ アトピー性皮膚炎……………162

漢方方剤リスト…………………164

薬膳概論
① 薬膳とは何か？………………170
② 食材の特性……………………172

薬膳治療
① 薬膳処方の立て方……………174
② 季節に合わせた薬膳…………176
③ 体質に合わせた薬膳…………178

薬膳治療の症例
高血圧……………………………180

食材リスト………………………182

[コラム] 漢方治療の最前線……………168

第5章 鍼灸の基礎知識

経絡概論
① 経絡とは？……………………186
② おもな経絡　…………………188
③ 正経十二経脈…………………190

手の太陰肺経…………………191
　　手の陽明大腸経………………192
　　足の陽明胃経…………………193
　　足の太陰脾経…………………195
　　手の少陰心経…………………196
　　手の太陽小腸経………………197
　　足の太陽膀胱経………………198
　　足の少陰腎経…………………199
　　手の厥陰心包経………………200
　　手の少陽三焦経………………201
　　足の少陽胆経…………………202
　　足の厥陰肝経…………………203
④　奇経八脈………………………204

経穴概論
① 経穴（ツボ）とは?……………206
② 取穴の方法……………………208
③ 奇穴について…………………210

鍼治療
① 鍼治療とは何か?………………212

② 鍼の種類と刺鍼………………214
③ 刺鍼のテクニック……………216

灸治療
灸治療とは何か?…………………220

手技治療
① 手技療法とは何か?……………222
② 吉田流按摩術…………………224
③ 中医正骨（ほねつぎ）…………226

その他の治療
① 吸玉療法………………………228
② 気功……………………………230

鍼灸治療の症例
① 潰瘍性大腸炎…………………232
② パーキンソン病………………234
③ 眼瞼痙攣………………………236
④ 耳管開放症……………………238

コラム 刺鍼と禁忌……………219

巻末付録
鍼灸師、あん摩マッサージ指圧師になるための資格と取得方法…………240
中国伝統医学の歴史………………242
日本での東洋医学の歴史…………246

コラム 中国伝統医学の名医列伝……245
さくいん………………………………250

取材協力、執筆協力、写真・資料提供、おもな参考文献……………………255

（編集スタッフ）
編集・取材・執筆　早川薫子（アーク・コミュニケーションズ）、髙水茂（髙水編集事務所）、白澤淳、清野博
編集担当　斉藤正幸（ナツメ出版企画）
本文デザイン　シーツ・デザイン（島田利之、島田しのぶ）
イラスト　たむらかずみ、アート工房（中村滋）
校正　檜楯社

※掲載している書籍、固有名詞、専門用語の呼び方には諸説あります。本誌では最も一般的とされる名称、呼称を採用しています。ご了承ください。

はじめに

　現代の医療のなかで、現代医学の効果が充分に及ばない治療領域を補完するものとして東洋医学に期待が集まり、現実に多くの治療実績を挙げている。最先端の現代医学が行われている日本では、さまざまな領域で治療成績を高めるために東洋医学が活用され、応用範囲を拡大している。

東洋医学は、西洋社会を起源とする現代医学とは異なる体系を持つ医学である。東洋医学を活用するためには、その体系を身につけることがたいへん有用である。漢方薬を用いるにも鍼灸の治療を行うにも、治療を基礎づける東洋医学の身体観、病因論、病理認識を理解しておくことが、臨床の応用力を養成する力になってくれる。

本書では東洋医学の理論を支える陰陽論・五行学説・天人合一思想などの中国古代の自然哲学思想もわかりやすく説明している。そのうえで身体の構成要素である気・血・精・神・津・液と身体を骨格づける臓腑・経絡などの生理機能と病理病態をくわしく解説した。病理状態を捉えるための診察法と診察から得た情報を統合して診断に結びつけるための弁証論治の方法を述べて、診察から治療までの流れを説明している。

本書の後半部分、第4章からは、漢方薬、薬膳、鍼灸と手技療法の具体的な知識を提供している。応用例として症例を通じて、治療のすじみちを示している。この方法によれば、堅実で発展性のある治療が行えるはずである。

本書では難解に思われがちな東洋医学の基礎知識を、図解を活用してわかりやすく伝えることを心がけた。専門的用語については適宜、各ページの下欄に用語解説を付した。本書が東洋医学の治療を志す読者に、全面的な基礎知識を提供し、臨床の応用力を涵養する出発の書として活用されることを期待する。

平馬直樹

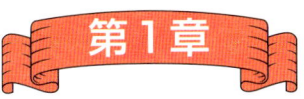

東洋医学的な カラダを 理解しよう

東洋医学を学び始める際に、最も混乱するのは「現代解剖学」と「東洋医学」とでは、器官のもつ意味が異なる点にある。まずは、東洋医学の指す器官の名称とその意味、基本的な作用を理解することからスタートしよう。

臓腑論

東洋医学的人体論

中医学（東洋医学）は、望聞問切の四診で臓腑や気血津液の病態を判断し、経絡経穴や漢方薬でそれを是正する。鍼灸やマッサージの学校でも、まず東洋医学概論の授業で臓腑論を学ぶ。

キーワード 五臓六腑、奇恒の腑、黄帝内経、素問

❖ 東洋医学の臓腑と西洋医学の内臓は、別物

中医学（東洋医学）の五臓六腑は、解剖的にも現代医学の内臓とほぼ同じものだ。しかしたとえば、「心電図ではなんともない」と言っている患者さんに、心熱*を理解してもらうのはひと苦労である。

こうした問題の大本は、西洋医学の解剖書が日本や中国に入ってきたとき、杉田玄白（『解体新書』・江戸時代）や王清任（『医林改錯』・中国清代）らが、古くから使われてきた臓腑の名称をそのまま西洋医学の言葉として翻訳してしまったことにある。**つまり中医学の五臓六腑は、解剖学的に同じものでも、考え方や機能は現代医学の内臓とは、まったく違うものなのである。**

❖ 中医学の臓腑とは何か？

『素問』（→P.242）五蔵別論篇にある記述を要約すると、五臓は精気*が蓄えられ充満していることで働くのに対し、六腑は中空（虚）で、食べ物やその代謝産物が送られてきたときだけ充ちる（実）状態になって働く。奇恒の腑も中空だが、中に精気を蓄えている点では五臓に近い。

古代中国には解剖学的な知識も存在したが、臓腑の形態と働きに対する認識は、人間に対する細かな観察から形成された。体表のさまざまな部分の細かい変化から、臓腑の働きや病変を考えることが臓腑論の中心となり、そこから臨床における診断と治療を考えていったのである。ちなみに中医学の臓腑論を蔵象学説ともいうが、「蔵」とは内臓の生理や病理のことを指し、「象」とは臓腑の生理的・病理的状態が外にあらわれた現象のことを意味する。

中医学の臓腑論のもうひとつの特徴は、臓腑を単独のものとして見ないことだ。たとえば風邪をひくと寒気がして、くしゃみや鼻水が出る。さらに肺による呼吸が変動して、咳や痰が出始める。そのため古代の中国人は、人体のあらゆる部位の生理や病理は、五臓を中心に有機的に統合された生命活動の一部であると考えた。つまり中医学における肺とは肺自体の機能だけでなく「肺の系統」を意味し、人体のあらゆる病変は五臓六腑と関連している。

用語解説　「心熱」…病理・病証において、心火が盛んなために引き起こされる熱性の病変のこと。
　　　　　「精気」…精は先天的に持っている成長、発育などの生命エネルギーの基本物質。気は人体を動かすエネルギー源のこと。

東洋医学的な人体のなりたち

五臓・六腑 …体腔内にある臓器類

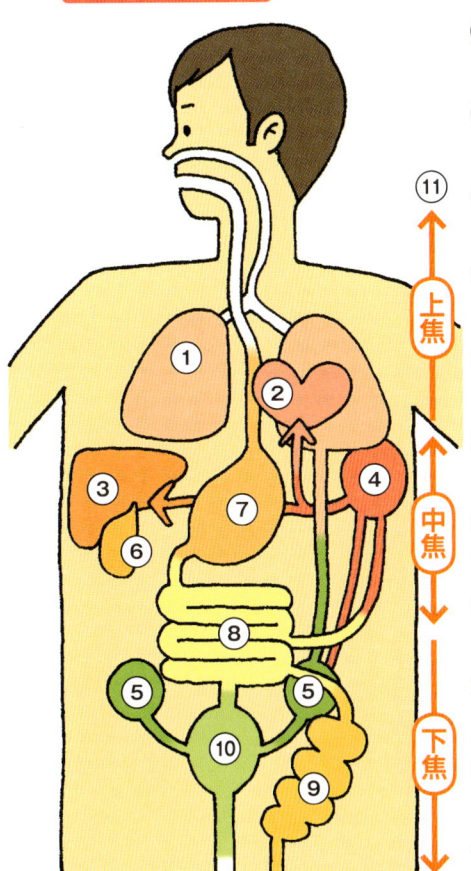

① **肺**（はい） 呼吸によって自然界の清気を取り込み、津液*を全身に行き渡らせる。➡P.18

② **心**（しん） 五臓六腑を統括。全身に血を巡らせ、思考、意識など精神活動を制御する。➡P.14

③ **肝**（かん） 全身の気や血*の流れを調整。また、血を貯蔵し全身の血量を調整している。➡P.12

④ **脾**（ひ） 消化と吸収を行い、後天の精を取り込み、気・血・津液の素を心と肺に送る。➡P.16

⑤ **腎**（じん） 精を蔵し元気をもたらすほか、全身の水分代謝を調節。呼吸にも関与する。➡P.20

⑥ **胆**（たん） 胆汁を貯蔵、排出し、脾、胃の消化を助ける。また、決断や勇気に関与する。➡P.24

⑦ **胃**（い） 脾とともに飲食物の消化・吸収を行い、気を全身に送り出す源となる。➡P.22

⑧ **小腸**（しょうちょう） 胃から送られてきた食糜（粥状の飲食物）を清（必要物）と濁（不要物）に分ける。➡P.23

⑨ **大腸**（だいちょう） 小腸から送られてきた不要物から水分を吸収し、肛門から大便を排泄する。➡P.23

⑩ **膀胱**（ぼうこう） 肺、脾、腎、三焦の働きで全身を巡った水分が集められ、排泄される。➡P.23

⑪ **三焦**（さんしょう） 飲食物を消化吸収して気・津液を全身に配布し、水分代謝を円滑にする。➡P.25

図中：上焦 / 中焦 / 下焦

第1章 東洋医学的人体論

奇恒の腑
形は腑、作用は臓に似る奇妙な腑
骨・髄・脳・脈・胆・胞宮がある。腑と同じく中空だが、中に精気を蓄えている点では五臓に近い。胆は腑にも属し、骨・髄・脳は腎が、脈の働きは心がつかさどる。➡P.26

五官（ごかん）
人間の顔上にある5つの感覚器官
目・舌・口・鼻・耳の5つの器官で「五根」ともいう。それぞれに五臓（肝・心・脾・肺・腎）が開竅する（「肝は目に開竅する」「腎は耳に開竅する」など）。➡P.29

五神（ごしん）
五臓に宿る精神活動の源
五臓にあって人体を支配・統制する魂、神、意（智）、魄（気）、志（精）とその作用。最上位にあるのが神で、志、意、魂、魄は神の支配を受けるとされる。➡P.30

その他
人体に欠かせない重要な部位
おもに体表にあって、人体の頭や四肢などを構成する要素としては、五主（筋・血・肉・皮・骨）や、五華（爪・面〈色〉・唇・毛・髪）などがある。➡P.31

用語解説 「津液」…体内の水液（水分）の総称。飲食物が胃腸に入り、水様のものが分離されて生成される。
「血」…基本的な生理因子のひとつ。脈中を流れる赤色の液体で、四肢や臓腑に栄養を与える。

人体関連図

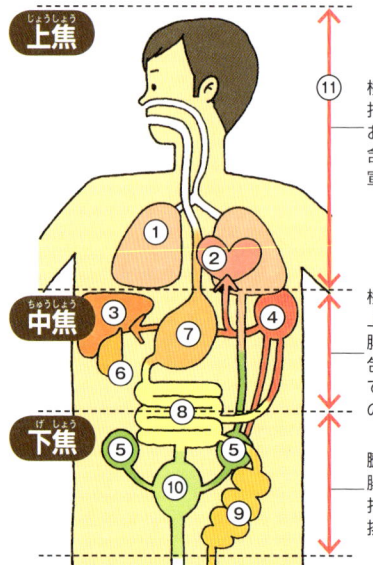

上焦　横隔膜より上部を指し、内臓の心肺、および頭顔面部を含む。気の昇発と宣散をつかさどる。

中焦　横隔膜以下で臍以上の腹部を指す。脾胃の運化作用を包括し、昇降の要であり、気血生化の源。

下焦　臍より下部分。小腸、大腸、膀胱を指す。糟粕と尿の排泄を行う。

■五臓六腑のおもな働き

		働き		
①肺	●呼吸　●宣発作用　●粛降作用			
②心	●推動作用　●精神をコントロールする（その他）血の赤化など			
③肝	●疏泄作用　●蔵血作用（その他）血と津液の運化促進／胆汁の分泌・排泄調整／情志の調節／男子の排精、女子の排卵／月経発来の促進など			
④脾	●運化作用　●統血作用　●昇清作用			
⑤腎	●主水作用　●納気作用　●蔵精作用			
⑥胆	●胆汁の貯蔵、排泄			
⑦胃	●食物の受納、腐熟、和降作用			
⑧小腸	●胃からの受盛、化物　●清濁の泌別			
⑨大腸	●糟粕の伝導			
⑩膀胱	●蓄尿作用　●排尿作用			
⑪三焦	●水液の輸送路　●体幹区分			

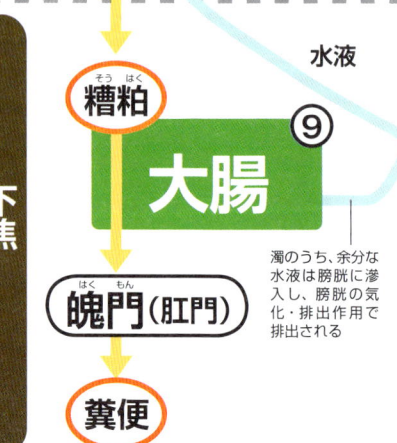

消化管には七つの門（七衝門）があり、上から飛門（唇）、戸門（歯）、吸門（會厭）、賁門（胃）、幽門（胃の下口）、闌門（大腸小腸の合流点）、魄門（肛門）となる

上焦　飲食物 → 口

中焦　食糜 → ⑦胃　疏泄作用　運化作用　清　⑧小腸　濁　胆汁にて小腸の働きを補助する　小腸で清濁の泌別を行う。清（水穀の精微）は脾へ運化、濁（糟粕）は大腸へ下降させる

下焦　糟粕 → ⑨大腸 → 魄門（肛門） → 糞便　水液　濁のうち、余分な水液は膀胱に滲入し、膀胱の気化・排出作用で排出される

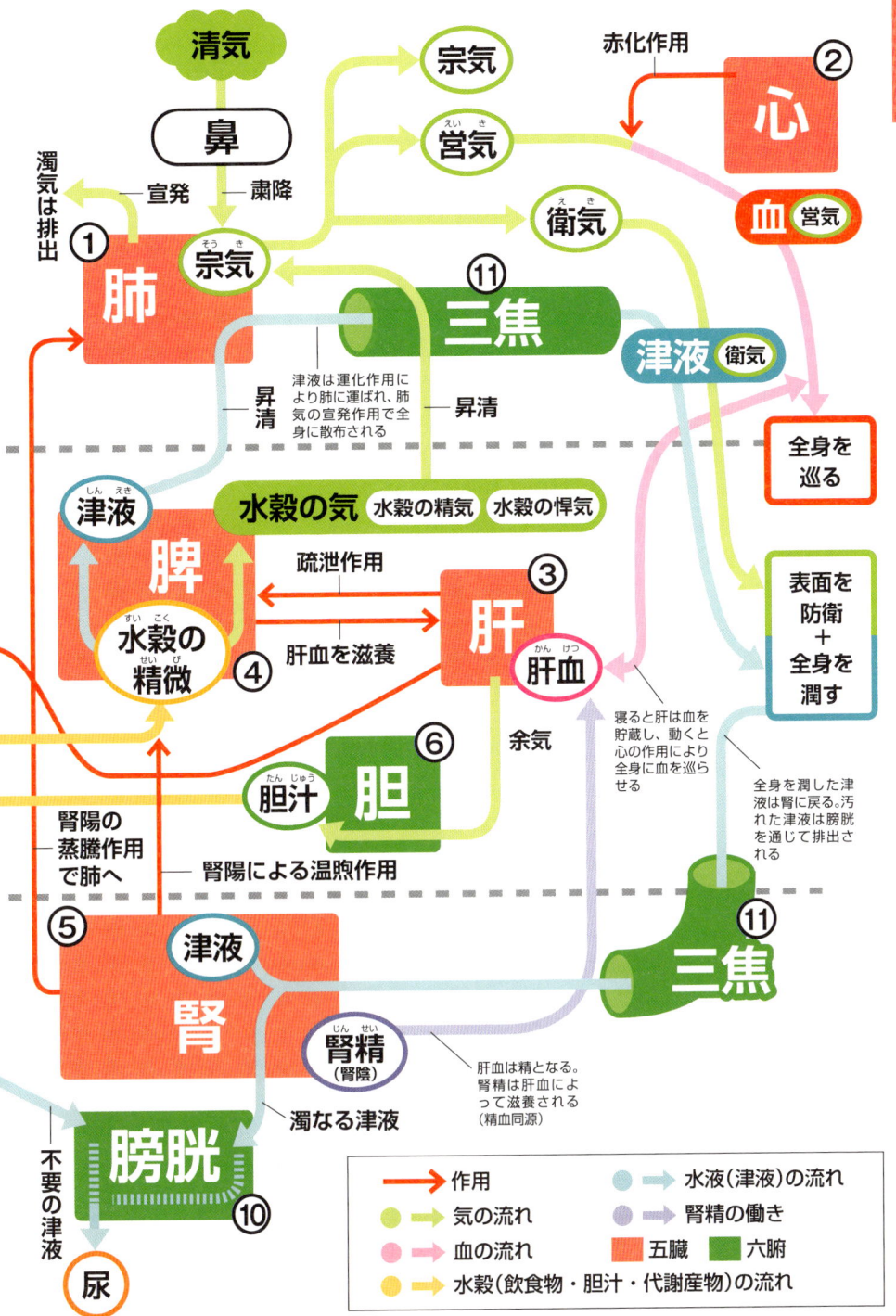

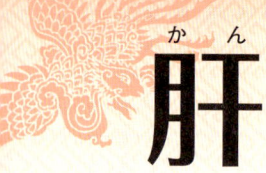

肝（かん）

肝は身体の中焦（上腹部）の領域に位置し、蔵血、疎泄をつかさどる臓器である。血を貯蔵すると同時に、身体に流れる血の量を調整する。また、肺とともに気の調節作用もになっている。

データ	
部位	中焦（上腹部）
五行	木
おもな働き	疎泄作用、蔵血作用
関係のある部位	胆（→P.24）、目、筋肉、爪

❖ 肝のおもな作用は蔵血と疎泄の２つ

肝の作用の中心には**蔵血をつかさどる**、**疎泄をつかさどる**という２つがある。現代の中医学書では**蔵血**より**疎泄**を先に記しているが、古代中国人の肝に対する最初の認識は、まず肝が血を蓄え、そのうえで経脈の気血の流量を調節している、という順序であった（浅川要著『針師のお守り』東洋学術出版社刊）。これは、禹の治水伝説に見られるように、古代中国人にとって治水が国家存亡に関わる大事で、堤防を高くしたり、運河や貯水池を造成したりして洪水を防ごうとしたこととも関連している。『霊枢』経水篇でも、人体を中国の地形になぞらえ、十二経脈を中国の河川と対比させている。そのため、経脈を巡る気血を調節する貯水池も、五臓六腑のどこかの器官に求めた。それが肝であった。

『素問』五蔵生成論篇の「人臥せば血は肝に帰す」に見られるように、夜中、体を休めているときは経脈の血液はそれほど多く流れる必要がないので、肝に蓄えられる。そして昼中、起きて活動しているときは肝から血液が経脈に放出される。つまり肝の蔵血作用とは、血液の貯蔵とともに、貯蔵池の門戸の開閉を管理することなのである。

❖ 肝は肺とともに気を調節する

人体の生命活動は、気の作用によって行われているが、現代中医学では、気の調節作用を、肺とともに肝がになっていると考える。それが「肝は疎泄をつかさどる」の意味である。疎泄とは、流れや発散という意味で、気血・津液の運行を円滑にする働きをさす。

しかし、感情が乱れ、情志が抑鬱された状態になると、肝の疎泄が失調し、気が滞った状態（肝気鬱結）となる。とくに血や津液の運行管理は、**肝気**が支配しているので、肝気が鬱結すると瘀血（血脈に生じる血栓のような病理産物）や痰飲（胃腸に体液が溜まった状態）などが体内に生じ、無月経や喘息などの病変が起こるようになる。また、脾胃の働きも肝気の疎泄の影響を受けるため、いやなことが起こると食欲がなくなったり、緊張するとお腹を下すといった症状があらわれる。

このほか、古典には、「肝は涙を為す」「肝は魂を蔵す」「肝は罷極の本*」など、肝に関するさまざまな記載が見られる。

肝の不調については➡P.66へ

用語解説　「罷極の本」…肝は疲労に耐える根本である（『黄帝内経　素問』六節蔵象論篇）という意味。肝は疲労やストレスから身体を守る作用もになっていることを示す。

肝には蔵血作用、疏泄作用などがある

肝は中焦に存在し、『類経図翼*』（明代・張介賓）にも現代医学の肝臓と同じ場所が記されている。肝の作用は蔵血、疏泄などで、そのほか次のような特徴を示す。

「怒り」は肝の志
怒りの感情は肝気鬱結の状態を引き起こし、肝の疏泄機能を変動させ瘀血や痰飲を作り出す。

肝の変調は目にあらわれる
肝経は目系（目と脳を結ぶ脈絡）に連絡して肝血を目に注ぐため、目はよく物を見ることができる（「肝は目に開竅する」）。

疏泄作用
全身の気を調整する機能。肝気の生理的働きとして、のびやかな上昇性がある。上昇を抑える肺の粛降作用（下げる働き）により、気の流れのバランスをとる。気がスムーズに巡れば、血も正常に動き、脾や胃もよく働く。

肝は筋をつかさどる
『霊枢』九鍼論篇にあるように、全身の筋脈は肝血が養っており、肝血が不足すると運動器の疾患が起こる。

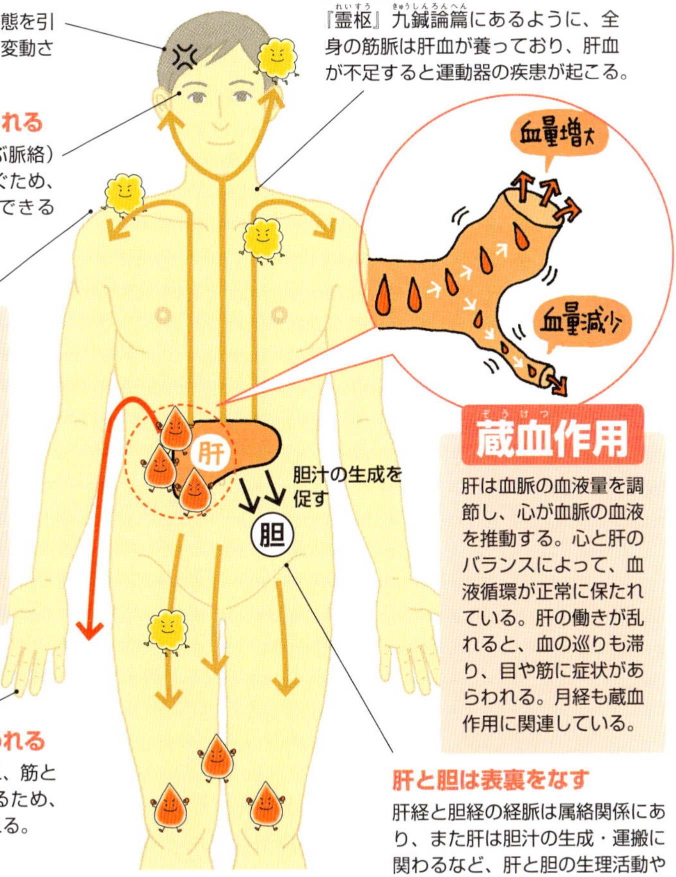

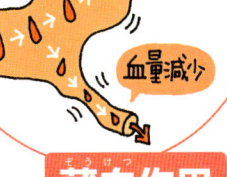

蔵血作用
肝は血脈の血液量を調節し、心が血脈の血液を推動する。心と肝のバランスによって、血液循環が正常に保たれている。肝の働きが乱れると、血の巡りも滞り、目や筋に症状があらわれる。月経も蔵血作用に関連している。

胆汁の生成を促す
胆

肝の変調は爪にあらわれる
爪は「筋の余り」と呼ばれ、筋と同様、肝血に養われているため、肝血の変動は爪にあらわれる。

…気　…血

肝と胆は表裏をなす
肝経と胆経の経脈は属絡関係にあり、また肝は胆汁の生成・運搬に関わるなど、肝と胆の生理活動や病理は関連し合う。

コラム　気血と肝血は"別物"？

肝の蓄えている血が少ないと眩暈や眼精疲労、無月経などが起こる。この肝血不足と全体を巡っている気血の不足の違いはどこにあるのか。また、「肝は筋をつかさどる」で筋を滋養しているのは、なぜ気血でなく肝血なのか。これは気血と肝血が別物であると考えると説明がつく。つまり、肝は気血から肝血を作り出し、肝に貯蔵して、気血や腎精の不足にいつでも対応できるように備えているとみたほうが自然といえる。

用語解説　『類経図翼』…明時代の張介賓（ちょうかいひん／別名：張景岳）が1624年に記した書。鍼灸部分では経絡、臓穴を論じ、ついで鍼灸要穴および諸証の灸法など、関係ある文献を広範囲にわたって引用している。

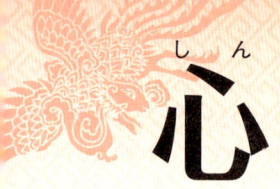

心(しん)

「心とは生の本」(『素問』六節蔵象論篇)と記されているように心は生命の根本を担う臓器である。血をつかさどり、血を全身に循環させるほか、神を蔵し、精神活動の中心となる。

データ
- 部位 上焦(胸腔部)　五行 火
- おもな働き 血液循環作用、精神活動をつかさどる
- 関係のある部位 小腸(→P.23)、舌、顔色、汗

❖ 心は血をつかさどり、血の生成には肺・脾が関わる

心は肺と同様、膈*より上部の上焦(胸腔)に位置する。心の字は心臓をかたどったもので、古代中国でも現代医学の心臓と同じものを心としていたことがわかる。

心は絶えず拍動して血を**血脈(経脈)**中に送り込み、全身に血を送り出す。血は生命活動を維持する基本物質なので、心の拍動が止まったときは生命の終わりを意味する。「**心とは生の本**」(『素問』六節蔵象論篇)と記されているように、心とは生命の根本をになう臓器なのである。

気血や元気、津液が心に供給されて作り出され、蓄えられた心の精(五臓六腑の精のひとつ)は、心の気血陰陽となって2つの働きをする。ひとつは**血をつかさどる**ことであり、もうひとつは**心は神を蔵す**ことだ。

血をつかさどる作用には2つの内容が含まれている。ひとつは「心は血脈をつかさどる」と表現されるように、血液が脈管(経絡)を推進していく力はおもに心の拍動によって作り出される。もうひとつは「心は血を生じる」ということで、とくに血が赤いのは心の色である**赤化**によるものだとされている。ただし血の生成には五臓すべてが関わっており、なかでも肺と脾は血の原材料である自然の清気と水穀の精微を供給している点で、実は血の生成に最も関わりが深いといえる。

❖ 心の働きは西洋医学の脳の働きの一部

医学古典では、「心は神志をつかさどる」、「心とは君主の官、神明ここより出ず」(『素問』霊蘭秘典論篇)のように、**心が精神活動の中心**になっていることを述べている。現代でいう脳の働きだが、古代中国では脳は五官や四肢を支配する奇恒の腑であって、脳が精神活動の中核と認識されるのは、西洋医学の影響を受けた明・清代になる。もっとも、「心臓移植をした人に、心臓を提供した人の記憶が伝達されていることがある」という話は聞くし、心臓の中には**脳点**という部分があることが最近、判明してきたという。古代の中国人が直感した、精神に対する心の働きはそれほど荒唐無稽なものでもないようだ。実際、心の不調は胸痛や胸部の煩悶感、心悸などの拍動異常だけでなく、不眠や多夢、躁鬱といった神志にも影響が生じる。

心の不調については➡P.68へ

14　**用語解説**　「膈」…胸と腹の間。現在の横隔膜をさす。

心は血液循環作用と精神活動をつかさどる

心は血をつかさどり、神を蔵すほかに、小腸と表裏関係をもち、舌に開竅する。その変化は顔色にあらわれ、汗をコントロールするなどの形で、諸器官との関連をもつ。

心は五華の面(色) その変調は顔の色つやにあらわれる

『霊枢』邪気蔵府病形篇に「十二経脈、三百六十五絡、其の血気みな面に上りて空竅に走る」とあるように、血脈が豊富に存在する顔面部の色つやには心の生理や病理状態が反映される。

喜びは、「神志をつかさどる」心の状態に影響する

喜び、笑いは心を和ませ、血の運行を促す。逆に悲しんだり笑いが過ぎたりすると心を損ねる。心神が変動すると哄笑(大声で笑う)や悲しみの感情が生じる。

心は舌に開竅し、その不調は舌にあらわれる

「舌は心の苗」といわれるように、心の生理や病理は舌の動きや舌色にあらわれる。たとえば心熱があると舌先が赤くなったり舌にできものができたりする。

血を全身に巡らせる作用

肝に貯蔵された血を、全身に循環させるポンプ機能。血の栄養分を身体のすみずみにまで送り出す。

精神をコントロールする作用

思考、記憶、意志など、人間の精神状態は心が統制している。心と脳、心と肝の精神的な結びつきは強いといわれる。

心は汗を為す

汗は血から化生したものであり、「心は血をつかさどる」ので、五液(涙・汗・涎・涕・唾)のうち汗は心と関連する液とされる。

膻中は心の宮城

膻中は心包絡とも呼び、心を包む膜である。その役割は君主たる心を守る宮城とされ、外邪が心を侵襲した場合、心包絡が心を保護する。経絡学説では心包絡が六臓六腑としてひとつの「臓」に昇格する。

心は小腸と表裏を為す

心と小腸の表裏関係は、経脈のつながりのほか、生理活動や病理が互いに関連し合うことにある。たとえば心の熱は小腸に伝わり、血尿や排尿痛を引き起こす。

…気　…血

コラム　心はなぜ、君主の官なのか?

心が蔵する神は、知覚・記憶・思考・意識・判断などすべての精神活動の中心となるほか、五臓六腑が調和を保って活動するようにしている。このように、神は人間の生命活動にとって最も重要なものとされ、神がなくなれば死亡する。これが、神を蔵する心が「生の本」「五臓六腑の大主」、そして「君主の官」などといわれるゆえんである。君主の官とは、最高指導者という意味でもある。

第1章　東洋医学的人体論／心

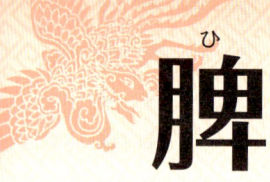

脾(ひ)

食べ物の中から身体にとって必要なものを取り込み、それを上焦まで運び上げる「運化」の働きを担うのが脾。つまり脾は、身体の基本物質である気血や津液の原材料を供給している。

データ	
部位	中焦(上腹部)
五行	土
おもな働き	運化作用、昇清作用、統血作用
関係のある部位	胃(→P.22)、肌肉、涎、四肢

❖ 受盛や血をつかさどる、脾の作用

　脾も肝と同じく中焦(上腹部)に位置する。中国歴代の医学書に記された脾の形状や位置は、「脾と胃は膜をもって相連なる」(『素問』太陽陽明論篇)、「形は刀鎌の如し、胃と膜を同じくしてその上の左に附す」(『類経図翼』)といったものであり、古代の中国人も現代解剖学の脾臓を脾と呼んでいたようだ。中国の医学古典に記された脾の働きはおもに次の4つである。
　①「胃は水穀の海となし、飲食の受盛をつかさどる者なり。脾気は磨きて之を消す。則ち能く食す(胃の作用補助)」(隋代・巣元方『諸病源候論』)。
　②「脾気健運をもって能となす(運化作用)」(清代・林珮琴『類證治栽』)
　③「飲は胃に入り、精気を游溢し、脾に上輸し、脾気は精を散じ、上って肺に帰す(昇清作用)」(『素問』経脈別論)。
　④「血を裏むことをつかさどり、五臓を温む」(『難経』四十二難)、「脾は血を統べる。脾気虚すれば則ち収摂すること能わず(統血作用)」(明代・張介賓『景岳全書』)。
　脾はこれら4つの機能により、生命活動の根幹を支えているのである。

❖ 脾は運化をつかさどる

　運化とは、食べ物の中から体にとって必要なもの(水穀の精微)を取り込むこと。そして、それを上焦まで運び上げる働きを昇清作用という。上焦まで運び上げられた水穀の精微は、肺によって取り込まれた自然の清気と合体して宗気となり、これが全身を養う気血の素となる。また水穀の精微に含まれている水液(津液)の一部は肺の宣発作用で三焦を介して全身に送られる。すなわち、脾は体の基本物質である気血や津液の原材料を供給している臓器であり、この気血や津液がなければ人間は生きていけないため、「脾は後天の本」とか「脾は生化の源」などと称される。
　脾の働きが悪くなると、水穀の精微を取り込むことができず、飲食物は未消化のまま大腸に送られ(清濁不分)、下痢が起きる。また、昇清作用も働かなくなると、水穀の精微が変質し、内生の邪*として各臓腑や諸器官に流れ込み、病症を起こす(痰証や飲証)。さらに胸中に運び上げる気血の材料が少なければ気血が作られず、気血不足になる。

脾の不調については➡P.70へ

用語解説　「内生の邪」…臓腑の病理変化によって引き起こされる症候。内風、内寒、内湿、内燥、内火の5つに分けられるため内生の五邪ともいう。いずれも、外因性の疾患(外感)の病症と似ているが、それらとは異なる。

脾は運化（運送・消化）作用をもつ

脾は運化、昇清、統血の作用をもつほか、胃と表裏をなし、口に開竅するなど、食物の摂取と消化・吸収などにも深く関与する。また、その状態は肌にあらわれる。

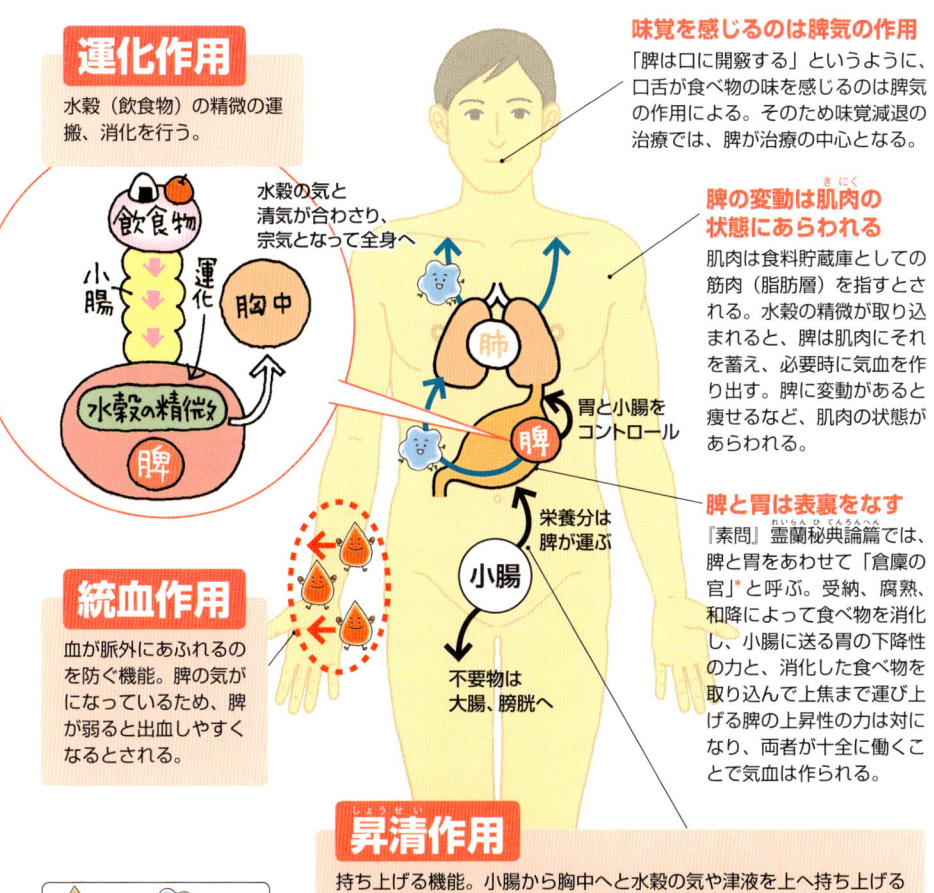

運化作用
水穀（飲食物）の精微の運搬、消化を行う。

味覚を感じるのは脾気の作用
「脾は口に開竅する」というように、口舌が食べ物の味を感じるのは脾気の作用による。そのため味覚減退の治療では、脾が治療の中心となる。

脾の変動は肌肉の状態にあらわれる
肌肉は食料貯蔵庫としての筋肉（脂肪層）を指すとされる。水穀の精微が取り込まれると、脾は肌肉にそれを蓄え、必要時に気血を作り出す。脾に変動があると痩せるなど、肌肉の状態があらわれる。

脾と胃は表裏をなす
『素問』霊蘭秘典論篇では、脾と胃をあわせて「倉廩の官」*と呼ぶ。受納、腐熟、和降によって食べ物を消化し、小腸に送る胃の下降性の力と、消化した食べ物を取り込んで上焦まで運び上げる脾の上昇性の力は対になり、両者が十全に働くことで気血は作られる。

統血作用
血が脈外にあふれるのを防ぐ機能。脾の気になっているため、脾が弱ると出血しやすくなるとされる。

昇清作用
持ち上げる機能。小腸から胸中へと水穀の気や津液を上へ持ち上げるのはこの機能のおかげ。内臓や器官の下垂を防ぐ役割も含まれる。

コラム　脾とは具体的に何を指しているのか？

古代中国では現代医学の脾臓を「脾」と認識していたようだが、『難経』四十二難に「散膏半斤を有す」という表現があることなどから、脾臓と膵臓の両方をあわせて脾とした可能性もある。これは杉田玄白がオランダ医書を翻訳する際、脾という字は下卑、野卑に通じる粗末な名称なので、多く萃り栄えるところの臓器という意味で「膵」の名称を附し、ここから合致しなくなってしまったといわれている。

用語解説　「倉廩の官」…倉廩（そうりん）とは穀物を貯蔵する倉庫のことをいい、飲食物を受納し、腐熟（＝消化）する作用をもつことを意味する。すなわち、倉廩の官とは脾胃のことを指している。

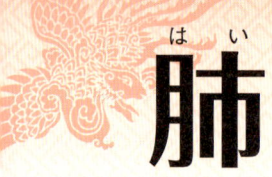

肺(はい)

肺は宣発・粛降という機能によって、気をつかさどると同時に、水液を全身に配布・回収する。体のあらゆる動きは各種の気によってなされるが、気の調節には肺の呼吸が関与している。

データ
- 部位　上焦
- 五行　金
- おもな働き　宣発作用、粛降作用
- 関係のある部位　大腸(→P.23)、鼻、皮毛

❖ 宣発、粛降作用によって、気を全身に供給する

肺は臓腑の中で一番高い場所に位置し、その位置と形状から、古代には「五臓六腑の華蓋(帝王の乗る馬車を覆う傘)」と呼ばれていた。肺の下には「君主の官」である心や他の臓腑があり、それを覆って保護するような形をしているためだ。

肺は「人身のふいご」(『類経図翼』)と記されているように、生命のある限り膨張・収縮を繰り返す。肺が縮むと**宣発**と呼ばれる上向性・外向性の力が生じ、膨らむと**粛降**という下向性、内向性の力が生じる。この相反する力を交互に作り出し、肺は①気をつかさどる(**主気**)、②通調水道をつかさどる(**主通調水道**)という人体の2つの重要な生理機能を担当する。

気をつかさどる作用には2つの働きが含まれる。ひとつは「天気は肺に通じる」(『素問』陰陽応象大論篇)と表現される呼吸運動だ。肺は絶えず宣発によって体内の濁気を外に吐き出し、粛降によって自然界の清気を体内にとり込みながら、呼吸を行っている。

もうひとつの働きは、「肺は一身の気をつかさどる」であり、これにはさらに2つの意味が含まれている。第一は、心の働きを助けるとともに営気や衛気の原材料になる宗気の生成に関わること。第二は、肺が全身の**気機**(気の働き)に関与していることだ(→P.19コラム)。

❖ 通調水道をつかさどり、津液を全身に巡らす

肺は脾によって運ばれてきた水液(津液)を全身に配布し、また回収するという通調水道の働きをになっている。その時に使われる力も、肺の宣発と粛降作用である。

「肺は水の上源」ともいわれるので、ちょうどビル屋上の貯水タンクのようなイメージともいえる。水液は胸中からおもに宣発の働きによって全身にくまなく散布される。水液は全身を滋潤すると同時に、宗気から変化した衛気を含みながら全身を巡る。衛気はおもに体表にあって皮膚を温め、外界の変化に応じて汗穴を開閉し、外邪の侵入を防ぐなどの作用を果たす。

各組織や器官を滋潤した水液は、一部は汗などで排泄されるが、残りはおもに粛降と腎の納気作用により回収され、腎に送られ、尿となって排出される。

肺の不調については→P.72へ

肺は宣発、粛降作用で呼吸と気をつかさどる

肺は呼吸に関与する鼻もつかさどるほか、皮毛とも関係が深い。また、肺気が充実していると皮膚に影響して外邪の侵入に対する抵抗力が強まり、風邪などをひきにくくなる。

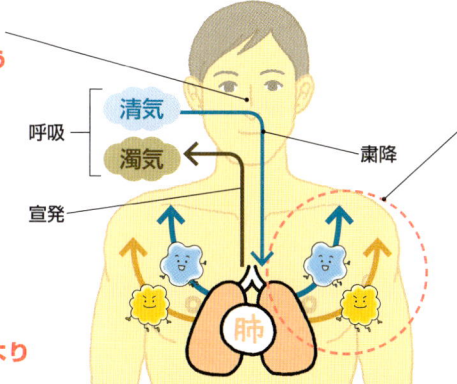

肺と鼻は連動して呼吸・発声をになう
「肺は鼻に開竅する」（『素問』金匱真言論篇）というように、鼻の機能は肺と連動し、肺と鼻、さらには喉の共同作業で呼吸や発声が行われる。

宣発・粛降作用により気をつかさどる
大気中の清気を吸い込み、汚れている濁気を吐き出すことで、気をコントロールする。清気は気血精の原料にもなるため、それらの生成も促進する。

皮毛の状態は肺がつかさどる
「肺の合は皮、その栄は毛」（『素問』五蔵生成篇）というように、皮毛は肺の宣発作用で送られた衛気と津液に養われ、外邪から人体を防衛する。

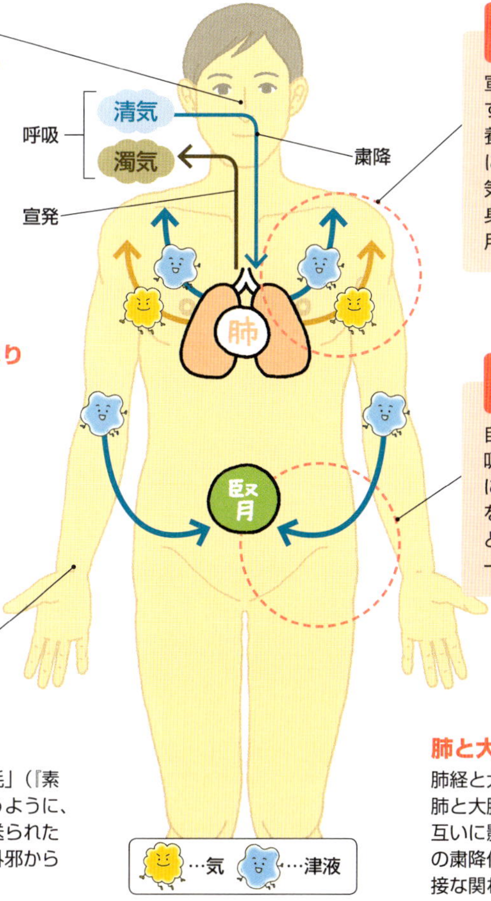

宣発作用
宣発とは、発散・散布する意。気や津液、栄養分、衛気などを全身に拡散させる。また濁気を体外へ排出する。身体の上方や外方に作用する。

粛降作用
自然界の清気を気道に吸い込むのはこの作用によるもの。気や津液を上から下に降ろすことで、排泄をコントロールする。

肺と大腸は表裏をなす
肺経と大腸経の経脈はつながり、肺と大腸の生理活動や病理はお互いに影響し合う。たとえば肺の粛降作用と大便の排泄には密接な関わりがある。

第1章 東洋医学的人体論／肺

コラム 肺が一身の気をつかさどるとは？

「肺は一身の気をつかさどる」とする第一の理由は、宗気の生成に関わっていることだ。肺は自然界の清気を、脾の昇清作用で胸中まで運び上げられた水穀の精微と結合させて宗気を作る。この宗気が肺や心の働きを助けるとともに営気や衛気の原材料になる。第二の理由は、肺が全身の気機に関与していることだ。体のあらゆる働きは各種の気によってなされているが、その気の調節には肺の呼吸が大きく関与している。『素問』五蔵生成篇ではそのことを「諸気は皆肺に属す」と書き記している。

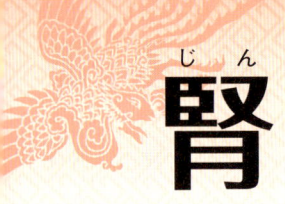

腎（じん）

先天の精と後天の精が合わさって腎に蔵される精は腎気（元気・原気）となり、生命活動を発展させ維持する。また、腎自体は体内の水液の調整や呼吸（納気）に深く関係する。

データ	
部位	下焦
五行	水
おもな働き	蔵精作用、主水作用、納気作用
関係のある部位	膀胱（→P.23）、耳、骨、髪

❖ 腎は生命活動に必要な精を蔵する

　腎の一番重要な作用は精を蔵することである。この精はもともと父母の精が合体したもので、**先天の精**という。しかし先天の精はわずかなものでしかなく、絶えず飲食物から変化した**後天の精**の供給を受ける。すなわち腎が蔵している精（**腎精**）とは、先天の精と後天の精が合わさったものなのである。

　腎精の中には陰と陽があり、陰を真陰・腎陰・腎水、陽を真陽・腎陽・命門の火（→P.32）といったさまざまな言い方をする。陽が陰を熱することで腎精が働きを帯びるが、それを**腎気**（元気・原気）といい、腎気は命門から臍下にある丹田に送られ、そこから三焦によって全身に運ばれて、身体の発達と維持に関与する。つまり、腎精とは人体を構成し生命活動を発展させ維持するうえで不可欠の基本物質といえる。とくに五臓六腑は三焦を通じた腎気と津液の供給と、経脈を通じた気血の供給を受けて、陰と陽それぞれの精を造り、その精が各臓腑の気となるので、腎気の不足は五臓六腑全体の危機につながる。

　腎精は腎気となるとともに、髄に変化して、髄の海である脳や、髄の府である骨に蓄えられる。また腎は青年期になると、**天癸**という物質を腎精から作り出し、生殖に関係する。

❖ 腎は水分代謝と納気をつかさどる

　腎は、肺と同様に体内の水液の調節に関わっている。肺の宣発作用で胸中から全身に運ばれた水液は、それぞれの部位を滋潤した後、肺の粛降作用や腎の**納気作用**によって腎に回収される。腎は気化作用により、その水液を**清濁**（必要な部分と不必要な部分）に分け、清の部分は腎の熱気（腎陽）によってふたたび胸中に戻され、水液として再利用される（蒸騰作用）。一方、濁の部分は腎気の**推動作用**によって膀胱に送られ、尿となって排出される。このような「水液の貯蔵、散布、排泄」という水分代謝を調節する機能を**主水作用**という。

　また、腎の納気作用は呼吸とも関連しており、肺がになっている呼吸機能は腎の支えがあって初めて完成される。特に吸気は肺の粛降作用と腎の納気作用の協同作業でなされるため、腎の納気作用が十分に働かなくなると、**吸気性**の呼吸困難が起こる。

腎の不調については➡P.74へ

腎は蔵精作用により、成長をになう

腎は精を蔵すると同時に納気に作用する。また、水をつかさどる腎は膀胱と表裏の関係になり、不要となった水分は膀胱から排泄される。そのほか骨や髪、耳とも関連が深い。

腎精が不足すると聴力が低下
「腎は耳に開竅する」といわれ、聴覚は腎精が充足していれば鋭敏だが、不足すると低下する。腎気の衰える加齢に合わせて聴覚も衰えてくる。

腎の不調はその髪にあらわれる
髪の年齢による変化は腎気の支配を受けている。『素問』上古天真論篇にも、「丈夫八歳にして腎気実し、髪長く歯更る（中略）六十四歳にして則ち歯と髪は去る」とある。

主水作用
腎の納気作用により、水液代謝を調整する。きれいな津液は胸中に戻され、汚れた津液は膀胱へ輸送。腎の指令で排出される。

腎と膀胱は表裏を為す
腎と膀胱の生理活動や病理は関連し合う。とくに膀胱は腎から送られてきた水液を腎気と膀胱の気で蓄え、一定量を蓄積すると排尿を行う。

納気作用
吸入した気を肺から腎に降ろす機能。呼吸の「呼」は肺の宣発作用が、「吸」は肺の粛降作用と腎の納気作用がになう。肺と腎が両方機能することで、正常な呼吸が行われる。

蔵精作用
腎精（父と母から受け継いだ先天の精）の貯蔵機能のこと。腎精は骨を養ない、生殖機能と発育成長をになう、生命活動のエネルギーの源と考えられている。

骨格は腎精が変化した髄が養う
「腎は骨をつかさどる」といわれ、全身の骨格は腎精が変化した髄が養い、腎精不足は骨格の疾患を起こす。歯も「骨余」といって腎と関連する。

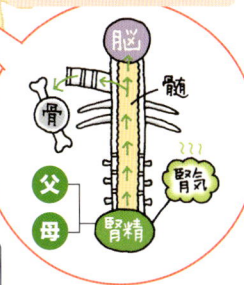

コラム 腎と関わる天癸とは？

腎は青年期になると、腎精から天癸という物質を作り出す。天癸は男女の性機能の成熟と衰退の指標などといわれ、この天癸によって男女ともに生殖能力が生じてくるため、腎は生殖とも関わっている臓器ということができる（男性は16歳、女性は14歳で「天癸至る」といわれる）。このように腎は生命の誕生と発展、生殖能力、疾病に対する抵抗力など生命の根幹に関わる臓器なので、「先天の本」とも呼ばれている。

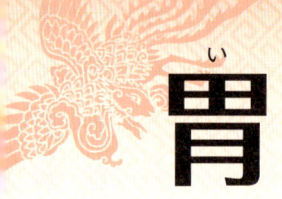

胃の機能は受納、腐熟、和降の3つ。各機能がきちんと行われると、食欲が出て消化も適切に行われるが、機能が失調すると、げっぷや悪心嘔吐などの諸症状を引き起こす。

データ	
部位	中焦
五行	土
おもな働き	受納、腐熟、和降作用
関係のある部位	脾（→P.16）

❖ 胃の機能は受納、腐熟、和降の3つ

胃は**胃脘**（いかん）とも呼ばれ、上は噴門（ふんもん）から、下は幽門（ゆうもん）までを領域とする。体表の経絡（ツボ）で示すと上脘穴（じょうかんけつ）は噴門部、中脘穴（ちゅうかんけつ）は胃体（いたい）、下脘穴（げかんけつ）は幽門部とされている。明代の張介賓『類経図翼』（るいけいずよく）に書かれた胃の形や説明も現代医学の胃と同じものである。胃の機能は**受納、腐熟、和降**の3つとされる。

受納とは飲食物を受け入れることだ。胃が「水穀の海」と呼ばれるのも、五臓六腑（ぞうろっぷ）で口から摂取した飲食物を最初に受け入れる臓腑だからである。受納の機能が失調した状態を**胃納呆滞（納呆）**（いのうほうたい・のうほう）といい、食欲不振や、食べ物が胃に入っていかない状態を指す。

腐熟（ふじゅく）とは飲食物を一定時間、胃に留めて食糜（しょくび）（粥状の飲食物）に変えることで、初期的な消化活動である。腐熟機能に変動が起こると、飲食物は胃に停滞し、膨満感、胃もたれなどを生じる。

和降（通降）（わこう・つうこう）とはゆっくりと食糜を小腸に送る機能である。胃の腐熟がきちんと行われると、胃は食糜を小腸に送って空虚（くうきょ）になり、また受納の機能ができるようになって空腹感を覚え食欲が出てくる。逆にこうした機能が失調し、**胃気上逆**（いきじょうぎゃく）して起こる症状がげっぷや悪心嘔吐（おしんおうと）である。

「いささか食傷＊ぎみで」（しょくしょう）といったセリフは、本来は病症名で節度のない飲食が脾胃を損傷し、**食滞**（しょくたい）によって、食欲不振・胃脘部の膨満感や疼痛（とうつう）・悪心嘔吐などの症状が起こることを指す。冷たいものを過食すると胃気（いき）が停滞して胃が痛くなったり、子供が甘いものを多めに食べると、胃に熱が生じて、胃火（いか）が胃経に沿って上行し、口角の糜爛（びらん）（ただれ）や鼻出血を起こす。また緊張すると胃がきりきり痛み、恋患いは物がのどを通らなくなり、失恋すると過食症になったりする。このように胃は精神的な影響（肝の疏泄）を非常に受けやすい。

胃のおもな作用

腐熟作用
飲食物を腐熟して、食糜を作る。

受納作用
「受納」は飲食物を受け入れること。胃は口から摂取した飲食物を最初に受け入れる臓腑。

和降作用
「和降」は「通降」ともいい、食糜を小腸に送る機能。胃の働く力は下降性で、「胃は降濁をつかさどる」ともいう。

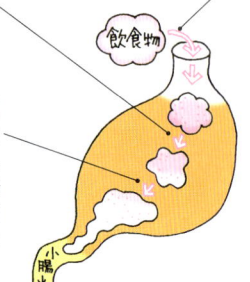

用語解説　「食傷」…現代の意味では、同じ食べ物が続いて食べ飽きてしまうことを意味するが、中医学では、飲食により脾、肺を損傷する病証をさす。あるいは、飲食物にあてられ疾病を起こす原因のこと。

小腸・大腸・膀胱

> 「六腑なる者は水穀を受けて行らせ、物に化する」（『霊枢』衛気篇）というように、小腸・大腸・膀胱はいずれも六腑に所属する。

データ
- 部位　小腸／中・下焦、大腸／下焦、膀胱／下焦
- 五行　小腸／火、大腸／金、膀胱／水
- おもな働き　小腸／受盛・化物・清濁の泌別作用、大腸／伝導変化、膀胱／蓄尿作用、排尿
- 関係のある部位　小腸／心（→P.14）、大腸／肺（→P.18）、膀胱／腎（→P.20）

第1章　東洋医学的人体論／胃、小腸、大腸、膀胱

❖ 飲食物の代謝、排泄をつかさどる

小腸は胃から引き継ぎ、「水穀を受けて行らせ、物に化す」ことを担う。現代中医学では小腸に**受盛**、**化物**、**清濁の泌別**の3つの機能をもたせている。受盛とは、胃から送られてきた食糜を受け取ること、化物とはそれを変化させる（消化する）こと、清濁の泌別とは、化物によって作られた必要な物（清＝水穀の精微）を脾の作用で体内に取り込み、不要な物（濁＝糟粕と呼ばれる食物の残滓）を大腸に送ることである。

大腸は『素問』霊蘭秘典論篇に、「大腸とは伝導の官、変化、ここより出ず」と記されている。伝導とは小腸から送られてきた糟粕を下に運ぶこと、変化とは、その過程で糟粕から水分を吸収して糞便を作ることである。

膀胱の働きは、**蓄尿**と**排尿**である。古代中医学では、水穀の精微は小腸と大腸の分け目の部位となる闌門のところで取り込まれて上焦に運ばれ、食べ物の残滓は大腸に送られ、余分な水分は膀胱に入ると考えていた。また、体内の津液の管理は腎が行い、腎の作用で作られた津液の不要な部分は腎から膀胱に送られ、尿として排泄されるとしている。

小腸・大腸・膀胱のおもな作用

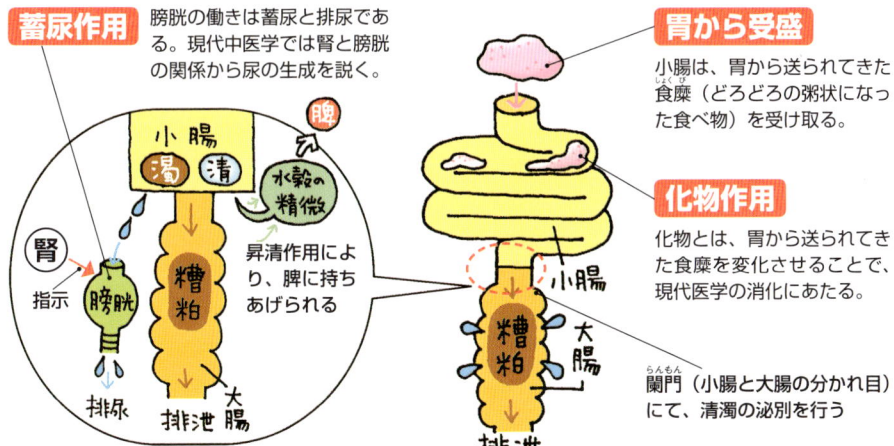

蓄尿作用　膀胱の働きは蓄尿と排尿である。現代中医学では腎と膀胱の関係から尿の生成を説く。

胃から受盛　小腸は、胃から送られてきた食糜（どろどろの粥状になった食べ物）を受け取る。

化物作用　化物とは、胃から送られてきた食糜を変化させることで、現代医学の消化にあたる。

闌門（小腸と大腸の分かれ目）にて、清濁の泌別を行う

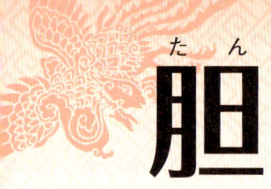

胆（たん）

胆は「六腑」とともに、「奇恒の腑」にも属しているため、精神活動に関わることなど六腑にはない特色をもっている。六腑の機能としては、飲食の消化に関わる。

データ
- 部位　中焦（ちゅうしょう）
- 五行　木
- おもな働き　胆汁の貯蔵、排泄
- 関係のある部位　肝（→P.12）

❖ 胆は精神活動に関わる一方で、消化を助ける

胆は六腑（ろっぷ）とともに、奇恒の腑（きこうのふ）にも属しているため、他の腑にはない特色をもつ。たとえば、「胆がすわる」「胆を冷やす」「落胆」など、勇気や度胸に関わる表現には、胆が使われる。『素問（そもん）』霊蘭秘典論篇（れいらんひてんろんへん）でも「胆は中正の官*、決断ここより出づ」と、胆が公正で剛直な器官であり、正確な判断を下すものと記されている。

また、胆については、『臥薪嘗胆（がしんしょうたん）』といわれる有名な故事があるが、胆の苦味を味わうことで受けた屈辱の恨みを晴らすというほどで、相当に苦い。胆が精神活動に関わることと、胆に味があることは、奇恒の腑としての特色といえる。奇恒の腑は中に精（胆の場合は胆汁（たんじゅう））を蓄えているので、精神活動にも関わっている。その一方で、中空で虚実を繰り返して飲食を変化させていくという六腑の特色ともかけ離れているため、胆と六腑の共通性は、「六腑なる者は水穀を受けて行らせ、物に化するゆえんの者なり」（『霊枢（れいすう）』衛気篇（えきへん））といった、飲食の消化に関わる点のみといえる。

胆は肝（かん）で作られた胆汁を蓄え、小腸に胆汁を分泌することで消化を助ける。したがって胆の病変はひとつには胆汁の貯蔵や排泄の異常となってあらわれてくる。その代表的な症状が口の苦みである。また、胆汁がきちんと腸に排泄されず全身の皮下に広がると黄疸（おうだん）の症状が出る。さらに胆実証では胆経（けいき）の経気が阻滞するため、胆経の流注（るちゅう）に沿って、脇痛・耳鳴り・頭痛・目の充血（きょうつう）などの症状があらわれる。

また、胆実証では、怒りっぽいとかいらいらするといった肝の病変と同じような精神状態になる。それに対し胆虚証では、「どきどきして驚きやすい」「不眠」「よく夢を見る」といった心理状態に陥る。

胆のおもな作用

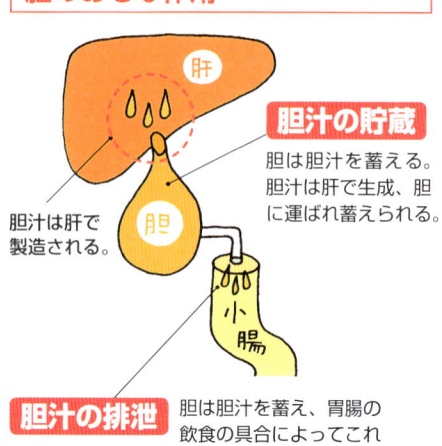

胆汁の貯蔵　胆は胆汁を蓄える。胆汁は肝で生成、胆に運ばれ蓄えられる。

胆汁は肝で製造される。

胆汁の排泄　胆は胆汁を蓄え、胃腸の飲食の具合によってこれを小腸に分泌する。

用語解説　**「中正の官」**…中立の立場にあるもののことで、奉行や裁判官がこれに相当する。「胆力」という言葉が、その人の度量の大きさを表現しているように、胆が充実すると、ものに動じず決断・行動することを示している。

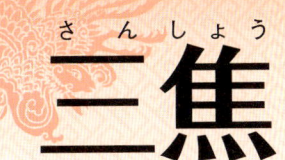

三焦（さんしょう）

三焦については、形があるのかないのかということも含め、その見解は現代中医学でも統一されていない。基本的には津液などが全身に運ばれるルートではないかと考えられる。

データ
- 部位：上・中・下焦
- 五行：火
- おもな働き：体幹を区分、水液・原気の輸送路
- 関係のある部位：肺（→P.18）、腎（→P.20）

第1章 東洋医学的人体論／胆、三焦

❖ 三焦の働きについてはさまざまな見解がある

三焦については、古来、多くの医家がさまざまな説を唱え、現代中医学でもまだ決着がついていない。『黄帝内経（こうていだいけい）』や『難経（なんぎょう）』などに見られる三焦の記述を整理すると、①体幹の区分法、②体幹を区分したうえで、そこに存在するいくつかの臓腑の協同の生理作用を概括したもの、③水液の輸送路、④気、陽気の輸送路、となる。

『素問』などでは、三焦も他の六腑と同様、脾の支配のもと、飲食物の消化吸収活動に関わっているとしている。また、『難経』六十六難では、三焦は原気を五臓六腑や全身に運行する使者、原気の通道としている。さらに『難経』三十一難では、三焦の作用が腸胃の作用のように説明されている。

しかし現代において、基本的には、気血が経脈を通じて全身に運ばれるのと同様、津液や原気などが運ばれるルートと考えられている。たとえば、脾は**水穀の精微**を昇清（しょうせい）作用で胸中まで運び上げるが、それ自体は何かを運ぶ通道を持っていない。また、肺は宣発作用で全身に津液を送り出すが、そのルートも肺には備わっていない。そのため三焦＝気、津液のルートという抽象概念を持ち込んだと考えられる。

三焦のおもな作用

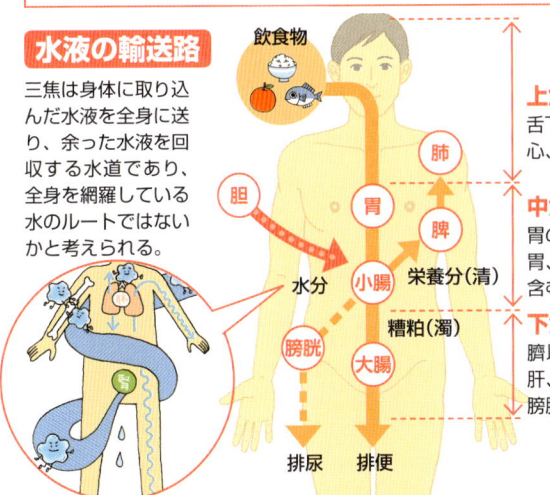

水液の輸送路
三焦は身体に取り込んだ水液を全身に送り、余った水液を回収する水道であり、全身を網羅している水のルートではないかと考えられる。

体幹区分としての三焦

上焦
舌下から胃の入口までを指す。心、肺の働きも総合的に含む。

中焦
胃の入口から、臍までを指す。胃、脾、小腸の一部の働きも含む。

下焦
臍以下から陰部までを指す。肝、腎、小腸の一部、大腸、膀胱の働きも含む。

三焦
上焦、中焦、下焦に分かれる。臓腑間を連絡し、津液や原気の輸送路となっている。

25

脳（のう）

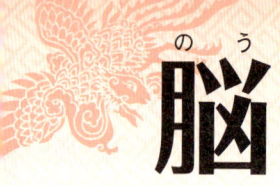

脳の解釈は古代と現代で微妙に異なる。今日でいうところの精神活動は、古代では脳の働きの一部で、おもに五官の働きと四肢の運動・感覚を支配すると考えられていた。

データ			
部位	上焦（頭部／髄海）、奇恒の腑	五行	なし
おもな働き	五官の働きと四肢の運動・感覚を支配		
関係のある部位	腎（→P.20）		

❖ 古代、脳は精神活動の中心ではなかった

脳は髄の海ともいわれ、体内において髄（→P.28）を最も多く蓄えている場所だ。髄は腎精とも関連しており、脳は腎と密接な関係にある。そして、腎と脳を結ぶ経脈が督脈になる。

古代中国では、脳はおもに五官（→P.29）の働きと四肢の運動・感覚を支配すると考えられ、今日のように「脳は精神活動の中心」と重要視されたのは、現代になってからだ。このような食い違いが生じたのは、明・清代以降、中医学も西洋医学を取り入れて内容を変化させたためである。それまでの中医学では五臓におさまっている五種類の神（五神*）が精神活動を統制し、なかでも心にある神が最上位として、魂は肝、魄は肺といった形で精神活動の各部分を五臓に振り分けてきた。明代の李時珍は本草書『本草綱目』で脳が精神活動の中心であると主張し、以降、彼の説を支持する医家があらわれてきた。もっとも、脳が人間の精神をつかさどるなら、精神を病んだときの治療は脳の状況を分析した弁証によるものであるべきだが、その治法は現代中医学でもまだ確立しておらず、古代から考えられてきた五臓六腑や経絡の変動に基づいた弁証が行われている。

脳のおもな作用

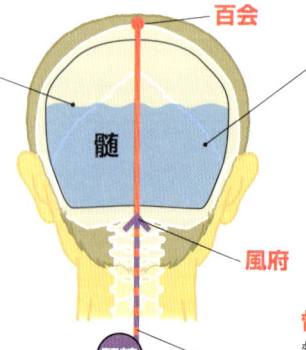

髄海の不足
髄海が不足するとめまいのような頭部の局所症状のほか、耳鳴り、目のかすみ、四肢の脱力倦怠感、すぐに横になりたがるといった症状が起きる。

髄を蓄える作用
脳は頭骨の中にあり、その下は脊髄に連なっている。『霊枢』海論篇は脳を「髄の海（髄海）」と記しており、体内で髄を一番多く蓄えている場所である。

髄は腎精が変化したもの
髄は、骨、脈（→P.28）と同様、腎がつかさどり、腎精の盛衰と密接に関係する。そのため、脳も腎との関連が深い。

督脈
督脈は風府穴と百会穴のところから脳に向かって支脈が走行しているので、腎と脳を結ぶ経脈が督脈ということになる。

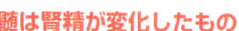

用語解説　「五神」…生命活動を統制している気のこと。神、魂、魄、意、志の5種類に分類され、それぞれの働きをもつ。心にある神が最上位で他を支配する。魂は肝、魄は肺、意は脾、志は腎におさまる（→P.30）。

胞宮
ほうきゅう

「胞宮（女子胞）」は月経、懐胎、出産などに関わる女性の内生殖器官全体を指す。その中には精血が貯えられ、任脈・衝脈・督脈を通じて肝・腎を中心とする五臓六腑と結ばれる。

データ	
部位	下焦（下腹部）、奇恒の腑
五行	なし
おもな働き	精血を蓄える、月経・懐胎・出産をつかさどる
関係のある部位	肝（→P.12）、腎（→P.20）

第1章 東洋医学的人体論／脳、胞宮

❖ 月経、懐胎、出産に関わる女性の生殖器官

胞宮は『黄帝内経』の中で女子胞の名で登場するが、現代中医学では胞宮が一般的に使われる。

胞宮は月経、懐胎、出産などに関わる女性の内生殖器官全体を指す。奇恒の腑にはそれぞれ陰（精）が貯えられており、胞宮にも精血が貯えられている。精血は肝血と腎精が主原料であり、胞絡を通じて胞宮に注がれる（男性の場合は精宮などという）。

精血は誕生したときから胞絡を通じて胞宮に注がれているわけではない。『素問』上古天真論篇には、女性の成長発育には腎気が関わっており（男性も同様）、さらに女性の場合、14歳頃になると、天癸が生じて月経が始まり、妊娠できるようになるとされている。天癸については古来、さまざまな意見が出されているが、現代中医学では腎精から変化した微細な物質だとしている。この物質が体の中に生じて充実してくると、任脈・衝脈（→P.204）が胞宮と五臓六腑（その中心は肝・腎）を結びつけ、精血が胞宮に注がれる。さらに奇経八脈の督脈や、これらの経脈を腰の辺りで束ねている帯脈も胞宮に関わっている。それらを一括した呼称が胞絡（胞脈）である。

胞宮のおもな作用

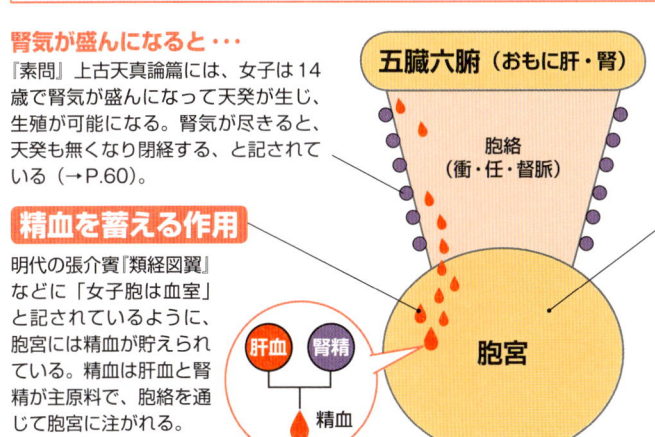

腎気が盛んになると…
『素問』上古天真論篇には、女子は14歳で腎気が盛んになって天癸が生じ、生殖が可能になる。腎気が尽きると、天癸も無くなり閉経する、と記されている（→P.60）。

精血を蓄える作用
明代の張介賓『類経図翼』などに「女子胞は血室」と記されているように、胞宮には精血が貯えられている。精血は肝血と腎精が主原料で、胞絡を通じて胞宮に注がれる。

月経、懐胎、出産をになう
たとえば月経では月経不順や月経痛、帯下、不正出血、懐胎ではつわりや胎児の不育、逆子、出産では微弱陣痛や流産などが起きる。これらは胞宮の状態、注がれる精血（経血、経水）の変化、胞絡の変動などによって、発症する。

用語解説　**「陰精」**…精は陰に属しており、陰精と呼ばれることもある。奇恒の腑の特徴のひとつが、陰精を貯蔵、蓄積することである。身体の基本物質のうち、気は陽に属し、血、精、津液は陰に属している。

骨・脈・髄

骨、脈、髄はいずれも奇恒の腑に属する。骨と髄は腎がつかさどり、脈は心がつかさどる。しかし髄のように、その性質上、奇恒の腑以外のジャンルとも考えられるものもある。

データ
- 部位　全身、奇恒の腑
- 五行　なし
- おもな働き　骨／骨格を形成、脈／現代でいう血管、髄／骨を滋養
- 関係のある部位　腎（→P.20）、心（→P.14）

❖ 骨の中には髄が蓄えられる

骨は『霊枢』経脈篇に「骨を幹と為す」とあるように、身体を支える柱といわれる。さらに筋肉を付着させて関節となり、身体を動かすテコの役割をにない、頭蓋骨や肋骨のように重要な器官や内臓を守る役割もになっている。

「骨は髄の府」と『素問』脈要精微論篇にあるように、骨の中には髄が蓄えられ、骨は気血のほか髄によっても養われている。また、髄は腎精と関わっているので、骨も腎との関わりが深い。そのため腎気（腎にある気）が不足するとその影響は骨にあらわれる。たとえば高齢者が骨粗鬆症になるのも、中医学的には腎や腎気の衰えとの関連で見る。ちなみに、中医学では「歯は骨の余り」として、歯および骨も腎との関係が深い器官としている。

次に髄については、奇恒の腑というよりは、骨や脳（髄海。海は器物の大きい物を指す）の中を満たしているものと考えられる。古典の記述などから見ると、先天の精に後天の精が注がれて作られる腎精が変化したものであり、その役割は脳や骨を養うことである。そのため、カテゴリーとしては、気・血・津液・精といった身体を巡る物質のひとつではないかとも考えられる。

❖ 脈は血管であると同時に、経脈の一部をになう

脈であるが、これは『素問』脈要精微論篇に「脈は血の府」とあるとおり、現代でいう血管とされる。

さらに「心は身の血脈をつかさどる」（『素問』痿論篇）、「心の合は脈なり」（『素問』五蔵生成論篇）、「心はその充は血脈に在り」（『素問』六節蔵象論篇）とあるように、脈は心との関わりが深い。つまり血が心臓の拍動により、血管の中を"環の端無きが如く"流れていく心・循環器系を、古代中国（おそらく秦漢代）の人たちが認識したとき、それを胸中の肺経から始まり肝経に終わってまた肺経から始まる十二経脈*の三循環式にまとめたと考えられる。

ただし、血脈として循環しているのは経絡体系の一部であって、全体ではない。経脈とは血や津液を運ぶルートであり、同時にそうした物質に乗せて営気、衛気や元気・原気、臓腑の気など各種の気を全身に運ぶルートの総称である。さらに、この経絡によって全身のありとあらゆるところが有機的に結びついている。

用語解説　「十二経脈」…気血を巡らせるルートのこと。十二正経あるいは正経十二経脈ともいう。手と足にそれぞれ3つの陰経、陽経の経脈が流れており、その経絡上に経穴（ツボ）が存在する。

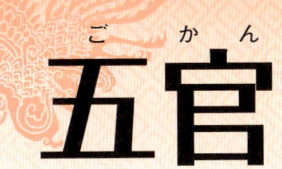

五官（ごかん）

五官とは目・舌・口（唇）・鼻・耳のことで、五根（ごこん）ともいう。顔の上にある5つ感覚用器官で、それぞれが五臓と関連する。

データ	
部位	上焦（顔面部）
五行	目／木、舌／火、口唇／土、鼻／金、耳／水
おもな働き	目／見る、舌・口唇／味覚の識別、言語を発する、鼻／気・呼吸の出入口、耳／聴く
関係のある部位	目／肝、舌／心、口唇／脾、鼻／肺、耳／腎

第1章　東洋医学的人体論／骨、脈、髄、五官

❖ 五官は顔面上にあり、五臓とも深く関係する

　目・舌・口（唇）・鼻・耳の5つの器官を**五官**（または五根）という。

　まず、**目**は目系で脳とつながる。目系に肝経、心経の支脈、胃経が入っているため、目が物を見る物質的な基礎は髄・肝血・心血・胃気となる。五臓では肝との関係が深いが、五臓六腑の精気はすべて目に上注するため、目と五臓六腑は内在的につながっている。

　舌には味覚の識別と、言語を発するという二種の機能がある。舌は心の状態を表し、心の生理機能に異常があらわれると、味覚の変化や舌のこわばり、言語障害などが起こる。

　口は、鼻とともに「気の門戸（もんこ）」といわれる。また、口唇は発音とも関係するほか、味覚にも携わる。味覚は脾胃の運化機能と関係する。また、脾は気血を生化する源*なので、口唇の色や光沢は全身の気血の充実度を示す。

　鼻は口とともに「気の門戸」であるが、のどと通じて肺に連絡し、「呼吸の門戸」ともいわれている。嗅覚や発声は肺気の作用によるものである。

　最後に、**耳**はさまざまな経脈が集まるところともいわれる。耳の聴覚機能は腎精（じんせい）と関係しており、腎精不足で難聴や耳鳴りなどの症状があらわれる。

五官の作用

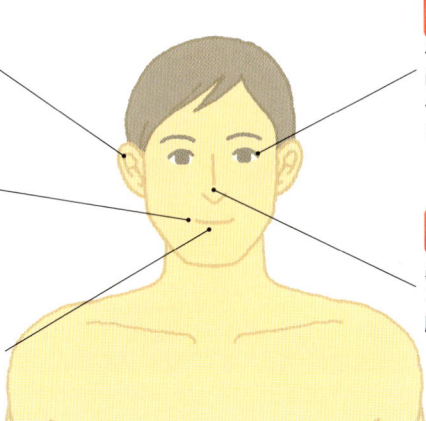

耳　『霊枢』口問に「耳為宗脈之所聚」とあり、耳にはさまざまな経脈が集まる。また、腎精と関係し、聴覚をつかさどる。

口　「脾は口に開竅（かいきょう）する」とは、脾と味覚との密接な関係をあらわしたもの。味覚は脾の昇清・胃の降濁作用とも関係がある。

舌　心の「血脈をつかさどる」「神志をつかさどる」という機能に関係。舌の色調には、気血の運行や心の状況があらわれる。

目　目や目系にはさまざまな経脈が関係し、それらの経脈の気血が十分に注がれることで、初めてその機能が全うできる。とりわけ肝との関係が深い。

鼻　鼻は「呼吸の門戸」ともいわれる。肺は鼻に開竅（かいきょう）して喉に通じているため、外邪は鼻や喉から肺に侵入する場合が多い。

用語解説　「気血生化の源」…脾は飲食物から「気血の素」を取り出し、心や肺のある上焦に持ち上げ、不要物は下焦の小腸、大腸に送る役目をもつ。そのため、気血（＝生命力）の源というように解釈され、気血生化の源ともいわれる。

五神(ごしん)

五神とは五種の精神活動を指す。『霊枢(れいすう)』本神篇によると、五神は五臓のそれぞれにおさまり生命活動を支配・統制する。

データ	
部位	五臓
五行	木／魂、火／神、土／意、金／魄、水／志
おもな働き	本文参照
関係のある部位	肝(→P.12)、心(→P.14)、脾(→P.16)、肺(→P.18)、腎(→P.20)

❖ 神は5つに分かれて五臓におさまり、精神活動を支配する

五神は『素問』宣明五気篇や『霊枢』本神篇にその記述がみられる。神は五臓におさまり、生命活動を支配している気(神気)のことであり、その成立は、以下のように考えられている。

天が人に与えるものは徳(気候、日光、風雨など)であり、地が人に与えるものは気(土地など)である。天の徳が下り流れ、上昇した地の気と交わり、陰陽が結合して万物を化生する。人間ならば、男女が交わり二つの精が結合して成った生命の機が神とされる。神は5種類に分類され、神、魂、魄、意、志が挙げられる。

五臓のうち心に収まり、神気の最上位にあるのが神だ。心拍動や呼吸、知覚や精神活動、手足や顔の表情などを正しく行わせるといった、身体のあらゆる活動を支配している。一方、神気に従って意識的に往来するのが魂、精に従う先天的・本能的なものを魄。心に記憶され、思考しているが定まらないものが意、思慮したものを決定実行するものを志という。さらに意と志に関連する神気で、思、慮、智がある。工夫し思考するのが思、先のことを思い巡らせるのが慮、考慮して毅然と処理することを智という。

神のおもな作用

思 慮 智
知的な思惟過程と関係する神気。神の統制下にある。

神 (心)
神はほかの神を統括する最上位の存在。呼吸、知覚、動作、表情などに関与する。

志 (腎)
目的や目標を据えて、具体的に考えるといった精神活動をつかさどっている。

意 (脾)
単純な記憶や、思考を組み立てるといった精神活動をつかさどっている。

魂 (肝)
魂は人間の本性を支える神気。睡眠時など神の支配が薄れると幻覚や夢を見る。

魄 (肺)
魄は本能的、無意識の活動、注意力の持続をになう。

その他

人体を構成するものには気や五臓六腑などがあることを述べてきたが、いままで紹介しきれなかった五志・七情や、五主、生殖器等の構成要素について解説する。

データ			
部位	本文参照	五行	五志、五主など
おもな働き	本文参照		
関係のある部位	心(→P.14)、腎(→P.20)など		

第1章　東洋医学的人体論／五神、その他

❖ 五臓に収められ、発病因子ともなる五志・七情

五臓の生理機能と精神情緒の関係をあらわしたのが、五志・七情であるといわれる。

『内経』では、人間の感情は五臓の生理活動によって生じるものと考えられている。これを五志（喜、怒、思、憂、恐）といい、これら五種の感情の変化は五臓のそれぞれと関連している。

さらにそれらの感情を統括するものとして、心（→P.14）が存在する。

次に、喜、怒、憂、思、悲、恐、驚の七種の感情の変化（七情）は、外界の事物に対する精神や意識の反応であり、発症因子になる。これらの精神活動が強烈であったり、持続したりすると、臓腑や気血に影響し、発病する。

❖ 身体の構成や調整を行う五主

身体の構造をなすものについては、今まで解説した臓腑、五官（→P.29）などのほか、五華*と五主（筋・血脈・肌肉・皮毛・骨髄）がある。筋は筋腱、靭帯、筋膜などを内包し、骨や関節を連結して人体を支え、運動をつかさどる。皮毛（皮膚）は汗腺、うぶ毛などの付属器官を含み、人体の外面を覆って、直接、外界環境と接し、外邪から身を守り、体温の調節を図る作用をもつ。汗腺は玄府、気門、鬼門などと呼ばれている。また皮膚と関連したものに、腠理（毛穴）がある。肌肉は肉とも呼ばれ、おもに皮下の脂肪組織を指す。脾は倉廩の官であり、人の栄養を蓄えるのに関わる臓器であるが、その貯蔵庫が肌肉と考えられる（血脈、骨について→P.28）。

このほか、身体を構成するものに乳房や生殖器があるので、最後に簡単に説明しておく。

女性の乳房は授乳器官である。妊娠期に乳房は次第に変化し、哺乳の準備が行われ、出産後には脾胃の吸収した水穀の精微から化生した血が母体を保護すると同時に、その一部が衝脈と任脈に従って上行し、乳汁に化生して、乳児を養う。したがって、授乳期間は胞宮に注がれる血が少なくなり、血海が満たなくなり、月経が止まる。

男性の陰茎は二陰のうちの前陰に属し、排尿と生殖をつかさどる。二陰とは前陰（外生殖器）と後陰（肛門）のことである。尿や大便の排泄に関しては腎の気化作用が重要な役割を果たし、生殖にも腎が深く関係する。

用語解説　「五華」…五臓の生理機能の状況を反映する部位の色と艶を言う。肝の状況を表す部位が爪、心は面、脾は唇四白（唇の周囲の四隅）、肺は毛、腎は髪にあらわれるとされる。

31

コラム 命門論争

生命の原動力の根幹である真陰と真陽を擁する部位とされる命門は、蔵象学説の重要な内容のひとつ。その存在場所は、現代に至るまで、多くの医家によって議論されてきた。

◉命門に関する各医家の論争

命門という用語は、『**霊枢**』根結篇に「命門とは目」と書かれているように『**黄帝内経**』（春秋戦国時代）にも登場する。ところが『**難経**』（後漢時代）が、両腎のひとつが命門だと主張したことで、中医学史上、1000年以上、延々と「命門」論争が続くことになる。

『難経』三十六難と三十九難では、右腎は腎ではなく、命門であり、命門は「諸神精の舎る所、原気（元気）の繋がる所、男性は精を蔵す、女性は胞に繋がる」、「その気は腎に通じる」と記されている。これは**十二臓**（六臓と六腑。別名十二官）とは別に、新たな臓器として、命門を創設し、その位置と生理機能、存在意義を示したものだ。こうなると、命門は腎と並ぶ、あるいはそれ以上の、生命にとって重要な臓器となってしまう。

以降、命門をめぐる各医家の論争がかまびすしく始まるのだが、明代までは、概ね右腎を命門と認めたうえで、それを踏まえた自説を述べていた。ところが明代以降になると、そのクビキから脱するように、右腎を命門とすることにとらわれずに、各医家が自由に命門論を展開するようになった。たとえば「両腎を総じ号して命門となす」ことを唱えた**虞摶**、「両腎は皆、命門に属す」とした**張景岳**、「命門は有形の体があり、生命の源である」とする**李時珍**、「命門は両腎中間の動気で水でも火でもなく、すなわち造化の枢紐であり陰陽の根蒂であり、先天の太極*」とした孫一奎、両腎の間に命門が存在し、『素問』霊蘭秘典論篇の「主明らかならざれば、則ち十二官危し」に基づいて命門を十二臓の上にありとした**趙献可**など、数多くの医家が独自の見解から命門に言及した論文を残している。

◉現代中医学における命門論争の終止符とは？

各医家の論争は、形態上からは「命門は有形か無形か」、部位上は「右腎なのか両腎の間なのか」、機能上は「命門は単に**真火**なのか、それとも命門とは**水火の宅***で元気と元精（腎精）を主るものか」などに集約できそうである。

これらを踏まえ、現代中医学は命門論争に一応の終止符を打った。要するに、腎は五臓の本で内に**真陰**（腎陰）と**真陽**（腎陽）を擁しており、五臓六腑の陰はすべて腎陰の滋養に頼っている。このように五臓六腑の陽はすべて腎陽の温養に依拠しているので、腎陽が**命門の火**であり、腎陰は張景岳の唱える**命門の水**であって、ことさら、腎とは別に命門の概念を持ち出す必要はないとしたのである。

したがって、現代中医学の臓腑学説では、どの書でも本論の腎の付記として命門に触れ、結論として、歴代の医家が命門といったのは、腎における陰陽の重要性を強調したからにほかならないと結んでいる。

用語解説　「**先天の太極**」…両腎中間の動気は万物が生を稟（う）ける初めに存在し、無から五行といった有を生じる原気なので、先天の太極という。／「**水火の宅**」…腎の別名。人体の陰液（水）、陽気（火）の根源であるため、そのように呼ばれる

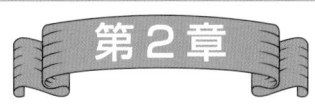

東洋医学基礎講座

東洋医学は難解なイメージがあるが、その理論は自然や経験にもとづいており、誰でも経験的に理解できるものだ。古代中国で発祥した理論は、現代においても東洋医学の基礎となっている。この章では、陰陽、五行、整体論、気血津液、蔵象といった根本理論を勉強する。

東洋医学概論①
東洋医学の成立と発展

日本における東洋医学は、中国で発生した中国伝統医学を指すが、広い意味でいえば、アジア圏（東洋）で発生した伝統医学の総称でもある。日本でも独自の東洋医学が発展していった。

キーワード 中国伝統医学、鍼灸、漢方薬、漢方医学、韓医学、陰陽、五行

❖ アジア発祥の医学の総称"東洋医学"

日本で用いられる東洋医学という言葉は、中国で起こった鍼灸や漢方薬などによる治療（中国伝統医学）を指すのが一般的だ。

しかし、広い意味での東洋医学とはトルコ以東のアジア圏における伝統的医学全般を指している。インドのアーユルヴェーダ、イスラム圏のユナニー医学、チベット医学、中国伝統医学などを含んでいる。

ただし、本書においては日本でいう東洋医学の意味に合わせ、中国伝統医学＝東洋医学として扱う。

古代中国で発祥した中国伝統医学は、日本を含む東アジア各地に伝来し、日本においては、漢方医学（または和漢方）、韓国においては韓医学（または東医学）として発展してきた。2000年以上の長い歴史と経験に基づいている中国伝統医学は、世界にいくつもある伝統医学のなかでも、最も理論的な体系を整えているとされる。さらに治療目的の医学として、漢方薬や鍼灸治療、按摩や気功など、さまざまな治療方法を備えている点は、伝統医学のなかでも類を見ない特徴とされる。

❖ 中国伝統医学とは何か？

中国伝統医学は、陰陽（→P.38）、五行（→P.40）、天人合一（→P.44）といった古代の自然哲学を、中国各地に自然発生的に起こった医療技術と結びつけて確立させたもの。これらの医療技術は、東、西、南、北、中部のそれぞれの地域の自然環境と食生活を反映する形で、独自の発達を遂げている（『素問』*異法方宜論）。

東方では、石器で身体を押す砭石療法が生まれ、乳製品や肉を多く食べる西部では内臓疾患が多いために薬草（漢方薬）療法が発達、多湿で発酵食品を食す南方では、痙攣や麻痺の治療として鍼療法、寒冷地の北方では身体を温める灸療法が発達した。さらに、食物が豊富な中部では労働が少ないために、運動を伴う導引や按摩が発達したとされる。中国伝統医学が日本に伝来したのは7世紀の半ば頃、朝鮮半島を経由、さらに遣隋使、遣唐使によりもたらされたといわれる。

用語解説　『素問』…現存する中国最古の医学書といわれる『黄帝内経』の一部で、『内経』は『素問』と『霊枢』の2部構成になっている。黄帝が幾人かの学者に日常の疑問を問いたところから『素問』と呼ばれ、問答形式で記述されている。

中国伝統医学の伝来

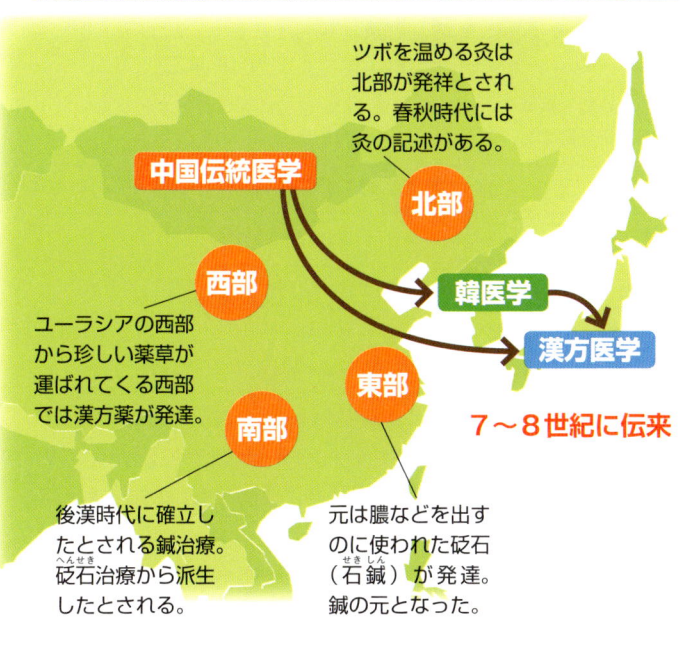

中国伝統医学

北部
ツボを温める灸は北部が発祥とされる。春秋時代には灸の記述がある。

西部
ユーラシアの西部から珍しい薬草が運ばれてくる西部では漢方薬が発達。

南部
後漢時代に確立したとされる鍼治療。砭石治療から派生したとされる。

東部
元は膿などを出すのに使われた砭石（石鍼）が発達。鍼の元となった。

韓医学
漢方医学
7〜8世紀に伝来

日本の風土に合わせ、発展したのが漢方医学

中国伝統医学の鍼、灸、漢方薬は、2000年以上の歴史をもつ治療法。これらの中国伝統医学は朝鮮半島に渡って韓医学に、日本には7〜8世紀に入り、漢方医学として中国の影響を受けながら発達。

第2章 東洋医学の成立と発展

東洋医学の治療法

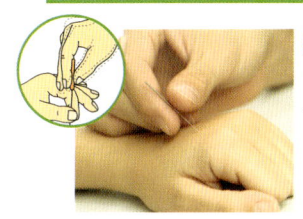

鍼治療
ツボに鍼で刺激を与え、気血の巡りを改善、身体バランスを整える。細い金属鍼を用いる。

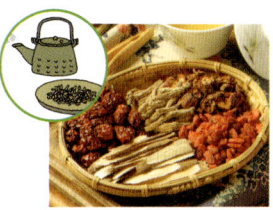

漢方（湯液）治療
複数の生薬を組み合わせた漢方薬を用いる。多岐にわたる薬理効果が、全身に及ぶ。

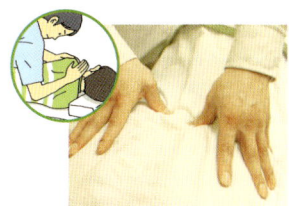

手技治療
ツボや経絡を刺激し、身体全体のバランスを整える。正骨や按摩など種類も多彩。

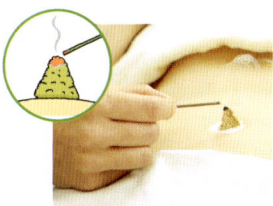

灸治療
ツボに灸で温熱刺激を与え、身体のバランスを整える。冷え由来の症状に適している。

> **ポイント！**
> 中国で発祥した伝統医学が、7〜8世紀に伝来し、日本の風土に合わせて発展したものが漢方医学。

東洋医学概論②

現代医学と東洋医学の違い

"病気を診る現代医学、人を診る東洋医学"といわれるように、2つの医学の根本的な違いは、身体を診る視点の違いにある。東洋医学は、オーダーメイド医療ともいわれている。

キーワード オーダーメイド医療、不定愁訴、五臓六腑、自己治癒力、気・血・津液

❖ 現代医学は分析的、東洋医学は統合的に判断

東洋医学と現代医学は、独自の診断法と治療法をもつが、それは身体を見る視点の違いから生まれたものだ。

現代医学は、解剖学や生理学などの**科学的な見地から人体を捉える**。人体を器官や組織、血液やリンパ液などに細分化し、病巣を局所的に分析。体内に侵入した細菌やウイルス、病理部位を排除することに主眼をおき、治療していく。検査にあらわれない異常は病気とは見なされず、不調を訴えても治療が行われないことも起こりうる。

一方、東洋医学は人体を**全身が関連するひとつの有機体**として捉える。身体に問題があれば、局所的な問題か、全身のバランスの乱れが原因かという複眼的な視点により、病因を追求する。

検査では異常があらわれない**不定愁訴***でも、**自己治癒力**を高めることで改善できるという考えが基本となっている。複眼的な視点で病気を見つめ、それぞれの人の症状に合わせたオーダーメイド治療ができるのが、東洋医学の大きなメリットといえる。

❖ 東洋医学の治療方法と治療手段

東洋医学では、人体を構成する最小単位である**気・血・津液**（→P.46）、**五臓六腑**といわれる器官（→P.8）などがそれぞれ連結し合い、生命として全体をなす有機体として考える。そのため、病巣部の直接的な治療だけでなく、病巣と関連したほかの部位の治療、また全身のバランスの調節など、複合的な治療が可能となる。

たとえば、目の疲労という症状に対し、鍼治療では眼精疲労に効くツボに鍼を打つという直接的な治療のほかに、目と関連している肝のツボにも刺激を与える。また、気と血のバランスを整え、全身の調整も行っていく。この考え方は漢方薬や鍼灸など、すべての治療法で活用されている。

東洋医学の治療は、**鍼灸**（→P.185～）と**漢方薬（湯液）**（→P.127～）による治療が代表的な手段だ。鍼灸治療とは経絡とツボへの刺激を利用した治療のことで、ツボへの刺激で経絡を通る気血の流れを促す。漢方薬治療は、生薬の薬理効果を利用した治療法。

用語解説 「**不定愁訴**」…肩こり、めまいなど、漠然とした自覚症状があるが、検査をしても、その原因となる病気が特定できないもの。現代医学では自律神経失調症とされ治療対象とならないことが多いが、東洋医学では治療対象。

東洋医学と西洋医学の理論的な違い

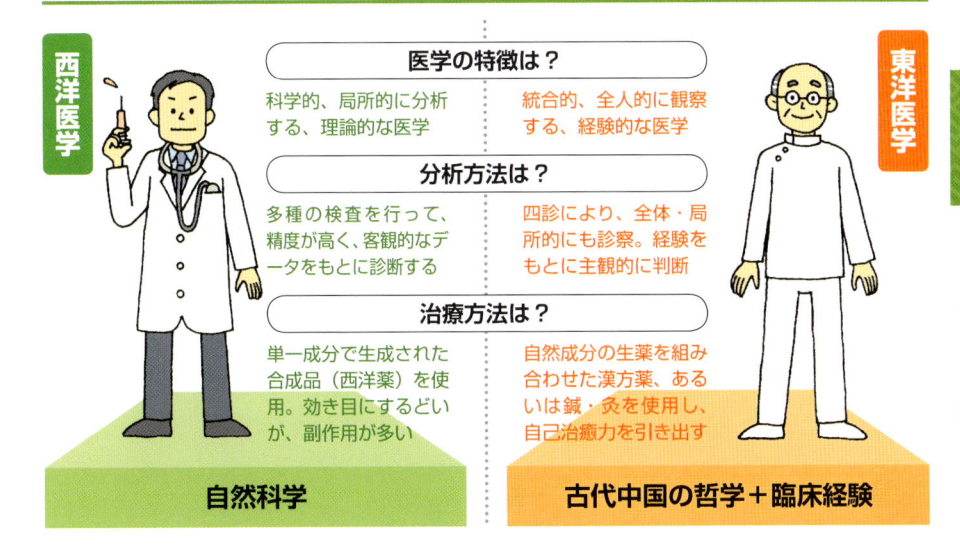

西洋医学

東洋医学

医学の特徴は？

- 科学的、局所的に分析する、理論的な医学
- 統合的、全人的に観察する、経験的な医学

分析方法は？

- 多種の検査を行って、精度が高く、客観的なデータをもとに診断する
- 四診により、全体・局所的にも診察。経験をもとに主観的に判断

治療方法は？

- 単一成分で生成された合成品（西洋薬）を使用。効き目にするどいが、副作用が多い
- 自然成分の生薬を組み合わせた漢方薬、あるいは鍼・灸を使用し、自己治癒力を引き出す

自然科学 ／ **古代中国の哲学＋臨床経験**

第2章 現代医学と東洋医学の違い

東洋医学が意味する健康とは？

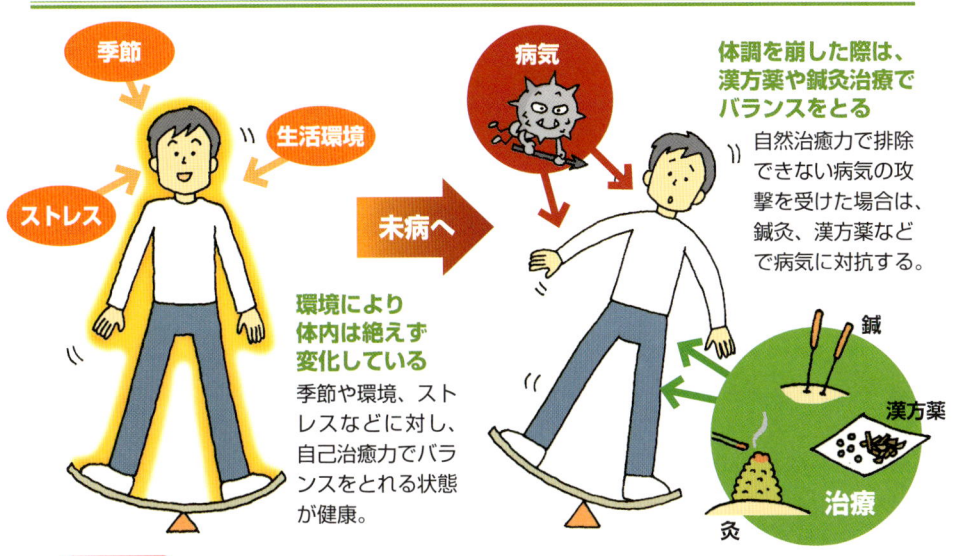

季節／生活環境／ストレス

環境により体内は絶えず変化している
季節や環境、ストレスなどに対し、自己治癒力でバランスをとれる状態が健康。

→ 未病へ →

病気

体調を崩した際は、漢方薬や鍼灸治療でバランスをとる
自然治癒力で排除できない病気の攻撃を受けた場合は、鍼灸、漢方薬などで病気に対抗する。

鍼／漢方薬／灸　**治療**

ポイント！

現代医学は病巣排除を目的とするが、東洋医学は<u>全身を複眼的な視点で見て病因を追求し、治療する</u>。

基本理論①

陰陽論
（いんようろん）

陰陽論とは、あらゆるものを陰と陽に分け、対立する関係としたもの。人体にも陰陽があり、その陰陽のバランスが崩れたときに病気になると考える。東洋医学の根幹をなす理論だ。

キーワード 陰と陽、陰消陽長、陽消陰長、偏盛、偏衰

❖ あらゆるものには"陰と陽"がある

　東洋医学では、人と宇宙（自然）を統一されたものと考える。その**統一体**の中には陰と陽という2つの概念があり、両者が対立したり、制約したりしながら存在している。上と下、表と裏、昼と夜、夏と冬、寒と熱（暑）、明と暗、動と静、男と女など、例を挙げればきりがない。

　また、1日の昼と夜の変化や、1年の四季の移り変わりからもわかるように、自然界の陰と陽は互いにバランスをとりながら変化している。1日の場合は、真昼には陽が極まり、真夜中になると陰が極まる。そして夜明けが近づくにつれて陰が弱くなり、再び陽の勢いが強くなっていく。四季で考えると、真夏（夏至）に陽が極まり、冬至には陰が極まる。このように、陰と陽は勢いが最高点に達する（極まる）と、それぞれ相対する陽と陰に転換していく。陰が弱まり陽が強くなる間を**陰消陽長**、陽が弱まり陰が強くなる間を**陽消陰長**という。陰陽の関係は人体にも深く関係している。

❖ 陰と陽のバランスで健康状態が保たれる

　人が健康なとき、体内における陰と陽のバランスはうまく保たれている。しかし、陰陽どちらかが強くなったり（**偏盛**）*、逆に弱くなったり（**偏衰**）*すると陰陽バランスが崩れ、健康が損なわれる。たとえば、陽盛や陰衰（陰虚）のときには身体が熱っぽく、陽衰（陽虚）や陰盛のときには身体が冷え、その状態が続くと病気になりやすい。

　人には本来、陰と陽のバランスを自然に回復する機能が備わっている。夏には身体内部の陽が強くなりすぎないように発汗し、冬には汗腺を閉じて陽が弱くならないように調整している。また、陰陽バランスが崩れて身体の調子が悪くなっても、偏盛の場合には多すぎる陰や陽を減らし、偏衰の場合には減った陰陽を増やすなどして、健康体を維持している。しかし、偏盛や偏衰が極端な場合や、その調節が間に合わない場合は、鍼灸や漢方による治療を必要とする。もし陰か陽のどちらかが完全に失われてしまうと、死に至ることもある。

用語解説
「**偏盛**」…陰陽の偏盛には、陰盛と陽盛がある。陽盛の場合は上半身に陽気が集まり、熱症状の状態になる。
「**偏衰**」…陰陽の偏衰には、陰虚と陽虚がある。陽虚の場合は表面が冷え、陰虚のときには内部に熱（内熱）が生じる。

陰陽*の消長平衡（四季と１日の陰陽変化）

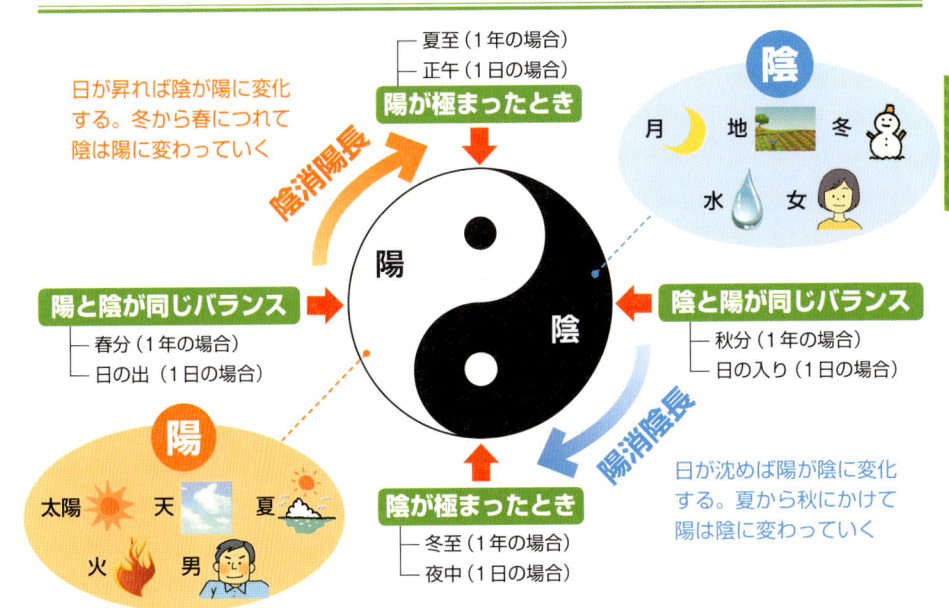

日が昇れば陰が陽に変化する。冬から春につれて陰は陽に変わっていく

陽が極まったとき
- 夏至（1年の場合）
- 正午（1日の場合）

陰
月　地　冬
水　女

陰消陽長

陽と陰が同じバランス
- 春分（1年の場合）
- 日の出（1日の場合）

陰と陽が同じバランス
- 秋分（1年の場合）
- 日の入り（1日の場合）

陽
太陽　天　夏
火　男

陽消陰長

陰が極まったとき
- 冬至（1年の場合）
- 夜中（1日の場合）

日が沈めば陽が陰に変化する。夏から秋にかけて陽は陰に変わっていく

第2章　陰陽論

人体にも陰陽がある

陰　**陽**

胸腹
身体の日の当たらない部分が陰となるため、胸部・腹部は陰となる

五臓
五臓は陰だが、さらに分けると心・肺が陽、肝・脾・腎が陰となる

体内臓器
手足や顔面など体表に出ている部分に対して体内臓器は陰になる

下半身
下部にあるものは陰であり、下半身は上半身に対して陰になる

手足、顔面
体表部にある（または外に面している）手足や顔面は陽となる

上半身
上部にあるものは陽であり、上半身は下半身に対して陽となる。

六腑
五臓に対して胆、小腸、胃、大腸、膀胱、三焦の六腑は陽となる

脊背（背中）
身体の日の当たる部分である背中側は、胸腹部に対して陽になる

ポイント！
世の中のすべてのものを<u>陰と陽の性質に分けて、対立させたのが陰陽論</u>。季節や時間、人間にも陰陽がある。

用語解説　「陰陽」…陰の漢字を分解すると「丘＋今＋云」となる。今は禁、云は雲のことで、「日が当たらない」という意味になる。一方、陽の漢字は「丘＋日＋勿」と分解できる。勿は玉光が下に放射する様を指し、「日当たりがよい」という意味になる。

39

基本理論②

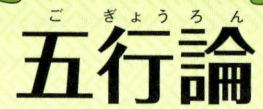

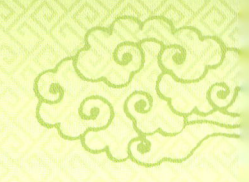

五行論(ごぎょうろん)

自然界に存在するものを、日常生活や生産活動の基本物質である「木・火・土・金・水」の5元素に結びつけて分類したものが五行論。陰陽論と同様、人体への治療に応用されている。

キーワード 五行論、相生・相克の関係、五臓と五行

❖ 万物は木・火・土・金・水の基本5元素からなる

五行論とは、自然界に存在するすべてのものを**木**、**火**、**土**、**金**、**水**の5つの元素に分類する理論。東洋医学では、五臓をはじめ、さまざまな物質や諸器官を木、火、土、金、水の特性に合わせて5つに分類し、診断や治療に応用している。そのため、五行論は東洋医学を理解するうえで欠かせない考え方となっている。

5つの特性とは、以下のものを指す。

木(曲直、条達)：樹木が成長することで、伸展、上昇などの意味をあらわす。

火(炎上)：火が燃えることで、温熱、上昇などの意味をあらわす。

土(稼穡)：播種、収穫など農作物と関連して万物を生化させる(生かす)。

金(従革)：変革をあらわし、清潔、粛降(下ろす)、収斂の意味をもつ。

水(潤下)：水のように、下ろしたり潤したりといった意味をあらわす。

また、これら5つはお互いに相生・相克*関係をもっている(→右下図)。

❖ 五行論を実際の治療へ応用することもある

五行論を医学に応用するためには、五行と臓器を関連させる必要があった。そこで、まず体腔の五臓(肝、心、脾、肺、腎)が、それぞれの特性に合わせて木、火、土、金、水に割り当てられ、さらに六腑など関連する器官や機能とも結び付けられた。

肝：木の「曲直、条達」の特性をもつため、樹木のように気を伸びやかに巡らす機能を持ち、抑鬱を嫌う。

心：火の温熱の性質から、体を温める温煦作用(→P.48)などをもつ。

脾：土がもつ万物を生化させるという性質から、水穀を運んで五臓六腑に栄養を与え、気・血の源ともなる。

肺：金の粛降・収斂という性質から、肝の陽気が上がろうとするのを抑制したり、水を下げて腎を助けたりする。

腎：水の作用で心火の亢進による熱を抑制する。また、腎は精を蔵し、その精で肝を養う働きももつ。

たとえば、肝(木)の疏泄が変動して不眠になった場合、相生の母子関係*により、肝の不調が心(火)に及んだと考える。臨床現場では心だけでなく、症状の本となる肝の治療も行う。

用語解説 「相生・相克」…五行の間にある関係を発見したのは、戦国時代末期の思想家・鄒衍(すうえん)で、最初に相克関係を主張したとされる。その後、秦・漢の時代に陰陽論と結びつき、さらに前漢の『淮南子(えなんじ)』では、五行間の相生関係が主張されている。

木、火、土、金、水の要素で成り立つ自然界

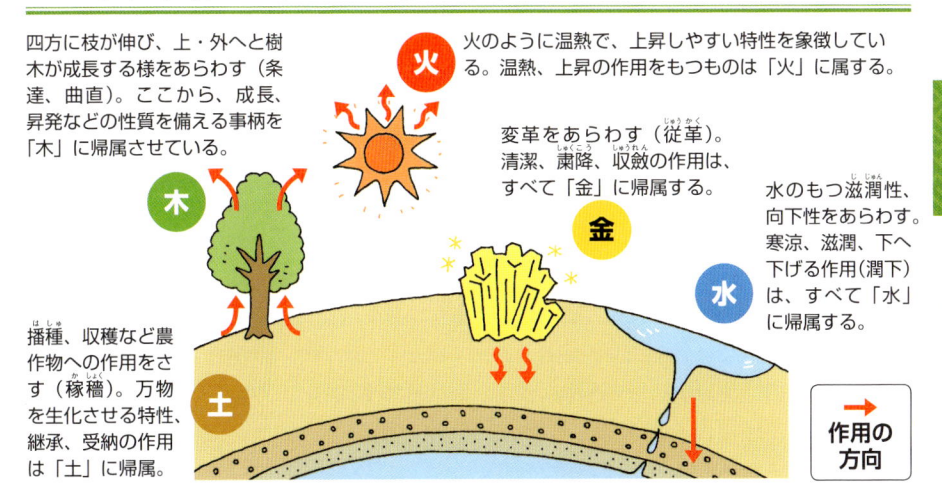

木　四方に枝が伸び、上・外へと樹木が成長する様をあらわす（条達、曲直）。ここから、成長、昇発などの性質を備える事柄を「木」に帰属させている。

火　火のように温熱で、上昇しやすい特性を象徴している。温熱、上昇の作用をもつものは「火」に属する。

金　変革をあらわす（従革）。清潔、粛降、収斂の作用は、すべて「金」に帰属する。

水　水のもつ滋潤性、向下性をあらわす。寒涼、滋潤、下へ下げる作用（潤下）は、すべて「水」に帰属する。

土　播種、収穫など農作物への作用をさす（稼穡）。万物を生化させる特性、継承、受納の作用は「土」に帰属。

→ 作用の方向

五行間にある相生・相克関係

相生
五行のひとつが、相手に対し、促進、助長、養成などの作用をすること
木→火→土→金→水の順に循環し、次の相手を強めるように作用する。

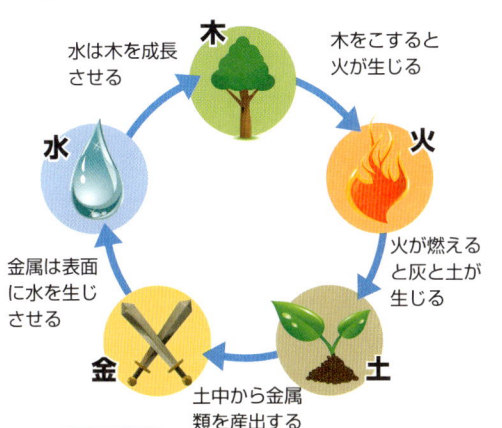

- 水は木を成長させる
- 木をこすると火が生じる
- 火が燃えると灰と土が生じる
- 土中から金属類を産出する
- 金属は表面に水を生じさせる

相克
五行のひとつが、相手の成長と機能に対し、抑制、制約などの作用をすること
木克土（木は土に克つ）、土克水、水克火、火克金、金克木の順番に作用する。

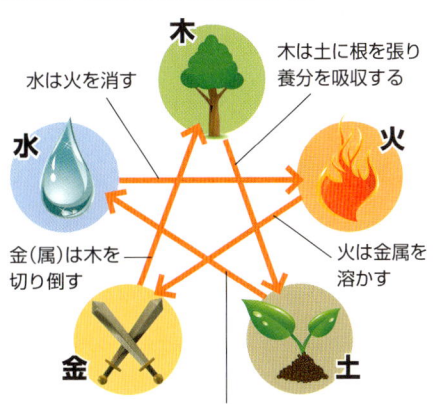

- 木は土に根を張り養分を吸収する
- 火は金属を溶かす
- 土は水を吸収し、せき止める
- 金（属）は木を切り倒す
- 水は火を消す

ポイント！
五行論では、木・火・土・金・水は、体腔の肝・心・脾・肺・腎に割り当てられ、相生・相克関係にある。

用語解説　「母子関係」…相生関係において影響を与える五行の要素を「母」、影響を与えられる要素を「子」といい、この「母子関係」も診断・治療に使われる。母の病が子に伝わった場合は軽病だが、子の病が母に伝わった場合は重病になる場合が多い。

第2章　五行論

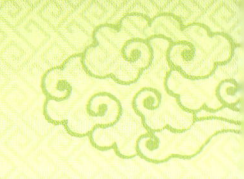

基本理論③
五行色体表（ごぎょうしきたいひょう）

人体や症状、臓腑など、万物に五行を当てはめて、それをまとめたものが五行色体表だ。五臓を中心にまとめた色体表は、診断・治療のヒントとなる重要な指針である。

キーワード 五行論、五行色体表、相生、相克、木・火・土・金・水

❖ 人物や自然現象を五行に当てはめた五行色体表

中医学において、理論的な根拠とされているものに**五行論**（→P.40）がある。これは「宇宙間の万物は、すべて木・火・土・金・水という5種類の物質の運動と変化によって生成されている」という考えであり、この学説に基づいて、自然界と人体を五行に分類している。これを表にしたものが**五行色体表**（五行分類表）である。

医療分野においては、人体の生理や病気、食べ物、環境などに関する五行の相対関係を、診断や治療などの理論的な根拠として用いており、重要な役割をになっている。そのため、五臓に関連した五行は、さまざまに分類されている（右表参照）。

五行の色体表は、治療指針として非常に有益だが、これが絶対というものではない。これを運用し、診断・治療へのヒントを得ることが重要といえる。

❖ 五行色体表で効率的な診断、治療を行う

五行論では、自然界（宇宙）に存在するすべてのものを木・火・土・金・水の5グループに分類する。

五行色体表を見ると、人間の身体は五臓や六腑、五華、五主、五液などに細かく分類されている。さらに、身体の五臓に変調を招く物（五季、五悪、五労）、変調した際の症状（五色、五志、五動、五臭など）も記載されている。たとえば、「木」を見ると、対応する五臓は肝であり、六腑では胆となる。さらに、病気があらわれるのが目、変調時の体臭は臊（あぶらくさい）、さらに爪に変調があらわれる。このように木の要素はすべて関連しており、木・火・土・金・水のそれぞれの属するグループは、何らかの関連性があると考えられている。

上記の関連性を利用し、臨床の現場では、診断や治療方法の手段として応用されている。たとえば、患者の症状に"髪の異変"があった場合、髪は水のグループに属しているので、原因は膀胱や腎の機能低下が疑われる。また同じグループの耳や骨にも症状を併発している可能性がある。このように、五行色体表は効果的な治療法を推察するための有益な手段といえる。

第2章 五行色体表

	五行	木	火	土	金	水	用語解説
五行と関連する身体の部位	五臓(心包を加えて六臓と呼ぶこともある)	肝	心	脾	肺	腎	
	五腑(五臓に対応する腑)	胆	小腸	胃	大腸	膀胱	
	五官(五臓が支配する感覚器)	目	舌	口唇	鼻	耳	
	五主(五臓のつかさどる器官)	筋	脈	肉	皮	骨	
	五液(五臓が病んだ時に変化がある分泌液)	涙	汗	涎※	涕※	唾	涎…よだれ／涕…はなみず
	五華(五臓の変調があらわれる部位)	爪	面	唇四白※	毛	髪	唇四白…唇の周りの白い部分
	五神(五臓に宿る精神)	魂	神	意	魄	志	
五臓に変調を招くもの	五季(五臓が属する季節)	春	夏	長夏	秋	冬	
	五悪(五臓が嫌う外気)	風	熱	湿	寒	燥	
	五労(五臓を病みやすくする動作)	行※	視※	坐※	臥※	立※	行…歩き過ぎる／視…目を使い過ぎる／坐…座り続ける／臥…寝たきり／立…立ちっぱなし
五臓が変調した際の症状	五色(五臓変調の際の皮膚の色)	青	赤	黄	白	黒	
	五志(五臓変調の際の感情)	怒	喜	思	憂	恐	
	五動(変調時にあらわれやすい症状)	握※	憂※	噦※	咳	慄※	握…筋の緊張／憂…憂える／噦…しゃっくり／慄…おびえる
	五病(変調時に見られる症状)	語※	噫※	呑※	咳	欠・嚔※	語…よく話す／噫…げっぷ／呑…呑酸／欠・嚔…あくび・くしゃみ
	五臭(変調時の体臭、口臭)	臊※	焦※	香※	腥※	腐※	臊…あぶらくさい／焦…こげくさい／香…甘いにおい／腥…なまぐさい／腐…腐ったにおい
	五味(変調したときに好む味)	酸	苦	甘	辛	鹹※	鹹…塩からい
	五声(変調したときの声)	呼※	笑	歌	哭※	呻※	呼…呼ぶ、怒鳴る／笑…力なく笑う／歌…小声で歌う／哭…大声で泣く／呻…うなる
五臓を補う食べ物	五果(五臓を補う果物)	李※	杏※	棗	桃	栗	李…スモモ／杏…アンズ／棗…ナツメ
	五菜(五臓を補う野菜)	韮※	薤※	葵	葱	藿※	韮…ニラ／薤…ノビル／葵…フユアオイ／藿…大豆の葉
	五穀(五臓を補う穀物)	麦	黍※	稷※	稲	豆	黍…モチキビ／稷…タカキビ
	五畜(五臓を補う肉)	鶏	羊	牛	馬	豚	
経絡	五経(五臓の所属する経絡)	足厥陰	手少陰	足太陰	手太陰	足少陰	

※五行色体表は『素問』金匱真言論、陰陽応象大論、六節蔵象論、宣明五気、『霊枢』五味、五味論、九鍼論に基づいて作成。

基本理論④

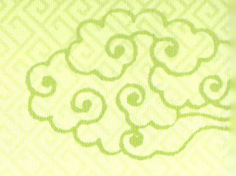

整体観念
せいたいかんねん

東洋医学では、人と自然（宇宙）をひとつの統一体と考え、人体の形や機能も天地自然に対応するものと見ている。この天人合一の思想が陰陽論、五行論により東洋医学の根本となった。

キーワード 人と自然、天人合一思想、統一体

❖ 人間は自然界の変化に影響を受けている

東洋医学を生み出した中国では、長い期間、農耕を中心とする生活を送ってきたため、太陽や風雨などの自然の動向や四季の変化には特別な関心を抱いてきた。その結果、人と自然界（宇宙）の間には密接な関係があり、人間が自然環境の変化に大きく影響を受け、その変化に応じた働きを人体がすることから、人と自然は統一体であるという考え（統一観念）を導き出した。さらに人体の各臓器、組織や諸器官はみな違う機能をもちながら、一方で有機的なつながりをもった**統一体**となっている。

また、四季の移り変わりなど自然界の変化は、五臓六腑や気・血などにも影響を与え、五臓（肝、心、脾、肺、腎）の気は、それぞれ春・夏・長夏・秋・冬に旺盛となる。このように人体を自然（宇宙）になぞらえることで、東洋医学を論理的、哲学的に説明することが可能になっている。

❖ 天人合一思想とは何か？

天人合一思想とは、人体の形と機能が天地自然に相応しているとみる思想のことである。

『霊枢』邪客篇（→P.243）には、「天に日月あり、人に両目あり」「地に九州（人身の外にあるもの、または大陸）あり、人に九竅（9つの孔）あり」「天に風雨あり、人に喜怒あり」「天に雷電あり、人に音声あり」「天に四時（四季）あり、人に四肢あり」「天に五音あり、人に五蔵（臓）あり」「天に六律（中国古代の音律）あり、人に六府（腑）あり」という記述がある。これは人体が自然と同じく統一体をなしていることを述べているものだ。

実際に東洋医学では、人体に病変が起きると、臓腑の機能が失調し、それが経絡を通じて体表や組織、諸器官に伝わり、反応があらわれると考えている。診察の際には、統一体としての人体全体を見て、局所の病変が起こした病理反応を観察し、**証***（→P.94）を決定して治療する。人体を宇宙（自然）と同じ統一体とする天人合一思想の考え方がなければ、東洋医学の治療は成り立たないのである。

用語解説　「証」…東洋医学的な診断法・四診によって導きだされた病の全体像であると同時に、治療法や手技などの指示。西洋医学でいえば、診断名であると同時に処方箋ともなる。本質的には文字どおり「証明」の意味。

自然と人体は影響しあう統一体

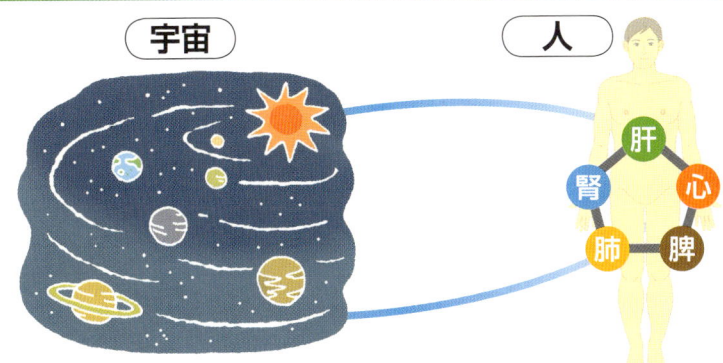

宇宙 ／ 人

天人合一の思想では、人体のさまざまな生命現象は、天と地の間の自然現象（＝大宇宙）の一環（＝小宇宙）であると考えられている。人体やそこにおこる現象と自然現象は相応している

天人合一思想により陰陽五行論の人体への運用が可能

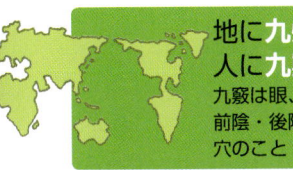

地に九州あり 人に九竅あり
九竅は眼、耳、鼻、口、前陰・後陰の9つの穴のこと

天に風雨あり 人に喜怒あり
喜怒哀楽を自然界の気象になぞらえた

天に雷電あり 人に音声あり
自然界の音と人間の声とを関連づける

天に日月あり 人に両目あり
太陽と月があるように人間には両目がある

天に四時あり 人に四肢あり
四時は四季のことをさす

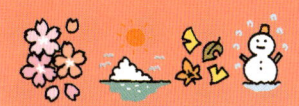

天に五音あり 人に五蔵あり
五音は5つの音階のこと

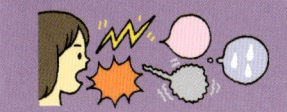

大自然と人体の活動は相応しており、自然が統一体として有機的につながっているのと同様に、人体も五臓六腑、四肢百骸[*]、五官九竅[*]、皮、肉、筋、脈が経絡系統などで結ばれ、統一体をなしている。

ポイント！
人体も自然界の変化と相応して、経絡系統などで有機的にもつながった統一体をなしている。

第2章 基本理論④／整体観念

用語解説　「四肢百骸」…百骸とは、人体のすべての骨格のこと。／「五官九竅」…の五官は目、舌、口、鼻、耳のことで、五臓の肝、心、脾、肺、腎と関連する感覚器官。九竅は人体にある9つの孔のことで、眼2つ、耳2つ、鼻2つ、口、前陰・後陰のことをいう。

気血津液概論①

気・血・津液

人体を構成する気、血、津液は生命活動を維持するために重要な物質だ。気、血、津液は実はそれぞれ、別の物質だが、3者が相互に関係し、協調し合っている。

キーワード 気、血、津液、脾胃、原気、宗気、営気、衛気、陰液

❖ 生命活動を維持するための物質"気、血、津液"

人体を構成し、生存を維持する基本要素を**気***、**血**、**津液**という。なかでも気は東洋医学独特の存在で、中国の古代からの哲学では、気が密集して万物が作られていると考えられている。

気・血・津液は、飲食物の栄養分である**水穀の精微**を**脾胃**が取り込み、一方で空気（自然の**清気**）を肺が取り込み、これらを合わせて生成される。それぞれには固有の特徴があるが、同時に生理的には、互いに依存し、制約し、相互扶助する関係にある。

気は生命活動の根幹となるエネルギー源で、**原気**、**宗気**、**営気**、**衛気**の4種類に分類される。気は全身に分布し、作用もそれぞれ異なる（→P.48）。

血は、水穀の精微から生成された物質。血液と同様、血管内を流れる赤い液体を指し、血管を巡りながら、栄養を各組織に供給する（→P.52）。

津液は血以外の水分を指す。汗や涙、よだれ、粘液などは、すべて津液から生成され、身体をすみずみまで潤わせる作用がある。

気、血、津液は、**陰**と**陽**に分類され、気は陽に属し、血、津液は陰に属している。そのため、血と津液、精（→P.60）はまとめて、**陰液**ともいわれる。

❖ 気・血・津液の相互関係

気・血・津液は、いずれも水穀の精微から生成され、人体を構成する。相互扶助し合う関係だが、同時に病理的にも影響しやすいという特徴をもつ。

たとえば、気は血や津液が生成される源となっており、①**生血**（血の原料は精だが、気は精を血液に転化させる）、②**行血**（血の循環は心気の推動、肺気の散布、肝気の疏泄作用によって行われる）、③**摂血**（気の固摂作用により、血が体外に漏れ出さない）という作用がある。気が血に対して優位的な作用があるため「気は血の帥」ともいわれる。一方、血の栄養分は気の原料ともなり、津液は気血と同様に全身を巡り、気と血の機能を支える働きをになう。このように、気、血、津液は互いに巡ることで機能するが、いったん、どこかに不調が生じると、連鎖反応的に他にも不調が及ぶようになる。

用語解説 「**気**」…すべての基本。目で見えないが、臓器を動かしているのは、臓器に存在する気の働き。血も気の流れに乗って体中を巡る。気が十分にあることで外からの邪気に対抗することができ、免疫力とも関係するなど、さまざまな働きがある。

気・血・津液のもつ生理的な働き

気
生命活動の根幹をなすエネルギー源

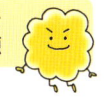

生命活動の根幹をなすエネルギー源。活動性をもった精微な物質で、絶えず動いて全身を巡る。人体には原気、宗気、営気、衛気の4つの気があるとされる。推動、温煦、防御、固摂、気化作用がある（→P.49参照）。

血
水穀の精微から化生した赤い液体

全身を巡りながら、各臓腑、組織、器官を濡養する栄養源。脾胃によって生成される。おもに水穀の精微*から化生した赤い液体。血は心がつかさどり、肝に貯蔵され、脾の統血作用により血脈を巡る（→P.52参照）。

津液
血以外のすべての体液

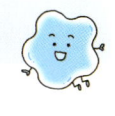

体内における正常な水液の総称であり、涎、涙、鼻水、汗、尿などもこれに含まれる。血以外のすべての体液を指す。水穀の精微から化生したもので、水穀が脾胃に消化吸収されて一部が津液となる（→P.56参照）。

第2章　気・血・津液

気・血・津液の相互関係

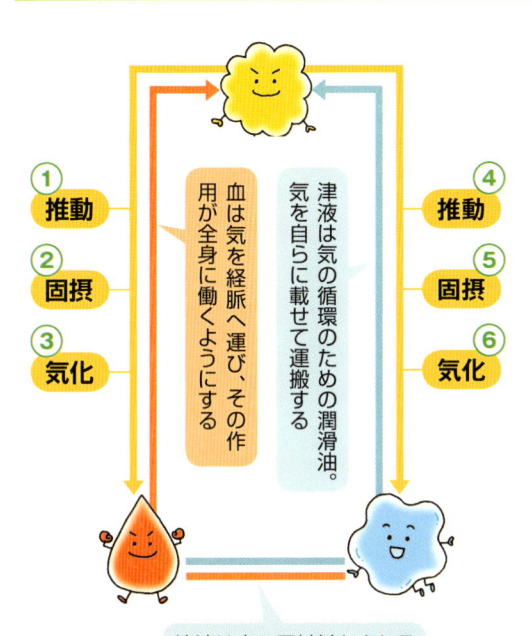

① 推動
② 固摂
③ 気化

血は気を経脈へ運び、その作用が全身に働くようにする

津液は気の循環のための潤滑油。気を自らに載せて運搬する

④ 推動
⑤ 固摂
⑥ 気化

津液は血の原材料とされる

凡例：
- 気の作用
- 血の作用
- 津液の作用

① 血の循行は、心気（推動作用）、肺気（散布作用）、肝気（疏泄作用）によるため「気は血を巡らせる」と言われる。

② 気の作用により、血が正常に脈管中を流れ、外に漏れ出ないように保たれているため、「気は血を摂す」と言われる。

③ 血の基礎物質は精であるが、精が血に転化する原動力は気。気が虚すと血を化生できなくなるため、血虚を引き起こす。

④ 津液の生成、散布は気の昇降出入という推動作用によって行われる。

⑤ 気の固摂作用により、津液の排泄が調整される。気が虚すと津液が流出する。

⑥ 津液を五液や尿などに変化させる。

ポイント！
気、血、津液は人体の生命活動を維持するための重要な物質。清気や水穀の精微などから生成される。

用語解説　「水穀の精微」…飲食物が身体に取り込まれると胃が受納し、食糜という粥状の飲食物を生成する。小腸は食糜の清濁を分別し、清（必要な物）が水穀の精微となる。濁は大腸、膀胱に送られ、余分な濁は大便、小便となって排出される。

気血津液概論②

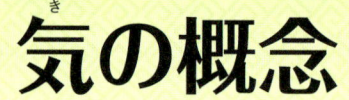

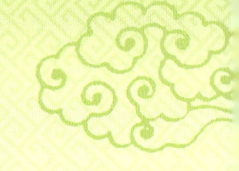

気の概念

気は血、津液とならび、人体を構成する重要な要素。生命活動を維持する基礎的な物質となっており、体内の臓器、表面、血脈内などに広く分布している。

キーワード 気、清気、水穀の精微、先天の精、宗気、営気、衛気、原気

❖ 生命活動の根幹をなす"気"

気とは機能だけが存在し、目には見えないものといわれる。もともと古代中国の哲学思想から生まれた言葉で、気は宇宙を構成する基本単位のひとつとされる。気が変化して万物を創造し、すべての事象が生まれる。つまり、気が人体を作り、生命活動を維持しているとされる。

人体の気は自然の**清気**、**水穀の精微**、**先天の精**のいずれかから生成される。清気は呼吸により大気中から取り込まれる気のこと。水穀の精微は、飲食物の消化過程で生成される栄養源だ。先天の精は生まれた時点で両親から受け継いだもので、腎に保存されており、腎中の精（**腎精**）とも呼ばれる。これは使用すると消耗していくものだが、水穀の精微によって**化生**（気化）された後天の精が補充する。

また気は、大きく**宗気**、**営気**、**衛気**、**原気**の4種類に大別でき、肺、脾、腎の臓腑で生産される。これらの関係臓器に異常があると、気の循環が悪くなったり、気の量が不足するようになる。気は血、津液とならび、人体を構成する重要な要素として、生命活動を維持する基礎となっており、臓器、体の表面、血脈内などに広く分布している。

❖ 気がもつ5つの作用

気は生命活動のエネルギー源であると同時に、活動を推進する作用をもつ。いわば"車のエンジンと燃料"。もし気が不足すれば、燃料不足になり、さらにエンジン自体の不調が重なった状態となり、生命活動に支障が生じる。

気の作用は**推動**、**温煦**、**防御**、**固摂**、**気化**という5つの働きに分類される。推動作用は、物質を動かす力のこと。人間の成長、臓腑の動き、血や津液の循環などは、気の作用によって推動されている。温煦作用は身体を温める作用。人間の体温維持機能はこの作用のおかげだ。防御作用は、衛気が担う作用で、外邪の侵入を防ぐ。固摂作用は体液が漏出するのを防ぐことで、汗や尿などの排出量を調節する。気化とは、精、気、津液、血の転化を意味する。たとえば水穀の精微が、気に変わるのは気化作用のひとつだ。

用語解説　「水穀の気」…水穀の精微に含まれる気の総称。水穀の精微と水穀の悍気がこれにあたる。脾の運化作用で生じる水穀の精微は、脾の昇清機能により、心・肺に輸送され、宗気、営気、衛気に転換される。

気の種類とその働き

気の種類	生成	活動部位	働き・機能
原気（元気）（げんき）	先天の精に後天の精が注がれて生成。	腎（丹田*）から発し、三焦の働きにより、経絡を介して全身を巡る。	生命の原動力。食欲、性欲など欲求をもたらす気。原気が旺盛ならば五臓六腑の働きもよく、病気にかかりにくい。
宗気（そうき）	肺に吸入された清気と水穀の気*が結合して生成。	胸の中央部	肺の呼吸作用と心の血を循環させる機能がある。宗気が不足すると呼吸の異常、語声が細くなり、心拍が弱まる。
営気（えいき）	水穀の精微から作られる陰性の気（水穀の精気）と清気で生成。	血脈中にある気	津液を血に変え、血と全身を循環し、臓腑や内外の器官に栄養を補給。
衛気（えき）	水穀の精微から作られる陽性の気（水穀の悍気）と清気で生成。	脈外を巡り、体表近くで活動する	外邪の侵入から身体を保護する。肌膚を温め、汗腺を開閉して皮膚の収縮弛緩を担う。外邪に対しては防衛する。

気がもつ生理的な5つの作用

推動作用
血や津液の流れを促進すること。臓器や経絡が働いたり、身長が伸びるといった発育なども推動作用による。

防御作用
身体の表面、つまり皮膚を保護し、外邪の侵入を防ぐ。人体に外邪が侵入した場合、これに抵抗し駆除する。

温煦作用
気の発熱作用により、体温を一定に保てる。臓腑、経絡、血や津液などは発した熱により、円滑に機能する。

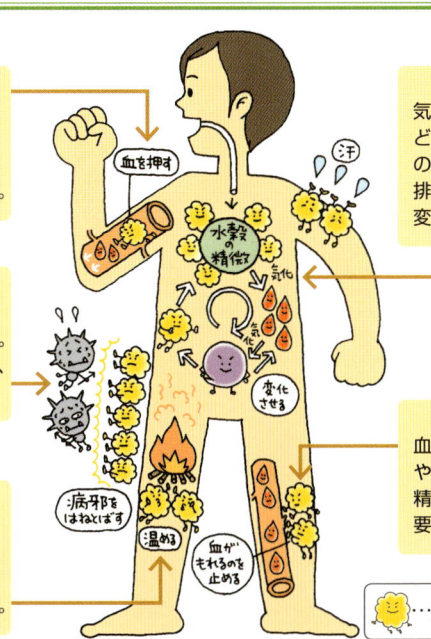

気化作用
気から血へ、血から精へなど、気、血、津液、精の間の転化のこと。また汗や尿、排泄物の生成など、物質の変化も気化作用による。

固摂作用
血が脈外へ漏れ出す、多汗や頻尿など多すぎる排泄、精の流失（遺精）など、不要な漏出を防ぐ作用。

ポイント！
気は人体の生命活動を支える根本物質。気の作用は推動、温煦、防御、固摂、気化の5つに分類される。

用語解説　「丹田（たんでん）」…へそ下三寸に位置し、気の田んぼ（＝生まれるところ）の意味。丹は"原気"の素とされ、気功術では丹田に意識を集中することで元気を養うとされる。ほか上丹田（眉間奥）、中丹田（胸中央）がある。

気血津液概論③

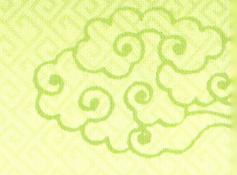

気の不調

「病は気から」と言うように、気の失調は全身の不調に直結する。気が変調すると、気虚や気滞、気逆、気陥といったトラブルが生じ、臓腑や組織などにも悪影響をおよぼす。

キーワード 原気、宗気、営気、衛気、気虚、気滞、気逆

❖ 気の変調によって生じるトラブル

人体の成長や発育、各臓腑や経絡などの組織器官の生理活動、血や津液の生成と運行などは、すべて気の生理活動によるものとされている。「病は気から」と言うように、いったん気の不足や変調が生じると、人体の機能に多大な影響を与える。原気、宗気、営気、衛気（→P.49）のもつそれぞれの作用が失調するほか、相互に補完している血や津液、気がエネルギー源となっている臓腑の働きにも不調をもたらす。

気の変調は、気の生成不足と消耗過多、さらに機能減退などが原因となる気虚、気陥*、気の停滞が生じる気滞、気の昇降出入りが失調する気逆の4つに分けられる。

❖ 気虚、気滞、気逆のそれぞれの原因と症状

気虚は気の量が不足し、機能低下が生じている状態を指す。気が不足するのは、脾胃の働きが低下し、消化吸収の働きが失調、結果的に気の生成が不足することが主因となるが、過労やストレス、大病などで気が過剰に消耗される場合もある。気の量が不足すると、関連する臓腑、組織も変調を引き起こす。たとえば腎の気（腎気）が不足した場合は、精気を蔵することができず生殖機能が衰える。また衛気不足により機能が減退すると、体表の防衛機能が失調し、発汗が過度になる自汗症状があらわれる。

気滞は気の流れが滞り、鬱積した状態のこと。気は経脈を通る営気と、経脈外を通る衛気があるが、外邪（風邪、寒邪など）により経脈の運行が阻害されると、衛気や営気に関連する器官に症状があらわれる。とくに寒邪による場合は痛みが、湿邪の場合はしびれや麻痺などの症状が見られる。衛気が過剰になると発汗が抑制され、発熱や煩悶が生じ、反対に不足すると自汗などの症状が生じる。ほか、情緒の乱れ、栄養の過不足、痰湿（→P.58）や瘀血なども気滞の原因となる。

気逆は気が逆行している状態。推動作用により、消化物は胃から小腸へ、吸気は口から肺へと一定方向に進むが、気逆によりこれらの働きも逆行する。とくに肺、肝、胃に気逆が起きやすい。

用語解説　「気陥」…気の上昇する作用が低下しておこる病態。脾と密接な関係があり、脾気の虚弱が一番の原因とされる。別名中気下陥ともいう。気虚の症状に加え、腰腹部が脹満する、胃下垂や腎下垂など内臓下垂をともなう。

気の不調、気虚・気滞・気逆

気虚

気の量が不足している、あるいは気の機能が低下している病態が気虚。エネルギー不足のほか、発育不全、冷えや下痢、風邪をひきやすいなどを生じる。治療は補気治療を行う。

自汗
普通にしていても自然と汗が出る状態。固摂作用の低下による。

倦怠感
全身に力が入らず、息切れする。栄養不足で気が作れない状態。

食欲不振
飲食物の推動作用が低下し、消化がされず食欲が湧かない状態。

手足の冷え
温煦作用が失調すると、保温機能が減退し、手足の冷えが生じる。

気滞

精神の抑うつ
気分がすぐれず、イライラや不眠など精神不安定に。

げっぷ、おなら
気が上に動くとげっぷに、下に動くとおならになるとされる。

脹痛
気が腹部で停滞し、脹って痛い状態のこと。痛みが移動する。

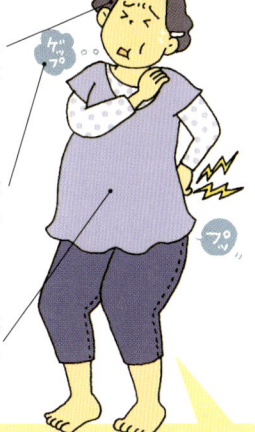

気が滞っている病態が気滞。体の鈍重感や詰まったような症状が特徴。停滞した気は熱を帯びて上昇するため、熱やほてり、うっ血などを伴う。治療は行気治療などを行う。

気逆

イライラ感
肝の気逆により頭に血が上った状態。イライラ、めまいなど。

呼吸器の異常
肺の気逆により、咳や喘息など呼吸器系の症状が出る。

吐き気
胃の気逆により、嘔吐感、悪心などを起こす。

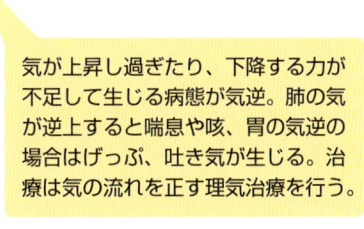

気が上昇し過ぎたり、下降する力が不足して生じる病態が気逆。肺の気が逆上すると喘息や咳、胃の気逆の場合はげっぷ、吐き気が生じる。治療は気の流れを正す理気治療を行う。

ポイント！
気の変調は、臓腑や経絡の生理活動、血や津液の生成と運行を失調させる。病態には気虚、気滞、気逆などがある。

気血津液概論④

血の概念

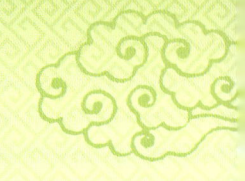

気と並ぶ、東洋医学における重要な基礎成分が血であり、その生成には、脾、肺、心、肝が深くかかわっている。血の働きは全身に栄養を与えるだけでなく、人間の精神活動も支えている。

キーワード 血、水穀の精微、赤化、滋養作用、寧静作用、君火、営血

❖ 身体の栄養源となり、滋養させる "血"

　血は全身の各器官に栄養を与え、滋養＊させる働きをもつ。解剖生理学でいう血液と似ているが、赤血球や血小板といった区別はなく、生成や作用も違い、血と血液はイコールではない。

　血の生成には気と脾、肺、心、肝の作用が深く関与している（右上図参照）。まず脾の昇清作用によって上焦に運び込まれた水穀の精気と、肺の呼吸作用によって取り込まれた清気が結びついた営気が、津液、原気を取り込む。さらに血は心の熱（君火）により赤化し（赤くなる）、血（営血）となる。

　血は、心の作用により全身を循環するが、肝の疏泄作用のサポートによって全身を正常に巡り、各器官や組織に栄養を送る。また、肝の蔵血機能により、血の流通量は調節され、必要な部位に適度な血量が行き渡るようになっている。そして、脾の統血作用により、血は血脈の外へ漏れ出さないようになっている。血はほかにも、筋肉や骨格を生長させ、肌や髪に栄養と潤いを与える滋養作用もになう。

　血は気とともに精神活動も支えている。血が十分あり、循環していることで意識が明瞭になり、精神が安定する（寧静作用）。反対に、悩みやストレスなどを抱えていると、血が過剰に消費され、血の不足や機能低下などを生じる。

❖ 心のもつ推動作用と肝の蔵血作用

　心には、心にある血（心血）を循環させる、ポンプのような役目（推動作用）があり、身体のすみずみまで血が行き渡り、組織に栄養を運べるのは、この機能があるおかげだ。

　肝には蔵血機能があり、血を肝に貯蔵する働きと、身体の必要な部位に適当な血量を分配する働きがある。この蔵血機能が働かないと、血を体内にためておけず、吐血や鼻血などを生じる。また、血を必要とする部位に栄養が行き渡らず、栄養不足の状態になる。

　血の不調は、目や爪、筋肉に症状が見られやすいとされる。たとえば、爪の変形や変色、皮膚に赤みがなくなる、視力低下や疲れ目、筋肉の引きつり、手足のふるえやしびれ、月経異常といった症状があらわれる。

用語解説 「滋養と滋潤」…臓腑や器官に栄養分を与え、滋養するのが血、潤いを与えて滋潤するのが津液。血と津液は血脈と三焦を流れ、臓腑や器官は血による養分と津液による潤いを同時に受託できる。

血の生成と循環作用

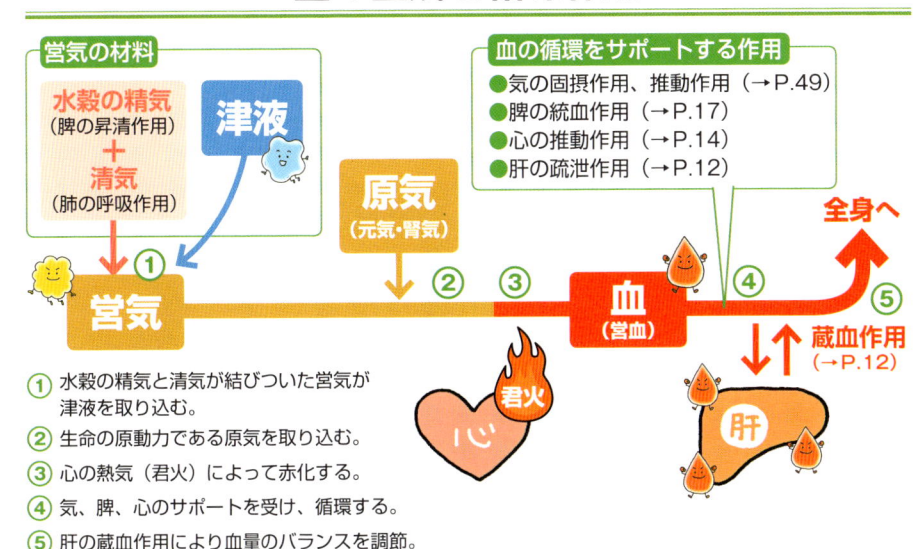

営気の材料
水穀の精気（脾の昇清作用）
＋
清気（肺の呼吸作用）

津液

原気（元気・腎気）

血の循環をサポートする作用
- 気の固摂作用、推動作用（→P.49）
- 脾の統血作用（→P.17）
- 心の推動作用（→P.14）
- 肝の疏泄作用（→P.12）

営気 ① → ② → ③ → 血（営血） → ④ → ⑤ 全身へ

君火 心

肝 蔵血作用（→P.12）

① 水穀の精気と清気が結びついた営気が津液を取り込む。
② 生命の原動力である原気を取り込む。
③ 心の熱気（君火）によって赤化する。
④ 気、脾、心のサポートを受け、循環する。
⑤ 肝の蔵血作用により血量のバランスを調節。

血のもつ生理的な作用

滋養作用
全身に栄養分を与える滋養作用により、臓腑、皮膚、筋肉、骨、目、耳などまで、身体がスムーズに動く。

寧静作用
精神的に落ち着かせる作用。陽に属している気は、上昇しやすいため、陰に属する血が気を静める。

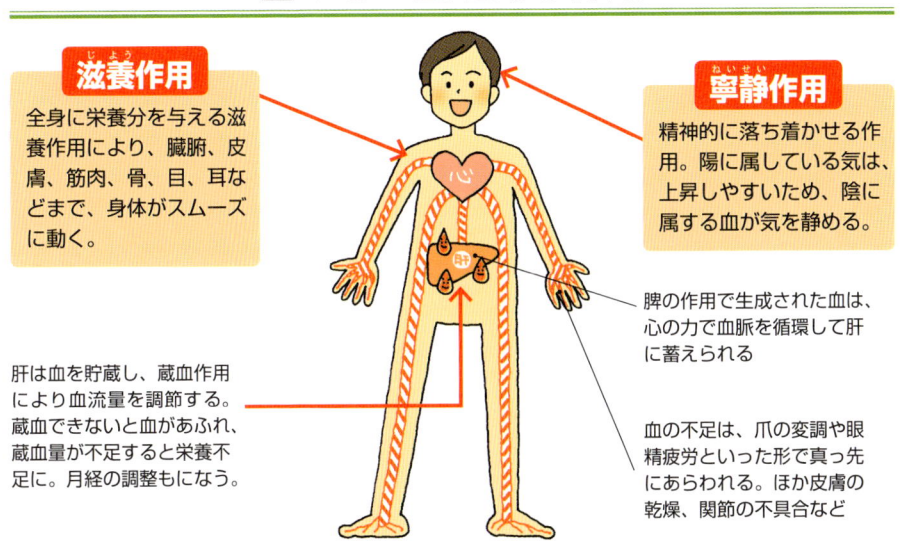

脾の作用で生成された血は、心の力で血脈を循環して肝に蓄えられる

肝は血を貯蔵し、蔵血作用により血流量を調節する。蔵血できないと血があふれ、蔵血量が不足すると栄養不足に。月経の調整もになう。

血の不足は、爪の変調や眼精疲労といった形で真っ先にあらわれる。ほか皮膚の乾燥、関節の不具合など

ポイント！
血は滋養、寧静作用をもつ。血と気は相互に関連しており、血の不調は気の不調を伴うことが多い。

第2章 血の概念

気血津液概論⑤

血の不調

血の不調には、血の絶対量が不足する血虚、血の巡りが悪くなる血瘀、血が熱を帯びる血熱などがある。血は気との関連が深く、血の不調には気の不調も伴う場合が多い。

キーワード 血虚、血熱、血瘀、血寒、補血、活血、清熱、涼血

❖ 血の変調によって生じるトラブル

血は飲食物から作られる水穀の精微を材料に生成されるため、食事から十分に栄養が摂れなかったり、栄養を消化吸収する脾や胃に問題があると、トラブルが発生する。また、女性は月経などで血が不足しがちなので、血に関する不調に陥りやすい。血が変調を起こすことを血病というが、**血虚**、**血熱**、**血瘀**、**血寒***の4種類がある。

血虚は血の不足、および血の機能の衰えを意味する。関連臓腑は**心**で、心血が不足すると、不眠や健忘など精神活動にも影響がある。

血熱は、血の中に熱が鬱積している状態を指す。発熱や便秘などが生じ、さらに進むと鼻血や皮下出血など出血しやすい状態になる。

血瘀は血が停滞したり、巡りが悪くなる状態。停滞した血栓のような病理産物である**瘀血**ができる。

❖ 血虚、血瘀、血熱の原因と症状

血虚は、**脾**や**胃**の機能低下や栄養不足がおもな原因となる。肝に障害があり血を貯蔵できない場合や失血（月経の出血過多、不正出血）が多い場合も血虚になる。表面上は赤みや艶が失せ、心と肝にも不具合が生じる。肝血が不足すれば爪の変形、眼精疲労や視力低下、肌の乾燥など、経脈の血が不足すれば、月経の不順や経血量の不足、手足のしびれなども起こる。

血熱は熱邪が血に作用し、血の循環不足で熱がこもってしまうのが原因とされる。血が熱を帯びると、血の通り道である経絡や血脈、臓腑に損傷を与える。血行は速まり、血管を破って出血しやすくなるため、血尿や吐血、鼻血などが生じることもある。さらに血の熱が強ければ、体内水分を消耗し、口渇や口苦、便秘、発熱といった症状も起こる。

血瘀の原因は、肝と心の循環作用の低下が大きいが、寒邪や熱邪による血の停滞も原因のひとつ。脂っこい食事、喫煙、飲酒など、生活習慣も血瘀の原因となりうる。血瘀になると、刺痛という刺すような痛みが同じ部位に起こる。悪化すると脳血管障害や子宮筋腫などの病気を引き起こすこともある。

用語解説 「**血寒**」…脈絡が寒凝気滞のために血行障害となる。あるいは寒邪などが血脈に侵入し、血の運行が障害された症候。手足局部の牽引痛、皮膚は紫暗色、四肢の冷え、月経の遅れなどが症状。

血のおもな不調には血虚、血熱、血瘀がある

血虚（けっきょ）

目のかすみ、乾き
目と直結している肝血が不足すると、目の症状が起きる。

動悸
心血の不足により、動悸や息切れ、不整脈などの症状が起こる。

月経不順
経血量の減少や痛みが見られ、周期が遅れがちになる。

不眠、健忘
寧静作用が失われると、興奮性の精神症状が生じる。

血虚は血の量の不足、血の機能低下を指す病態。左記のほか顔の赤みが失せる、不整脈、爪の変形なども生じる。治療は補血が基本。

血熱（けつねつ）

発熱
体内にこもった熱が血を熱くさせる。症状が進むと高熱を発する。

各部の出血
血行が速まり、微細な血脈を突き破ることで出血をおこす。

乾燥
血の熱により、体内の水分を消耗、蒸発したような状態に。口はカラカラになる。

皮膚のかゆみ
熱邪が血に入り、かゆみを伴う皮下出血（斑）が生じる病態。

血に熱がこもって起きる病態。血尿が出る、女性の場合は月経過多などの症状が出る。治療には熱を冷ます清熱涼血という方法が一般的。

血瘀（けつお）

脳の血管障害
血瘀によって生じる瘀血（血栓）が血脈を塞ぎ、血脈破裂など重大疾患を引き起こすことも。

目の下のクマ、顔のくすみ
血の停滞で目の下にクマができやすくなる。血の色もよどみ、顔色をくすませる。

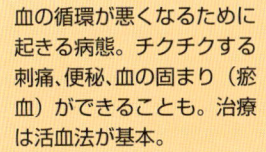

神経痛
刺痛が同部位に起こる。痛む部分を触れると痛くなる（拒按*）のが血瘀の特徴。

血の循環が悪くなるために起きる病態。チクチクする刺痛、便秘、血の固まり（瘀血）ができることも。治療は活血法が基本。

ポイント！
血の量が不足するのが血虚、血の熱が血脈にこもる熱の症状が血熱、血が滞る状態を血瘀という。

第2章 血の不調

用語解説　「拒按」…痛みの部位に触れたり、押すと痛みが増加し、嫌がることをさす。裏実証の場合に見られる症状。

気血津液概論⑥

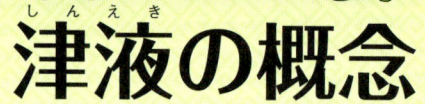

津液(しんえき)の概念

体内の水分を総称したものを津液といい、身体をすみずみまで潤す働きをもつ。涙や鼻水、よだれなども津液の一種である。津液は血と同様、水穀の精微から生成される。

キーワード 津液、津、液、水穀の精微、五液、昇清作用、宣発作用、粛降作用

❖ 全身をすみずみまで潤す物質"津液"

津液とは、津と液のことであり、血以外のすべての体液のことを指す。津とは陽性の水分をいい、澄んで粘りがなくサラサラしており、体表部を潤す。これらは体温調節に関連しており、体内の余分な熱を、汗や尿として体外に排出する働きをもつ。一方、液とは津よりも重濁で粘性となる体液で、体内をゆっくり流れる。髄や骨を潤し、体表部では目、鼻、口などの粘膜に潤いを与える。

津液の材料となる素材は飲食物で、脾胃で水穀の精微が生成される際に、水穀から分離された水分が津液となる。脾の昇清作用によって肺に持ち上げられた津液は、肺の宣発・粛降作用によって全身に拡散される。宣発作用によって巡るのはおもに津で、上焦を通り道として、身体の上部や表層部に散布される。液は粛降作用によって身体の深層部や骨、髄をゆっくりと潤す。全身を巡った津液は、腎のコントロールによって膀胱に貯蔵され、尿として排泄される。

❖ 津液のもつ生理的な作用

津液の重要な作用は、全身を潤すことにある。津液が身体を流れることで臓腑を滋潤し、骨髄や関節に入ると関節をなめらかに、また体表にあらわれると、髪や肌をつややかにする。津液がすみずみにまで行き渡っているため、身体の組織は乾燥せずに潤いが保たれる。最終的には腎へ行き、老廃物を含んだ津液は尿や汗となって排泄され、きれいな津液は再利用される。

また、汗、鼻水、涙、よだれ、つばは、津液の代謝物で**五液(ごえき)**という。汗は心の液、鼻水は肺の液、涙は肝の液、よだれは脾の液、つばは腎の液といわれ、それぞれの関連五臓の作用のもとで津液から生成される。

なお、血ほどではないが、津液にも栄養分があり、血の働きを補完する。津液と血はどちらも水穀の精微から気化され、身体を滋養、滋潤させる働きをもっているため、**津血同源(しんけつどうげん)*** ともいわれる。その生理上、津液が不足すれば血も消耗され、逆に血を補充すれば津液も補充できるとされる。

用語解説 「**津血同源**」…津液と血は、ともに水穀の精微を原材料としており、切っても切れない不可分の関係にあることを指す。どちらも液体で、ともに栄養補給、滋潤がおもな作用であり、両者とも陰に属するといわれる。

津液が生成される5つのポイント

① 津液の原材料となるものは、飲食物。ここから水分が分離されて津液になる。

② 胃や小腸では、飲食物から精を取り出し、脾へ送る。

③ 小腸と大腸の消化吸収にて、津液が取り出され、脾へと送られる。

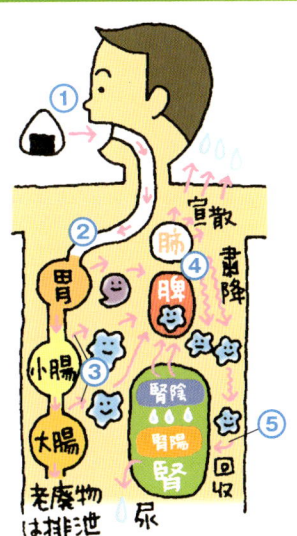

④ 脾の昇清作用で肺に送られる。宣発（宣散）作用・粛降作用によって、津液が身体を潤す。

⑤ 腎の納気作用によって身体を巡った津液は、最終的に腎に回収され、膀胱に集められ、尿として排泄される。

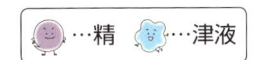

…精　…津液

津液の生理的な機能

関節をなめらかに動かす作用
関節の周囲に津液がたまり、関節の曲げ伸ばしをサポートする。

骨髄、脳髄を潤す作用
肺は津液を全身に巡らせるポンプ機能をもつ。肺が正常に機能することで、手足の先まで津液が循環する。

五液を生成する作用
体表面の津液を五液といい、それぞれ関連している五臓の作用で生成される。

- 汗　…心の液
- 鼻水　…肺の液
- 涙　…肝の液
- よだれ　…脾の液
- つば　…腎の液

三焦とは、津液を全身に巡らせるための専用ルート。津液を胸から上の部分に循環させる「上焦」、お腹の上部に巡らせる「中焦」、下半身に巡らせる「下焦」に分かれている。三焦のうち腎、膀胱を巡る下焦では、排泄物を含む汚れた津液が排泄される。

ポイント！
津液は身体を潤す水分で、津と液に分かれる。汗や鼻水などの五液を生成し、体温調節などにも関わる。

第2章　津液の概念

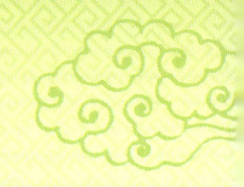

気血津液概論⑦
津液の不調
しんえき

津液は気・血に並ぶ重要な物質で、身体をすみずみまで潤わせる水分、あるいはその機能を指す。津液が不足したり、滞ったりすると、身体は乾燥し、湿や痰といった病態を生じさせる。

キーワード 陰虚、内燥、内湿、湿熱、口乾、鼓脹、痰湿、清熱法、利湿法

❖ 津液の不足で生じるトラブル

津液の不調は、津液が不足した状態である**内燥**と、反対に津液が体内で過剰になった状態の**内湿**、**湿熱**の３つに大別される。

内燥の場合、肌がかさつく、髪の艶もなくなる、口乾など、全身にわたって潤いの不足が生じる。さらに津液は陰の性質をもっており、陰が不足すると陽が過剰な状態となるため、結果的に、ほてりやかゆみといった熱を伴う場合がある。一方、内湿は運行失調によって津液が体内にあふれ、過剰になった病態。内湿が熱と結びついて、体内に同時に生じるのが湿熱だ。

❖ 内燥、内湿、湿熱の原因と症状

内燥とは津液の絶対量の不足と機能的な衰えを指す。津液は飲食物から**水穀の精微**を取り出す際に分離された水分から生成されるため、栄養不足や消化吸収をになう器官（胃、小腸、大腸など）の不調により津液不足となる。また、亡血（大量の出血）、汗を大量にかいて過剰に消耗したり、熱性病の過程にあらわれる熱邪の侵入により津液が干上がる、辛くて熱いものの過度な摂取、過労なども原因とされる。おもな症状としては皮膚が渇き光沢がなくなる、目、鼻、口などの乾燥、ほてり、便秘などがある。臨床上は、肺、胃、大腸によく病変が見られる。

内湿は津液が部分的に過剰になっている状態を指す。体表部で津液の代謝と運行が失調すると、皮下と肌肉の間にたまり、浮腫が生じる。また津液が腹中でたまると**鼓脹***が起こり、お腹がポチャポチャ（胃内停水）した感じになる。さらに粘稠な湿が集まり固まると**痰湿**という病態へと進行し、吐き気や下痢、胸苦しさ、めまいや不整脈、熱感、寝汗などの症状を引き起こす。

湿が長期にわたって続いたり、外邪である熱邪や病的な熱と結びつくと**湿熱**という病態となる。おもな症状としては、口の粘りや乾き、だるさを伴う熱感、黄色い痰などがある。熱を治療する**清熱**法と、湿を治療する**利湿**法を同時に行う治療となるが、湿と熱の程度に応じて比重を変える必要があるため、治療が複雑になる。

用語解説 「鼓脹」…腹部のみが肥大し、腹皮に青筋を残す病証を指す。

津液の三大不調、内燥、湿熱、内湿

内燥

肌や髪の乾燥
肌のハリがなくなり、ざらざらした手触りに。髪にもつやがなくなる。

のど、鼻、口の渇き
呼吸器官の粘液が減少し、乾燥がひどくなる。声がかれ、声が出しにくくなる。

関節の異常
関節の津液が減少し、身体をスムーズに動かしにくくなる。

津液の量が不足した病態で、津液の生成不足、ストレスなどによる過剰な消耗、汗による発散過多などが原因となる。左に挙げた症状以外にも、尿量の減少、便秘などが生じる。

内湿

めまい、吐き気
胃内に水分がたまり、痰飲状態となると、めまいなどが生じる。

腹水がたまる
湿が腹部にたまり、張った感じになる。食欲不振やむくみが起こる。

むくみ
湿の性質として、下に溢れやすい。気化不利になると足がむくむ。

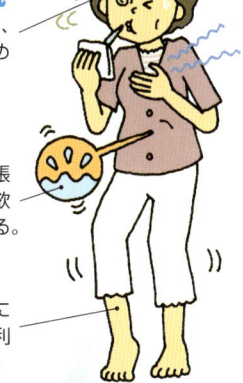

津液が部分的に過剰になって、滞った状態が湿。胃内停水（痰飲）や頭の重さ、身体のだるさ、むくみ、下痢、頻尿などを引き起こす。治療は余分な水分を排出する利水が中心。

湿熱

暑がり、汗っかき
体内の陽が過剰になり、熱が強まるため、常に暑がりで、汗をかく。

顔の吹き出物
熱は上部に上がるため、顔のほてりや、吹き出物、炎症を生じやすい。

口が乾く
口は渇き気味だが、湿が停滞しているため水分は要らない。

膀胱炎、大腸炎
湿と結びついた熱は下半身に留まり、大腸や膀胱に炎症を起こす。

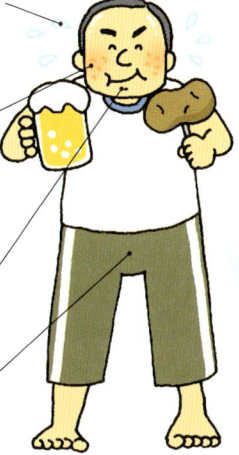

湿が長期に及ぶ、あるいは、外邪や病的な熱と結びつき、熱を帯びた状態を湿熱という。湿は陰の性質、熱は陽の性質があるため、相反する状態が絡み合った状態。

第2章　津液の不調

ポイント！
津液が不足すると内燥、津液が過剰になると内湿、さらに湿に熱が加わると湿熱。湿が腹中に及ぶと痰湿となる。

気血津液概論⑧

精の概念

人体を成長させて器官や組織を作る精は、生命活動を維持する基本物質のひとつ。生長壮老死、いわゆる誕生から発育、生殖、老いに到るまで、人間の一生に深く関わっている

キーワード 精、先天の精、後天の精、清気、腎精、生・長・壮・老・死

❖ 精とは何か？

精とは生命活動の最も根本的な物質となるもので、**先天の精**と**後天の精**がある。先天の精は、父親の精と母親の精が合体した先天的なものだが、受け継ぐ量はほんのわずかなため、絶えず後天の精の供給を受ける。後天の精は、飲食物が源となった**水穀の精微**と、自然界から得られる**清気**とが合体することで生成される。これらの後天の精と、腎に蓄えられた先天の精とが合わさったものを**腎精**という。

腎精は、骨や歯の発育、髄の生成、脊髄や神経、大脳機能を健全に保つなど、成長に関わる働きをになっている物質だ。そのため、飲食物が不足したり、脾胃の不調によって、後天の精が生成できないと腎精が減少する。結果的に、幼少時ならば発育や二次成長の遅れ、小児喘息などの症状が生じる。高齢の場合は、腎の機能低下、生殖機能の低下、骨粗鬆症、物忘れや頻尿といった老化現象などが生じる。

❖ 成長、生殖に関わる腎精

腎精は、成長だけでなく生殖にも関与しており、腎精の変化に合わせて、人の一生を**生・長・壮・老・死**と分けて考えることもできる（『素問』上古天真論篇*より）。

生は、誕生から7歳頃までの幼児期を指す。継続的に腎精を産生するため、歯が生え、身長や髪が伸び、めざましく成長していく。

長は16歳ぐらいまでの青年期を指す。女性は7年周期、男性は8年周期で生理的な変化があるとされ、女性は14歳、男性は16歳になる頃、**天癸**（→P.20）を腎精から生成する。天癸とは生殖機能の成熟を促す物質で、女性は初潮が起こり妊娠が可能となり、男性は精液を作るとされる。

壮は17歳から33歳頃を指し、生長がピークに達し、生命力、生殖能力などが充実した最も頑強な時期といえる。

老の時期となると徐々に腎精、腎気の生成が減少し、49歳になると女性は閉経を迎え、56歳には男性も生殖能力が衰えていくとされる。以降は、白髪や脱毛、物忘れ、失禁、足腰が弱るといった老化現象が生じ、死に到る。

用語解説　「『黄帝内経　素問』上古天真論篇」…成長には節目があり、女子は7の倍数で、男子は8の倍数で成長すると述べられている。女性は7×4＝28歳、男性は8×4＝32歳が身体的な最盛期とされる。

先天の精と後天の精の働き

先天の精
腎精ともいわれ、親から子に受け継がれる特別の精。

母 父 → 子

働き
・生殖機能を高める
・発育・成長
・原気（元気）の原料

後天の精
食物を消化吸収する脾と胃の働きで作られる精。

働き
・生理活動のエネルギー源となる
・腎精の補充

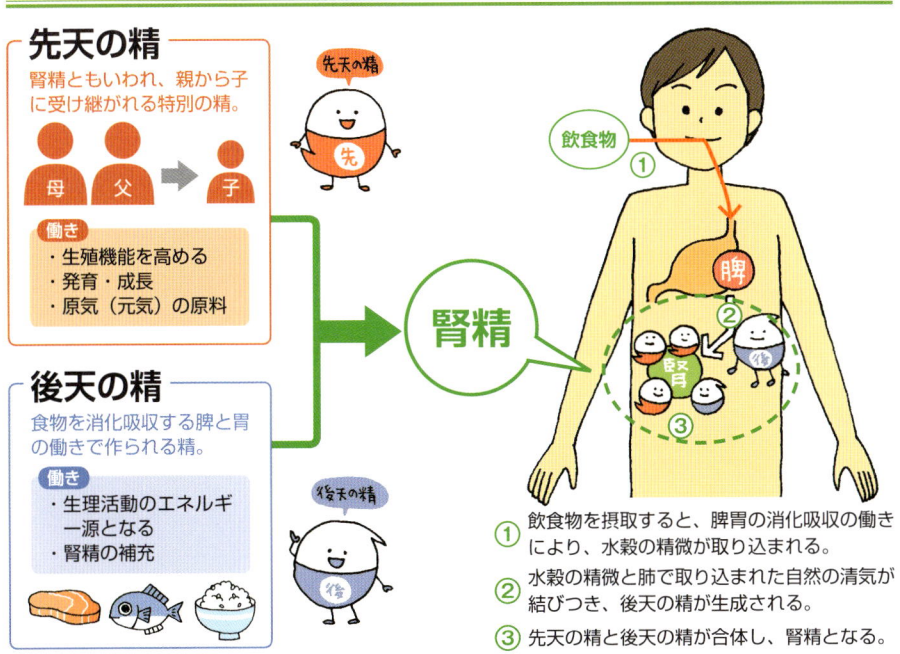

飲食物 → 脾 → 腎精

① 飲食物を摂取すると、脾胃の消化吸収の働きにより、水穀の精微が取り込まれる。
② 水穀の精微と肺で取り込まれた自然の清気が結びつき、後天の精が生成される。
③ 先天の精と後天の精が合体し、腎精となる。

第2章 精の概念

精と天癸について

7～8歳
(女)(男)
●誕生から7～8歳くらいまでは、腎中の精気（腎精）を産生する。
●腎気が盛んになり、歯が生え代わり、髪が長くなる。

(女)～14歳
14歳で天癸に至り、月経が始まる。妊娠が可能になる。

(女)～28歳
筋骨は充実して引き締まり、毛髪は豊か。最も成熟した時期。

(女)～49歳
42歳から白髪が出て、49歳になると任・衝脈が虚し、天癸が枯渇し月経が終わる。

(女)50歳～
腎精の生成

(男)～16歳
16歳で天癸が至り、射精が起こり、生殖能力が備わる。

(男)～32歳
筋骨隆盛、筋肉には力が溢れ、身体的には最盛期となる。

(男)～56歳
腎気の生成が減少し、生殖能力が衰える。56歳で精気は欠乏する。

(男)57歳～
歯、髪も抜け落ち、五臓は衰弱し、筋骨はもはや非力、天癸も尽きる。動作は不自由に。

生 ― 長 ― 壮 ― 老 ― 死

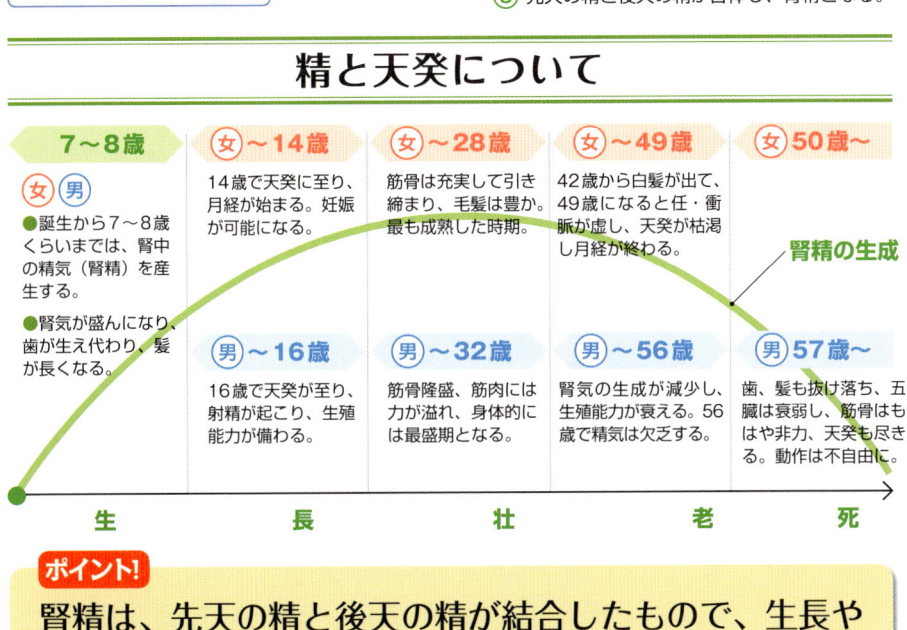

ポイント!
腎精は、先天の精と後天の精が結合したもので、生長や生殖機能をになう。人間の生命力の源といえる。

気血津液概論⑨

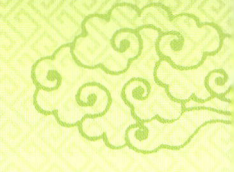

精の不調

精は気・血・津液と並んで、人間にとっては欠かせないもの。腎精（腎にある精）は発育、生殖、老化（生長壮老死）に関わり、その不調はそれぞれの働きに多大な影響をもたらす。

キーワード 腎精、後天の精、先天の精、腎気、腎気不固、固摂作用

❖ 精の不足が原因となる病態

腎に貯蔵されている**腎精**は、人間の発育、生殖、老化に関わっている最も根源的な物質であり、腎精の不足は、これらの機能の不全をもたらす。

腎精不足は、腎精の材料となる**後天の精**の不足によるものが大きく、食事をきちんと摂らない、脾胃の働きの低下などが原因として挙げられる。両親から受け継いだ**先天の精**が少ないと、子どもの場合は発育不良や夜尿症、小児喘息といった症状が見られる。しかし、後天の精を充実させ、先天の精の不足を補うことで、成長とともに症状が消えることが多い。大人の場合は性的機能の低下や不妊症、失禁、遺精、流産といった症状があらわれる。

老齢期になり、腎精がさらに減少すると、腎の働きも弱くなり、腎がになう器官である髪、歯、耳、足腰、脳といった部分に大きく影響が見られ、脱毛や歯が抜ける、聴力や足腰が弱る、痴呆などの症状が生じやすくなる。

なお、腎気不足により、腎の固摂機能が低下することを腎気不固*という。腎気の精気が流失すると遺精がおき、二便に対する固摂が失調すると、大便失禁や遺尿を生じる。胞宮の固摂作用が低下すると、流産や小産となる。

精の不調による症状

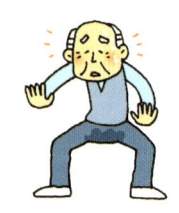

失禁、流産
腎の蔵精作用が衰え、精を貯蔵できなくなる。女性の場合は流産しやすくなる。

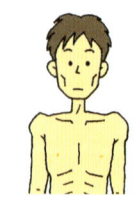

子どもの発育不全
先天の精の不足から、発育が遅い、骨格が軟弱、知能発達が遅い、動作が鈍いなど生じる。

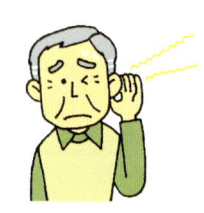

難聴、耳鳴り
腎の働きが不調となり、腎に関連する器官である耳に不調が生じる。加齢とともに増える。

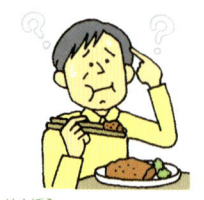

健忘
腎精の不足により、脳（髄海）が満たされない。悪化して認知証に至る場合もある。

用語解説 「腎気不固」…腎気の不足で、固摂機能が低下した状態を指す。頻尿、滑精（精液がもれる）、あるいは早泄（早漏）が見られたり、女性では、帯下（こしけ）や流産の前兆でもある胎動不安が見られる。

コラム 精の生成と3つの働き

身体にとって大変重要な精は、脾、肺、腎の共同作業によって生成されている。生殖、生命活動の維持、発育に関わる3つの働きも重要なので覚えておこう。

① 先天の精が父母の精から作られる。
② 自然の清気（天の気）と水穀の精微（地の気）をもとに気血津液が作られ、後天の精が生成。
③ 先天の精と後天の精が合わさって腎精となる。
④ 腎精は腎陽の化生作用で腎気となり、生殖機能の成熟を促す天癸を発する。
⑤ 腎精は髄となり、骨、脊髄、脳を満たし、全身の成長・発育を促す。
⑥ 腎精は丹田に原気として貯蔵され、器官組織を活動させるエネルギーとなる。

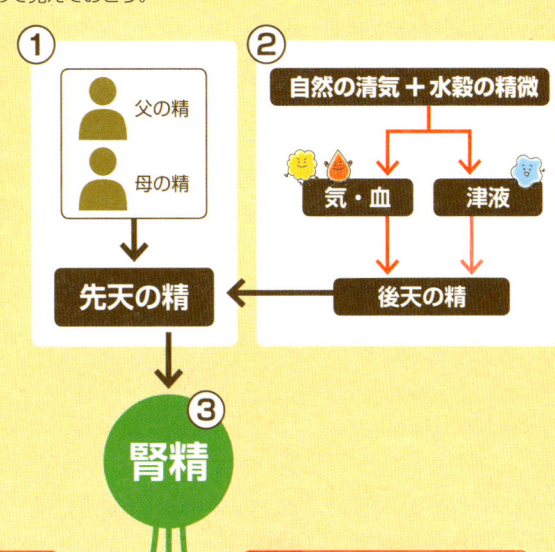

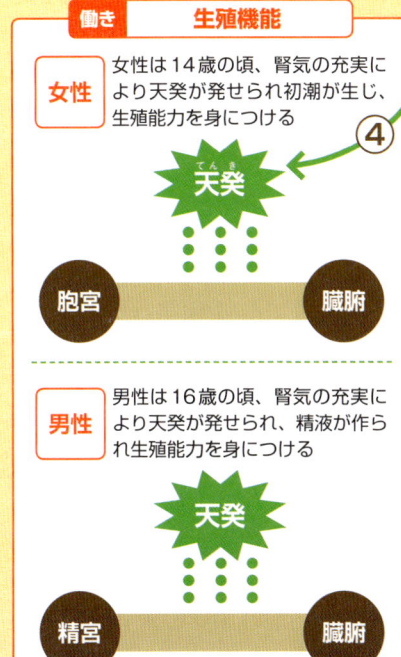

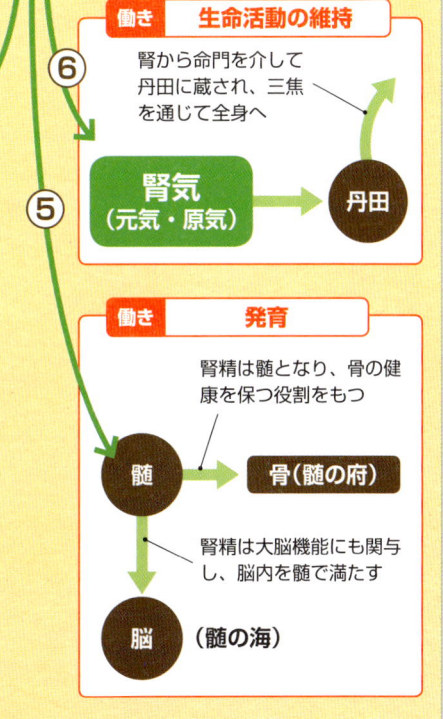

第2章 精の不調

①
父の精
母の精
→ 先天の精

②
自然の清気 ＋ 水穀の精微
→ 気・血／津液
→ 後天の精

③ 腎精

働き　生殖機能

女性　女性は14歳の頃、腎気の充実により天癸が発せられ初潮が生じ、生殖能力を身につける

④ 天癸
胞宮 ─ 臓腑

男性　男性は16歳の頃、腎気の充実により天癸が発せられ、精液が作られ生殖能力を身につける

天癸
精宮 ─ 臓腑

働き　生命活動の維持

⑥ 腎から命門を介して丹田に蔵され、三焦を通じて全身へ

⑤ 腎気（元気・原気）→ 丹田

働き　発育

腎精は髄となり、骨の健康を保つ役割をもつ

髄 → 骨（髄の府）

腎精は大脳機能にも関与し、脳内を髄で満たす

脳（髄の海）

蔵象学説①

蔵象学説の基礎理論

東洋医学の内臓観を蔵象説という。内臓を単なる身体の構成物質ではなく、生理的・病理的な現象、精神活動の中心と考える。五臓六腑、奇恒の腑の生理的作用はP.8～を参照。

キーワード 蔵象学説、蔵、象、臓腑、奇恒の腑、臓腑の表裏関係

❖ 蔵象学説とは何か？

紀元前400年頃の古代中国では、すでに体内の五臓六腑は、体表部の五官（→P.29）や筋（→P.31）などと密接に関連していると考えていた。これらの臓腑の働きと器官との関連性は、**蔵象学説**として体系づけられ、現在においても東洋医学の根底の理論として重要視されている。

蔵象の**蔵**とは内臓を指し、**象**は外にあらわれる生理、病理的な現象を意味する。すなわち人体の生理、病理現象の観察を通じて、各臓腑の病理や相互関係を解き明かすのが蔵象学説であり、臨床治療における根本ともなっている。

ここでいう臓腑とは生理機能によって**臓**、**腑**、**奇恒の腑**の3つに分類されている。蔵は五臓のことで**肝**（→P.12）、**心**（→P.14）、**脾**（→P.16）、**肺**（→P.18）、**腎**（→P.20）を指し、**精気**（おもに**神気**）を蔵している器官であり、生命活動の中枢となっている。これに対して腑は六腑のことで、**胆**（→P.24）、**胃**（→P.22）、**小腸・大腸・膀胱**（→P.23）、**三焦**（→P.25）を指し、水穀（飲食物）を受け入れたときのみ満ちる中空（中が空洞）器官となる。水穀を消化して次の器官に送るとともに、水分の吸収、配布、排泄に関与する。

奇恒の腑は**脳**（→P.26）、**髄・骨・脈**（→P.28）、**胆**、**胞宮**（→P.27）を指す。形は腑に似ているが、消化吸収には関与せず、精を有する点で蔵とも似ているため、奇恒（普通ではない）の腑とされる。

❖ 五臓と六腑は表裏の関係にある

臓腑の間には、それぞれ表裏の関係があり、臓と腑がひとつずつ一対になって、五行の一行に属している。

木に属する「肝は胆」、火に属する「心は小腸（心包*は三焦）」、土に属する「脾は胃」、金に属する「肺は大腸」、水に属する「腎は膀胱」と対になっている。これらの表裏関係にある臓腑は、経脈でつながっており、変調などを伝えやすくなっている。

また臓腑の位置については古典『難経』四十二難の中で五臓のおおまかな位置とその形状、働きなどが記載されている（右下図）。

用語解説 「心包」…心をつつんで保護し、心に変わって邪を受ける。また喜怒哀楽などの感情を発露する。別名、心包絡、膻中ともいわれる。虚血性心疾患など、現代医学で心臓病としているものの多くは心包絡の病態と考える。

臓腑は表裏関係にある

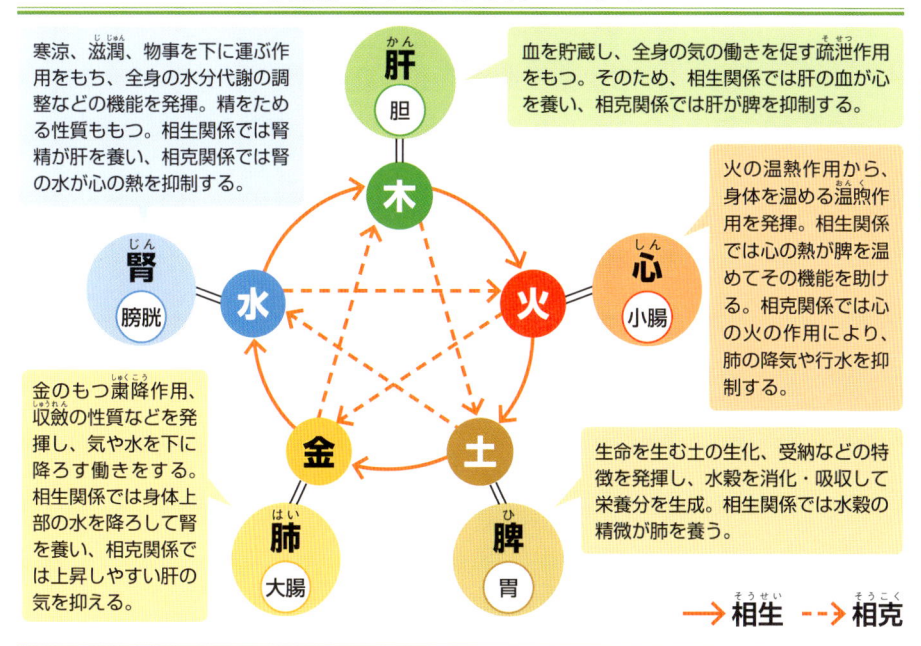

寒涼、滋潤、物事を下に運ぶ作用をもち、全身の水分代謝の調整などの機能を発揮。精をためる性質ももつ。相生関係では腎精が肝を養い、相克関係では腎の水が心の熱を抑制する。

血を貯蔵し、全身の気の働きを促す疎泄作用をもつ。そのため、相生関係では肝の血が心を養い、相克関係では肝が脾を抑制する。

火の温熱作用から、身体を温める温煦作用を発揮。相生関係では心の熱が脾を温めてその機能を助ける。相克関係では心の火の作用により、肺の降気や行水を抑制する。

金のもつ粛降作用、収斂の性質などを発揮し、気や水を下に降ろす働きをする。相生関係では身体上部の水を降ろして腎を養い、相克関係では上昇しやすい肝の気を抑える。

生命を生む土の生化、受納などの特徴を発揮し、水穀を消化・吸収して栄養分を生成。相生関係では水穀の精微が肺を養う。

肝（胆）— 木
心（小腸）— 火
脾（胃）— 土
肺（大腸）— 金
腎（膀胱）— 水

→ 相生　--→ 相克

五臓の形状と働き

① 肺…気をつかさどり、臓腑の働きを調節する
重さ三斤三両、六葉と両耳、凡そ八葉。魄を蔵するをつかさどる。

② 心…神を蔵し、五臓六腑を統括する
重さ十二両、中に七孔三毛あり、精汁三合を盛る。神を蔵するをつかさどる。

③ 脾…運化をつかさどり、後天の本*となる
重さ二斤三両、扁たく、広さ三寸、長さ五寸。血を包むことをつかさどり、五臓を温め、意を蔵するをつかさどる。

④ 肝…血を蔵し、全身の気機をつかさどる
重さ二斤四両、左三葉、右四葉、魂を蔵するをつかさどる。

⑤ 腎…精を蔵し、生命力の源「原気」をもたらす
重さ一斤一両、両枚あり。志を蔵するをつかさどる。

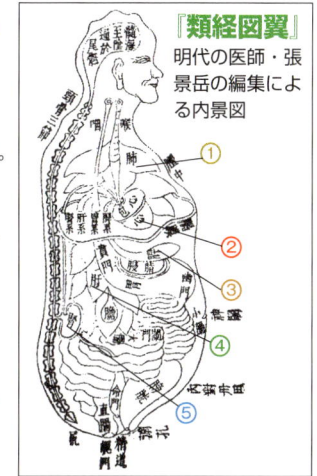

『類経図翼』
明代の医師・張景岳の編集による内景図

ポイント！
蔵象学説は人体の生理、病理現象の観察を通じて、各臓腑の生理・病理な現象を解き明かす理論のこと。

用語解説　「後天の本」…「脾胃は後天の本」として、先天の精を補う重要な存在とされた。生命の根本・原気を養う脾と胃の重要性を説いた『脾胃論』（13世紀、金の李東垣・著）の論で、後世に作られた中医学の基礎理論にも反映されている。

蔵象学説②

肝の不調

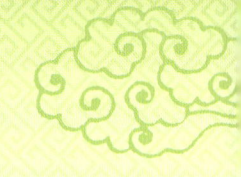

肝に不調が起こると気、血、津液の流れを促す疏泄作用が低下し、イライラと怒りっぽくなる。また血流量をコントロールする蔵血作用が低下すると、血が体内で不足するようになる。

キーワード 蔵血作用、肝血不足、疏泄作用、肝血虚、肝気鬱結、血瘀、痰湿

❖ 血に関わる蔵血作用の不調

肝のおもな働きには蔵血作用と疏泄作用がある（→P.12）。

蔵血作用には血の貯蔵と血流量調節という2つの作用がある。夜、横になると、多量の血が肝に還流、貯蔵し、心神が安寧となるため眠くなる。昼になり、活動を始めると肝の血を四肢に分配する。この作用が変動すると、頭痛やめまい、耳鳴りが生じ、血が下がったままになると、各部での血虚、顔面蒼白や難聴、月経異常などが生じるようになる。

また肝は、筋や爪へ血を配分し、滋養することで、運動機能を維持する。

肝血不足により筋が栄養不足となり、運動機能の低下、手足のしびれ、痙攣のほか、筋の延長と考えられている爪も変形が見られる。また、肝と目は経脈でつながっているため、肝の不調は目に出やすいとされる。肝血不足は疲れ目やかすみ目を引き起こす。さらに血や津液に停滞が起こった場合は、**血瘀**（→P.54）や**痰湿**（→P.58）を生じる。

ほか、肝は心が蔵する神*（→P.30）の統率を受ける。さらに人の七情（→P.86）は、神によって調節されているため、心の不調により精神状態が不安定になると、肝も不調に陥りやすい。

❖ 肝の疏泄失調と感情の関わり

肝は怒りやストレスなど感情の影響を受けやすく、**疏泄作用**が失調しやすいとされる。気（神を含む）の巡りが悪くなり、体内に肝気が過剰になって停滞することを**肝気鬱結**というが、精神抑うつ、イライラと怒りっぽい、感情の起伏が激しいといった情緒面で大きな影響を与える。また気の詰まりからくる胸苦しさ、つれるような痛み、月経不調といった症状があらわれる。

胆のコントロール作用も変動するため、胆汁生成が減少し、脾の消化吸収も変動する。その結果、消化不良や腹痛、下痢、吐き気など、消化器官で症状が生じる。胆機能の変調はほかにも、口が苦い、黄疸、耳鳴り症状などがあらわれる。

このような肝の不調が生じた場合、ストレスを避け、ゆったりと過ごすことが肝の不調を回復させる養生となる。

用語解説 「**神**」…肝に存在する神を「魂」といい、「云」は浮遊するものを意味し、死後、肉体を離れて浮遊した後、天に昇る陽性の霊をさす。睡眠、酩酊、高熱時などは心の神志の統率が薄れるため、夢や非合理的な妄想、幻覚、奇行などを生じる。

肝の不調は肝血虚、肝気鬱結をもたらす

肝血虚

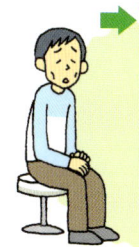

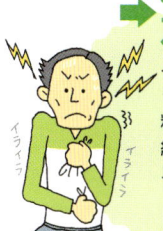

肝血が不足し、肝の機能が低下して生じる病態のこと。原因としては血の生成不足、過度の出血、慢性的な肝血の消耗などが挙げられる。各臓腑、組織、器官は肝血の滋養を受けて機能を維持しているため、肝血の調整機能の失調により、さまざまな症状があらわれる。とくに、目や筋肉、精神への影響が大きい。

心に影響が及んだ場合
肝血虚は心血虚につながるため、心神に影響がある。不眠や多夢、途中覚醒などが生じる。

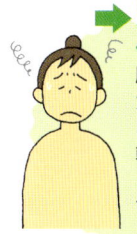

目に影響が及んだ場合
肝血虚で最も症状が生じやすいのは目。目のかすみや乾燥、異物感、しょぼしょぼしたりする。

腎に影響が及んだ場合
肝血不足は精不足を招く。下肢のだるさ、髪が抜ける、耳鳴り、頭痛などがあらわれる。

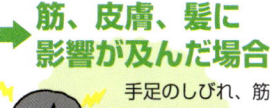

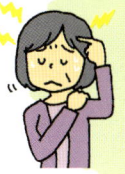

筋、皮膚、髪に影響が及んだ場合
手足のしびれ、筋力低下、皮膚の乾燥、髪のぱさつき、脱毛、爪の変形などが生じる。

肝気鬱結

肝の疏泄作用が失調して起こる病症。精神的なストレスや、長年のふさいだ状態などが原因で、気が滞る。さらに気鬱や気滞を併発し、悪循環となる。発生する部位によって症状が異なり、たとえば気鬱で痰がのどに生じると梅核気*(のどが塞がれた感じ)、乳房部に気滞があると脹痛があらわれる。

心に影響が及んだ場合
イライラして怒りっぽくなったり、精神抑鬱など、情緒的に不安定になる。

経脈に影響が及んだ場合
肝経(胸郭、乳房、のどなど)に気滞が生じたため胸悶、胸脇苦満があらわれる。ため息も多くなる。

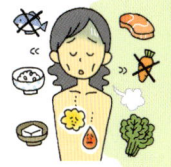

胃に影響が及んだ場合
気の流れが滞っているため、肝と脾で不和を生じ、悪心、嘔吐、食欲低下などが生じる。

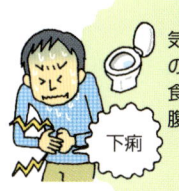

脾に影響が及んだ場合
気の停滞から、脾の機能低下を生じ、食欲低下、下痢や腹痛が生じる。

ポイント!
肝の蔵血作用と疏泄作用が失調すると、気機の調節不調、脾胃の運化低下、情緒の傷害、目や筋の異常が生じる。

用語解説 「梅核気」…のどの奥が、梅の核(梅の実)のようなもので塞がれている感じがすること。咽中炙臠(いんちゅうしゃれん)ともいい、湯液治療でよく用いられ、半夏厚朴湯が使用される。

蔵象学説③

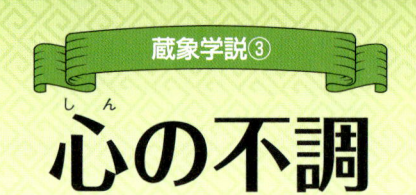

心の不調

君主の官と呼ばれる心は血脈の運行と精神をつかさどる神志を宿している。これらの不調のおもな症状は、血行不良や心悸、情緒不安定や記憶力の低下などが挙げられる。

キーワード 心、血、汗、心血虚、心陰虚、心気虚

❖ 心の循環作用の失調による不調

心のおもな働きに、血を全身に巡らせる循環作用がある（→P.14）。いわゆる血のポンプ機能だが、この働きが低下すると、身体の四肢や各器官まで血が届かず、あちこちに栄養障害を生じる。なかでも顔は血脈が多いため症状があらわれやすく、健康なときの顔色は、つややかで血色がよいのに対し、不調時は青白く、唇は青紫色になる。心は、血行障害を改善するため、あるいは心に生じた血虚（血の不足）を解消するために、拍動を増やし血の運行を促進させようと働きかける。その結果、動悸や不整脈、胸内苦悶、胸痛などの不調が生じる。ほかにも、貧血や手足の冷え、息切れ、脈の空虚感などの変調も見られる。

汗*は心の液、舌に開竅するといい、心の状態は汗や舌に反映される。汗は、津液が心陽（陽気）の熱によって気化したものだが、血と津液は源を同じくするところから、心の液とされる。心陽が亢進状態になると発汗するが、自汗や多汗は心気虚、心陽虚によっても起こる。また、舌がもつれて言葉がうまく出ない発語障害、食物の味がわからない味覚障害なども、心の変調が舌にあらわれたためとされる。

❖ 心神の不調が情緒に影響する

心は君主の官ともいわれ、精神、意識、思惟活動などをつかさどる神（神志）（→P.30）が存在する。神志は他の神を統率する最高の存在であるとされる。心の神志をつかさどる作用が失調すると、気分が落ち着かない、不眠、多夢、判断や記憶力の低下、さらに甚だしくなると身体運動の失調、うわごと、意識混濁や知覚異常などの症状が見られるほか、不眠や寝つきの悪さ、多夢といった睡眠障害も生じる。

また喜ぶという感情は、人体の生理活動に対してプラスに作用することが多いが、反面、過度になりすぎると心神を損傷することがある。神志をつかさどる作用が失調すると笑いが止まらなくなったり、逆に些細なことで悲しみを感じるようになる。また、五志（→P.31）である怒・喜・思・憂・恐の極端な変化により、心神は損傷する。

用語解説　「汗」…津液が心の陽気によって気化されたもの。心の亢進により多汗、減退すると汗が出にくくなるため、「汗は心の液」といわれる。発汗システムには心気の作用のほか、衛気による汗腺の開閉作用、肺の宣発機能による発散作用が関与。

心の不調は、心血虚、心陰虚、心気虚をもたらす

心血虚（しんけっきょ）

心を養う血が不足した状態。脾の不調が原因で心血が作られず、結果的に心の循環機能不全となる。心陽で熱を帯び、動悸や息切れ、胸苦しさなどが生じる。神による情緒の問題が生じる。

➡ 血虚の症状が心神に及んだ場合

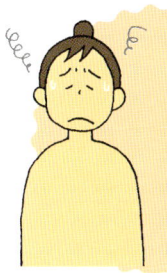

心火*の炎上により神が亢進し、夜も動（興奮）状態が続く。寝つきが悪くなり、夢をよく見る。眠りが浅く、朝早く目覚める。

➡ 血虚の症状が心に及んだ場合

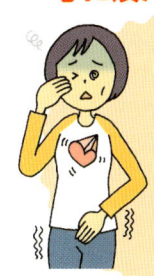

心血虚で、心を十分養えないため、心の機能が弱くなり、心悸やめまいが生じる。また血脈を満たせず顔色が蒼白になる。

心陰虚（しんいんきょ）

心の陰液の不足による病態。精神不安、動悸、息切れ、胸のつかえなど主要な心血虚の症候のほか、のぼせ、イライラ、手足裏のほてり、口渇、寝汗など、さまざまな熱症（虚熱）があらわれる。

➡ 陰液の不足により心火が亢進した場合

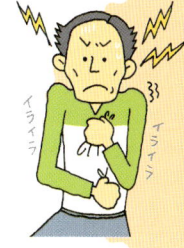

陰虚で心火の熱を鎮められず、神による意識の支配が不全となる。落ち着きがなくなり、イライラした精神不安に陥る。

➡ 心陰虚が腎に及んだ場合

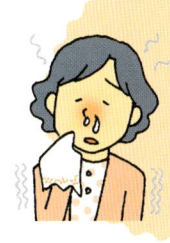

心は火、腎は水の性質をもち、心と腎は相互に補助して機能（心腎相交）。心の失調が腎に及ぶと耳鳴り、腰・背痛、めまいなどが生じる。

心気虚（しんききょ）

心の気の働きが衰えた状態。原因は情志の失調、心の先天的な虚弱、久病、老化が挙げられる。心の循環作用が衰え、動悸や息切れも生じる。また精神衰弱も心気虚が原因。

➡ 加齢により心気が消耗して生じる状態

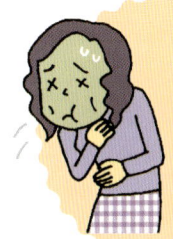

発汗過多、過度の下痢、心労などで、心気が消耗する病証。動悸や息切れ、胸痛、顔色が青白い、倦怠感などが見られる。

➡ 心火不足となる心陽虚を伴う場合

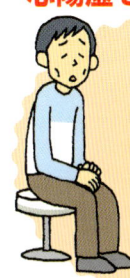

心気虚により、心陽（君火）の力が弱くなり、手足、背中の冷え、ときには全身的な冷え（四肢厥冷）、自汗があらわれる。

ポイント！

心の働きが不調になると、血液循環作用が低下し、身体が滋養されなくなる。また、精神的な不安を生み出す。

第2章 心の不調

用語解説 「心火（しんか）」…焦燥感、不眠、動悸、胸やみぞおちのつかえ感（心下痞・シンカヒ）を伴うイライラを指す。漢方治療では黄連と黄芩を組み合わせた処方（半夏瀉心湯）を用いる。

蔵象学説④
脾の不調

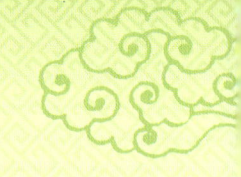

消化吸収をにない、全身に栄養を運化するのが脾の大きな働き。脾が不調になると表裏の関係にある胃はもちろん、関係部位である口、肌肉、皮膚などに影響が出る。

> **キーワード** 水穀の精微、運化作用、脾気虚、滋養、昇清作用、統血作用

❖ 運化作用の不調がもたらす気・血・津液の停滞

脾は飲食物を消化・吸収し、人体の栄養分である**水穀の精微**を生成、全身に運搬する**運化作用**（→P.16）をもつ。脾に不調が生じると、消化や吸収に異常が生じ、食欲不振や腹痛、食欲低下といった状態になる。また、水穀の精微を材料とする**気・血**を生成できなくなった結果、**津液**の運行にも停滞が生じる。

血を推動させる気が不足すると、血の運行も停滞し、全身を滋養できなくなるため、臓腑や経絡といった器官にはさまざまな病変が生じる。たとえば、脾の気が不足すると**脾気虚**になるが、その症状として全身の倦怠感や無気力状態となり、人間の最も根本的な生命力が低下した病態となってしまう。

津液の運化低下は、津液の停滞である**痰湿**（→P.58）やむくみといった内湿症状を引き起こす。痰が肺へと移動すると、喘息や咳嗽などの症状を生じさせる。また脾気の不足は、関係臓腑である胃*にも影響を及ぼし、腹痛、膨満感、口臭といった異常も起こる。

❖ 昇清作用と統血作用の不調

脾の働きのひとつである**昇清作用**（→P.16）が衰えると、気血などの栄養分が上焦へ送られなくなる。たとえば、食後にもよおす眠気は、消化吸収に気と血を消耗したことで、気を心に送るための昇清機能の低下を招いたためとされる。また、気が内臓を持ち上げていられなくなり、胃下垂や脱肛、慢性下痢などの症状も引き起こす。一方、血脈に血を留める働きである**統血作用**が低下すると、体外に血が漏れ出すようになり、血便、血尿、皮下出血、月経過多などを生じる。

脾の不調は、関係部位である肌肉（皮下脂肪層）、口、唇にあらわれる。運化作用の低下で栄養が供給されないと肌肉が落ち、痩せていく。また、よだれは脾の液とされるが、口の中が乾燥し飲み込みづらくなったり、よだれが過剰で口から流れる症状が生じる。

思考と脾は結びつきが深いとされ、深く考え過ぎると脾を傷つけるといわれる。脾気が損傷すると、クヨクヨ悩むようになる。

用語解説 「**脾胃は倉廩（そうりん）の官**」…脾と胃は貯蔵・消化し、栄養を吸収する倉庫（倉廩）にたとえられる。2つの臓腑は共同で飲食物の受納・腐熟・消化・吸収・輸送を行うため、「気血生化の源」ともいわれる。脾は、胃と表裏関係にある。

脾の不調は、脾気虚、脾陽虚、脾胃湿熱をもたらす

脾気虚

脾の気が不足、あるいは脾の機能が低下してあらわれる症状。全身の倦怠感、手足のだるさといった気虚の病態のほか、腹の不快感、慢性下痢、げっぷ、食欲不振など、胃腸に関する不調が生じる。

➡ 胃腸に変調があらわれる

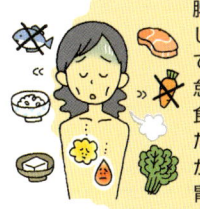

脾の機能が変調し、気が不足している病態。倦怠感、無気力、食欲不振といった気虚症状のほか、下痢などの胃腸症状がある。

➡ 口に変調があらわれる

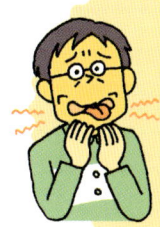

口は脾と強く関わるため、不調が口にあらわれる。よだれが少なすぎて口内が乾燥したり、反対に多すぎてあふれることも。

脾陽虚

脾気虚の病態がさらに進行した状態。気虚の一般的な症状に加え、消化吸収する運化作用が不調となり、腹部の冷え、下痢などの症状も加わる。皮膚は青白くなり、顔色も蒼白状態となる。

➡ 陽気不足から、熱が生成されない

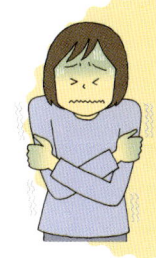

運化機能の低下から、消化吸収に異常が起き、気血の生成不足から、陽気を養えない。顔面蒼白、身体が冷える症状に。

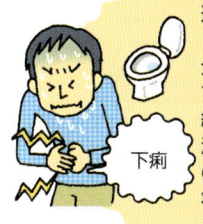

➡ 脾の不調から運化機能が低下する

運化機能が低下し、消化・吸収、全身への輸送ができなくなる。結果、腹痛、膨満感、下痢などの消化器系の症状が出やすい

脾胃湿熱

脾胃に湿熱がとりつき、消化機能に変調を生じさせる。脾胃の気の運行が不調となるため、昇降作用に異常が生じる。症状としては、脘腹のつかえや厭食、四肢の重だるさといった症状があらわれる。

➡ 脾胃につかえなど不快な症状がある

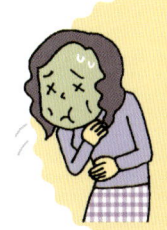

湿熱の邪が脾胃に蓄積し、受納と運化作用に影響を与える。結果、脘腹のつかえ、悪心嘔吐、厭食などの症状があらわれる。

➡ 身体や四肢が重だるい

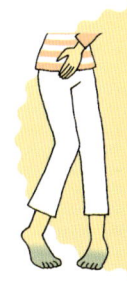

湿は重く、積み重なるという特性がある。脾に湿が取り付いた場合、脾がつかさどる肌肉*が影響をうけて、身体が重くなる。

> **ポイント!**
> 脾は人間のエネルギー源である気、血の生成と、その運行に関わっているため、影響が全身に及ぶ。

用語解説 「肌肉」…皮下脂肪層を指すと考えられる。脾の運化機能により滋養され、営気を身体のすみずみまで巡らせ、運動の源動力となる。不調になると肉付きが痩せ、四肢無力となる。

蔵象学説⑤

肺の不調

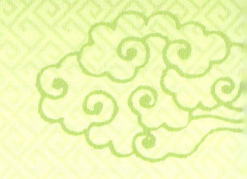

呼吸を行い、身体に清気を取り込む肺。気血の運行、津液の代謝、外邪からの防衛をになう。肺に不調が生じると宣発作用、粛降作用に不調が生じ、全身に影響がある。

キーワード 宣発作用、粛降作用、呼吸作用、衛気、清気、濁気、肺気虚、肺陰虚

❖ 外邪による肺の病変

　肺は気や津液を全身に拡散させる**宣発作用**と、気や津液を下方に降ろす**粛降作用**の2つの作用を用いて、自然の**清気**を吸い込み、濁気を排出する。それを、**呼吸**作用という。

　人間の免疫機能をになう衛気は、肺の宣発作用によって体表に散布されるが、この作用が低下すると、衛気が体表を覆えず、外邪に対し無防備となる。肺は呼吸によって外気と通じており、寒さや乾燥などに敏感であるため、防衛機能が働かない状態になると、容易に外邪が侵入するようになる（**衛表不固**）。その場合、感冒（かぜ）にかかりやすく、発病時に自汗や悪風などが見られる。また、衛気は汗孔の開閉コントロールもになっており、衛気が拡散しないと、汗孔が開かず、汗が出にくくなる。また、胸悶やくしゃみ、鼻づまり、喘息などを生じる。

　粛降作用の低下がおきると、呼吸の異常をもたらす。清気を吸い込み、体内へ気を降ろすという本来の働きができなくなるため、体外に排気すべき濁気が詰まったり、逆上して喘息や咳、息切れなどの呼吸障害があらわれる。

❖ 肺の陰陽気血の失調による不調

　肺は、気をつかさどる役割をになっており、肺機能の低下は、呼吸作用の異常、水分代謝や衛気の障害などにあらわれる。肺には多くの血脈が集まっている*ため、血虚の症状は稀で、肺機能の失調は、呼吸器の機能が低下する**肺気虚**、肺熱により肺の潤い（肺陰）が欠損する**肺陰虚**、外邪侵襲による**風寒束肺**と**痰湿阻肺**が代表的だ。

　肺気虚は、肺の生理機能が減退している病態で、呼吸機能が弱くなり、喘息や咳、息切れなどがあらわれる。一方、肺気が減少するため、津液の輸送機能が衰え、痰飲や浮腫、尿量の減少といった水分代謝の不調が生じる。

　肺陰虚は、肺の乾燥により肺陰が不足して、虚熱*が内生する。さらに肺気が逆上して、乾いた咳が生じる。

　外邪が原因の不調としては、風寒の邪により宣発機能が低下した**風寒束肺**、また寒湿の邪により肺に内湿が停留し、痰湿となった**痰湿阻肺**がある。

用語解説　「肺は百脈を朝じる」…百脈とはすべての脈、朝じるとは集めるの意。血脈は必ず肺に集まり、呼吸により気を交換した後、全身に送り出される。血の運行はおもに心が行うが、肺に集められた血は、肺気や宗気の推動作用によって運行される。

肺の不調は肺気虚、肺陰虚、痰湿阻肺をもたらす

肺気虚

肺気虚とは、肺の生理機能が減退している病態で、衛表不固（衛気が虚して身体を覆えない状態。外邪に侵入されやすい）と津液の輸送機能の失調があらわれる。呼吸と津液の輸送機能を低下させる。

➡ 呼吸機能への影響があわられる

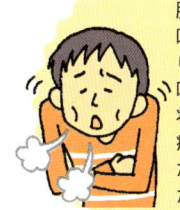

肺気が虚すと、呼吸機能が弱まり、咳喘、喘息、呼吸に力がない状態が生じる。疲労により症状が悪化する特徴がある。

➡ 感冒（かぜ）にかかりやすくなる

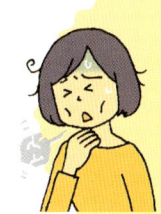

肺気が虚すと、衛気を肌表に宣発できなくなるため、外邪の侵入を受けやすくなる。自汗を生じ、かぜにかかりやすくなる。

肺燥 ➡ 肺陰虚

肺燥とは、肺の機能低下で肺の津液が不足した病態。肺と鼻竅、皮毛（皮膚、汗腺などの総称）が潤いを失い、乾いた咳や鼻の乾きを生じさせる。肺燥が悪化すると肺陰虚となる。虚熱を生じ、潮熱や寝汗などがあわれる。

➡ 鼻とのどに乾いた症状が生じる（肺燥）

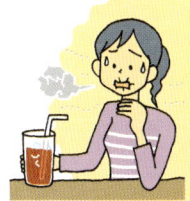

津液が肺の機能低下によって不足した状態で、乾いた咳、口の渇き、粘稠な痰、寝汗、鼻竅の乾きなどの症状が見られる。

➡ 肺燥が進行し肺に虚熱*が発生した場合（肺陰虚）

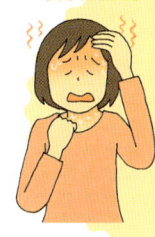

潮熱（周期性のある熱）、寝汗、頬の紅潮、心煩の症状があわられる。肺絡を損傷すると、痰に血が混じったり咳血を生じる。

外邪侵襲 ➡ 風寒束肺 ➡ 痰湿阻肺

風寒の邪により、肺の宣発機能が低下すると風寒束肺の病態となる。一方、寒湿の邪が肺に侵襲すると、宣発・粛降作用を障害し、痰湿阻肺となる。

➡ 風寒の邪が肺機能を阻害（風寒束肺）

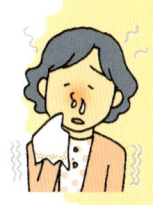

風寒の邪によって、肺の衛気が抑えられ悪寒発熱を生じる。宣発機能低下から気逆を生じ、咳嗽、無汗、水様の鼻水が出る。

➡ 痰湿が肺に停滞した状態（痰湿阻肺）

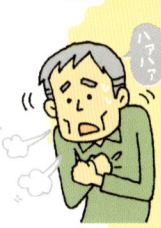

痰湿が気道に停滞し、肺気が機能不全におちいる。胸部の不快感や呼吸困難、痰がからむなどの症状があわられる。

第2章 肺の不調

ポイント!

肺は宣発・粛降作用により呼吸作用をつかさどり、気・津液の動きを調節する。その不調は免疫機能を低下させる。

用語解説 「虚熱」…陰証（機能が全体的に低下している傾向）で虚証の人の炎症、発熱、充血などをいい、虚火ともいう。反対のものが実熱。これは陽証（機能が全体的に亢進している傾向）で実証の発熱、炎症、充血で、実火ともいう。

蔵象学説⑥

腎の不調

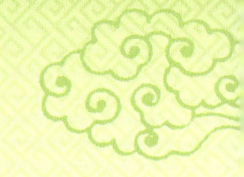

精を蔵し、生殖・成長をつかさどる腎。さらに水液の代謝にも関与している。腎は全身の陰陽の根源でもあり、不調となると精気不足や陰陽失調により全身に影響を及ぼす。

キーワード 蔵精作用、納気作用、主水作用、腎精、髄、腎陰、腎陰虚、腎陽、腎陽虚

❖ 老化現象をもたらす"腎"の変調

腎は、精を蔵する**蔵精作用**、吸入した気を肺から腎に降ろす**納気作用**、水液代謝を調節する**主水作用**といった生理的機能をもつ（→P.20）。

蔵精作用が失調すると、**腎精**が不足する。その場合、年齢によっても症状は異なるが、乳児期であれば先天性発育不良、幼児期は成長の遅れ、思春期は性の成熟に関わり、成人では性機能の減退、老年期であれば物忘れや足腰のだるさなど、老化現象としてあらわれる。また、腎精は骨の**髄**を生成しており、腎精が不足すると髄が減り、骨がもろくなる。歯が抜けたり、骨粗鬆症などは、腎精不足が原因とされる。

腎の主水作用は全身から集まる水分の**清濁**を区別し、きれいな津液は胸中へ、汚れた津液は膀胱に送り、排出させる。その機能が低下すると、体内に水分が停滞し、むくみが生じる。また尿を出すタイミングは、腎が膀胱に指令しているため、膀胱が正常に機能しなくなると、尿量の減少、頻尿、失禁といった異常が見られるようになる。

納気作用が不調になると、**清気**を腎に降ろすことが難しくなるため、息切れや呼吸困難など、呼吸機能にさまざまな支障が生じる。

腎の不調は、耳や**二陰**（尿道孔、肛門）などに生じやすい。耳鳴りや難聴、大小便の異常などは、腎の変調が表面にあらわれたものとされる。

❖ 腎陰腎陽は全身の陰陽の根本

腎が蔵している**腎陰**＊（腎の陰液）は全身の陰液の根であり、**腎陽**（腎の陽気、元陽・真陽・真火・命門の火ともいう）は全身の熱源となる。すなわち**腎中の精気**は、全身の陰陽の根本となる。そのため、腎に不調があらわれると、身体の陰陽のバランスが崩れ、腎陰虚や腎陽虚といった病態を生じさせる。

腎陰虚は腎陰不足のため、津液不足の病状をあらわし、めまいや耳鳴りなど腎の不調のほか、五心煩熱など一般的な陰虚の症状も見られる。**腎陽虚**は腎陽不足により、熱不足となった状態。冷え性、食欲低下、むくみなどの病態が生じるようになる。

用語解説 「**腎陰（じんいん）**」…腎が蔵する陰液。人体における陰液の源でもあり、五臓六腑を滋潤・滋養する。心、肺、脾、肝の陰液（心陰、肺陰、脾陰、肝陰）は、みな腎陰の滋養の作用を受ける。反対に腎陽は人体における陽気の源。

腎の不調は精気不足、腎陽虚、腎陰虚をもたらす

腎の精気不足

腎の精気不足には、腎精不足と腎気不固の2種類ある。腎精不足の場合、発育や性機能に障害があらわれる。腎気不固の場合、固摂機能の低下から、精気が外漏し、遺精や大便失禁、失禁などを生じる。

➡ 成長生殖機能が停滞（腎精不足）

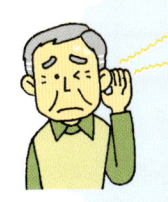

腎精が不足すると発育の遅れ、性の未成熟、性機能の障害などがあらわれる。早老化や足腰の軟弱化、難聴、老眼なども起きる。

➡ 固摂機能が低下する（腎気不固）

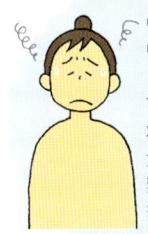

腎気不固とは、腎気の不足により固摂機能が低下した病態。症状としては遺精、大便・小便の失禁、流産などが挙げられる。

腎陽虚

全身の陽気の根源である腎陽。これが衰弱すると、身体のあちこちに寒証があわられる。腎陽不足から、温煦機能が低下し、冷え性や寒厥を生じる。また脾の運化作用にも影響を与え、下痢をする。

➡ 温煦機能の低下で身体に冷えが生じる

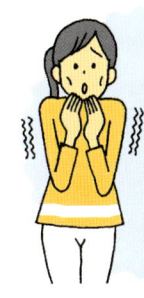

身体の冷え、寒厥（四肢の冷え、悪寒、水様性の下痢を伴う）が生じる。男性はインポテンツや早漏、女性では不妊症となる。

➡ 腎陽の衰弱による気化機能の障害

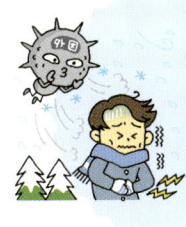

腎陽の気化機能が衰え、小便不利（小便が減り排出困難）や尿失禁、浮腫があらわれる。寒が血脈で凝結すると寒性の膿瘍（うみ）を生じる。

腎陰虚

腎陰（腎の陰液）が不足すると、相対する腎陽を制御できず、相火が強まる。旺盛になった相火は陰虚内熱といった病態を生じさせ、結果的に五心煩熱、潮熱、のぼせ、寝汗といった熱症状があらわれる。

➡ 相火*の亢盛による熱症状

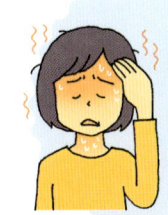

五心煩熱（両手掌・両足裏の発熱、胸中の煩熱など）や潮熱、盗汗などの症状が見られる。常にのぼせたような状態になる。

➡ 腎陰虚が心に及んだ場合

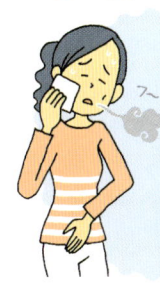

めまい、耳鳴り、腰のだるさといった腎と関連した器官が不調となる。心に影響が及ぶと不眠や動悸などが起こる。これを心腎不交という。

> **ポイント!**
> 腎の不調は、津液代謝を通じて全身に影響を与える。また腎精の不足、腎陽虚、腎陰虚などの病態を引き起こす。

用語解説　「相火（そうか）」…心の君火と相対し、腎陽が関係する各臓腑を温養し、機能活動を推進させる機能のこと。肝・胆・三焦も命門に源を発する相火をもつ。相火は妄動すると邪火となる。

蔵象学説⑦
六腑の不調

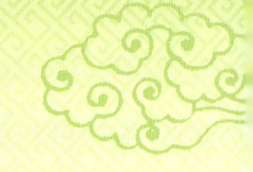

六腑とは、胆・胃・大腸・小腸・膀胱・三焦の総称で、「空洞の臓器」という意味。おもに消化や泌尿に関連している。五臓と表裏の関係にあるため、相互の不調が影響しやすい。

キーワード 胆、胃、大腸、小腸、膀胱、三焦、奇恒の腑、水穀、清濁

❖ 六腑変調による不調 〜胆・胃・小腸〜

　胆は胆汁*により、消化吸収を助ける機能をもつため、六腑に属するが、飲食物を移送しないうえ、貯蔵をしないという**腑**の性質に反して胆汁を貯蔵するため、**奇恒の腑**にも属する。胆汁分泌が不調になると、飲食物が胃から逆流したり、胆汁が口にあふれて苦くなる。また、耳鳴り、黄疸などの症状も見られる。肝とは表裏関係にあり、胆気が旺盛な場合はストレスへの抵抗力が強いが、逆の場合は些細なことでおびえたりする。

　胃は飲食物の**受納**と**腐熟**をになう。脾とともに消化吸収を行い、消化物を小腸に移送する働きをになう。胃が失調すると上腹部痛、嘔吐、胸焼け、しゃっくりなどが生じる。消化不良が慢性化すると、脾の不調も引き起こし、食欲不振や全身のだるさをもたらす。

　小腸は、胃からきた飲食物を受け、消化吸収し、その消化物を**清濁**に分別。栄養分と不要物に分け、大腸へ送る。そのため小腸の機能失調は大小便にも異常を与える。

❖ 六腑変調による不調 〜大腸・膀胱・三焦〜

　大腸は、小腸から送られた糟粕から、余分な水分を再吸収し、糞便に変えて排泄させる（**伝導作用**）が、肺の粛降作用の助けを必要とするため、肺気の減退は大腸の働きにも影響を与える。伝導作用の失調は痢疾（急性の細菌性腸疾患）や下痢を生じさせる。また、熱邪により津液不足となり、大腸内が乾燥すると、便秘症状があらわれる。

　膀胱は**貯尿**と**排尿**をつかさどる。津液は肺・脾・腎・三焦の作用によって全身に散布された後、膀胱に達する。さらに腎と膀胱の気化作用によって、尿となり、排泄される。膀胱の気化作用が失調すると尿量減少、癃閉（尿閉）といった排尿障害が、さらに尿を膀胱にためておく制約機能が低下すると、頻尿や失禁などを生じる。

　三焦は津液と気の通路であり、これらの運行をになう。水液代謝は肺・脾・腎・腸・膀胱など、多くの臓腑による共同作業であるが、三焦が不通になると、水液の輸送や散布、コントロール機能にも影響が及ぶ。

用語解説　**「胆汁」**…西洋医学でいう胆汁は、肝細胞で生成され、十二指腸に分泌される消化液のことだが、東洋医学における胆汁とは、肝の余気が胆に漏れて集まったものと定義される。胆汁は「精汁」「清汁」とも呼ばれている。

六腑の不調による、消化吸収機能の失調

胆
胆の機能が失調すると、おもに胆汁の分泌・貯蔵に障害が起きる。また情緒不安定になる。

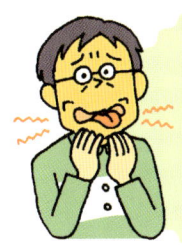

口苦、黄疸を生じる
表裏関係にある肝の疏泄機能が失調すると、胆に不調が生じる。胆経に熱が鬱し、湿熱が疏泄されず逆上すると口苦が生じ、胆汁が外にあふれると黄疸があらわれる。

胃
胃の機能（胃気*）が失調すると、食物を受納、腐熟、小腸に送るという「和降」機能に障害が起きる。

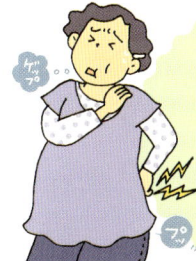

和降失調による胃痛や悪心
飲食不摂生などにより和降機能の低下が生じる。冷たい物の過食は気滞を生み、胃脘痛を生じる。辛い物の過食は胃熱から、悪心症状などを引き起こす。

小腸
小腸は胃からの水穀を受盛、化生し、清濁の分別の働きがある。病態によって、虚寒と実熱がある。

消化器官の異常
寒邪により、腎陽不足などが生じ小腸虚寒となる。消化機能の低下のほか、清濁の分別機能が減退すると、腹痛や吐き気が生じる。小腸実熱は排尿時の熱痛など。

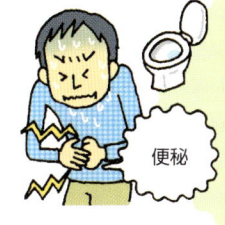

大腸
大腸は小腸で分別された糟粕を伝導する生理的機能があり、病機は主として伝導機能の失調となる。

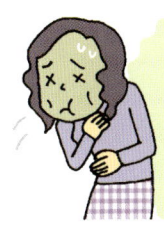

大便燥結、便秘など
大腸の燥熱、陰虚、陽気虚弱による推動機能の低下などで、大便燥結や便秘が生じる。肺の粛降失調、胃の和降失調、飲食不摂生が合併すると便秘が悪化する。

膀胱
膀胱の機能である、貯尿、排泄機能が不調となり、排尿異常が生じる。腎の影響を受けやすい。

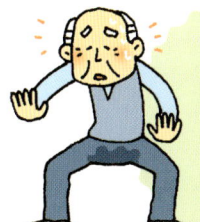

排尿障害、頻尿、残尿など
腎陽不足により膀胱の気化機能が失調すると排尿障害、排尿痛などが生じる。また湿熱が膀胱にこもると、頻尿、尿痛、尿の混濁や残尿などの症状があらわれる。

三焦
三焦の機能である気化作用が失調すると、肺の通調、肝胆の疏泄、膀胱の気化などが影響を受ける。

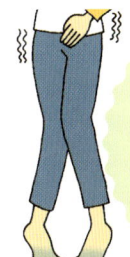

全身の気化機能が失調する
三焦の気化作用が失調すると肺、脾、腎、膀胱、大腸、小腸、肝胆、水液代謝のバランスが崩れ、気の流通や津液代謝が失調し、全身の気化機能に影響を与える。

ポイント！
六腑の失調は消化、排泄機能を中心に不調をもたらす。
三焦の気化機能の失調は、気と津液の進行を停滞させる。

用語解説　「胃気（いき）」…脾と胃の消化吸収機能を指す。『黄帝内経』のほか、数々の医学書で胃気の重要性が説かれており、「胃気の有無は生死に関わる」とされる。胃気の盛衰は原気の消長とも対応し、胃の気を増強させることが治療の基本となる。

蔵象学説⑧

奇恒の腑の不調

五臓とも、六腑と異なる、"通常ではない"臓器が奇恒の腑で、脳、髄、骨、脈、胆、胞宮を指す。関係が深い心や腎の不調が、それぞれに影響を与えることが多い。

キーワード 奇恒の腑、脳、髄、骨、脈、胆、胞宮

❖ 奇恒の腑の変調による不調 ～脳、髄、骨～

奇恒の腑とは、脳、髄、骨、脈、胆、胞宮（女子胞）の6つを指し、その機能や性質は五臓と似て精気を貯蔵し、身体の成長活動の源となる。一方、形は腑に似ているが、六腑のように飲食物を消化吸収するわけでもなく、胆を除いては、対になる臓腑もないため、奇恒（通常ではない）と呼ばれている。

脳は、頭骨の内部にある大きな髄と考えられる。脳の働きは、精神作用*の思惟をつかさどり、五官を支配して身体の運動を円滑にし、長寿を保つなどがある。脳の髄（髄海）が不足すると、耳鳴り、しびれ、めまい、物忘れが生じるほか、五官（→P.29）の働きと四肢の脱力倦怠感など運動感覚に、症状があらわれる。

髄は骨の中にあり、骨格を滋養する。腎精が変化したものとされ、虚すると骨に栄養を供給することができないため、骨格はもろく、ひどい場合は発育不良となる。不足すると骨髄は空虚となり、腰がぐらつき、足が萎えて歩行困難などの症状があらわれる。また、「歯は骨の余り」とされ、歯のぐらつきは腎気が衰えているためとされる。これらの脳、髄、骨は腎がつかさどり、精の盛衰と関連している。

❖ 奇恒の腑の変調による不調 ～脈、胞宮、胆～

脈はその中に営気と血を通し、漏れ出さないように覆い、気血を全身に行き渡らせる働きをもつ。脈は心がつかさどるものとされ、心の変調により、脈拍の異常がもたらされる。

胞宮は子宮のことで、女子胞ともいわれる。月経と懐胎、出産をつかさどることから、胞宮の病変はこれらの不調に直結する。たとえば、月経では月経不順や月経痛、帯下、不正出血などが生じ、懐胎ではつわりや胎児の不育、逆子などが生じる。また、出産では微弱陣痛や流産などが症状として挙げられる。これらは胞宮の状態（注がれる精血）の変化、胞絡の変動などにより発症する。頻発月経は脾気虚により血を統率できなくなったり、精血が血熱で外漏するためと弁証される。

胆の不調については、P.76の六腑の不調を参考のこと。

用語解説 「脳の精神作用」…精神作用は五臓におさまる神気によるものだが、『素問』（脈要精微論篇）に「頭は精明の府」とあるように、精神作用の一部は脳になっていると考えられていた。

奇恒の腑（脳、胞宮、骨、脈、髄）の不調

脳
体力が保持され、精神情緒活動が正常に営まれるためには、脳髄の充足が必要となる。腎が蔵する精が髄を生じ、髄が脳を養うのが腎と脳の関係だが、脳髄が不足すると、身体が疲労し、無力となり、視覚聴覚に異常が生じるようになる。

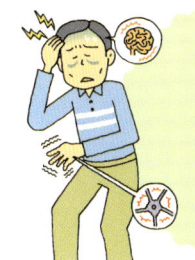

五官の不調が生じる
脳を満たす髄精が不足し、脳髄の栄養状態が悪くなるとめまいや健忘、耳鳴り、記憶力の減退、思惟能力の低下、五官（鼻・目・口唇・舌・耳）の不調などが生じる。

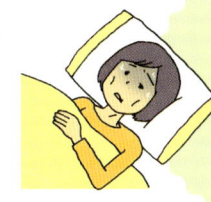

四肢の倦怠感
脳の髄が不足すると疲労して力がなくなり、悪化すると「懈怠して安臥す」（『霊枢』海論）とあるように、四肢の脱力感、倦怠感が生じ、横になりたがる。

胞宮
衝脈、任脈が失調したり、胞宮が気血を固摂できなくなると、月経不順、閉経などの病症が生じる。

月経痛、月経不順
飲食不摂生などにより寒湿が胞宮に凝結、情緒不安により肝気が滞る、瘀血によって胞脈の流れが停滞するといった原因で胞宮、胞脈の気血が滞り、月経痛を生じる。

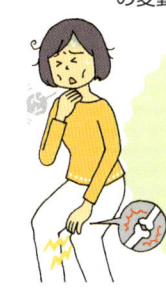

骨
骨は髄によって養われている。髄と腎は関係が深く、腎の変動が骨の変動と密接に関係している。

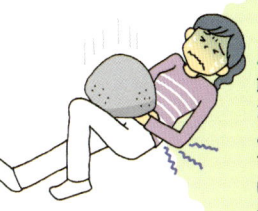

骨粗鬆症など
骨は腎との関係が深く、腎気不足の影響は骨にあわられる。骨粗鬆症は腎気が減り骨の髄が減った状態とされる。腎気が熱を帯びると、腰が抜けたような状態となる。

脈
脈は現代解剖学的には、血管を指すと考える。脈は心がつかさどる機能で、心の不調が影響しやすい。

営血が巡らない
脈は営血を、外に漏れ出さないようにして全身を巡らせる。不調になると全身へ営血が巡らなくなる。

髄
骨や脳の中を満たすのが髄であり、腎精が変化したもの。髄の機能が低下すると脳や骨に影響を与える。

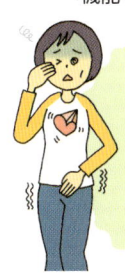

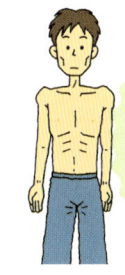

骨格がもろくなる
髄は、骨を滋養する働きをもち、不足すると骨格がもろく、小児の場合は発育不良が起きる。また歯も髄が関係しており、髄不足により歯のぐらつきが生じる。

> **ポイント！**
> 髄、骨、脳、胞宮は腎と関係が深い。脈は血を擁し、心がつかさどる。奇恒の腑と心・腎は密接に関係している。

コラム 東洋医学用語の読み方

『黄帝内経』や『難経』など、1～2章を通じて、数多くの古典文献が登場してきたが、その読み方は多岐にわたっている。長いこと、論争の対象となってきた読み方だが、実は現代においてもまだ統一されていない。

◉古典『黄帝内経』の正しい読み方は?

東洋医学は、中国、あるいは朝鮮半島経由、留学僧など、さまざまなルートで日本に入ってきたものなので、漢文であり、その用語も漢字表記である。そこで、東洋医学関連の入門書には、漢字表記の用語に対して、読者向けにその読み方を音読みにしたルビが振られていることがよくある。ところが、何冊にも目を通すと、同じ用語でありながら、本によってルビが異なることに気づく。実際、この音読みが曲者なのである。漢字を音読みする場合、呉音、漢音、唐音、宋音など、いくつも読み方が存在する。仏典の多くは、呉音で読まれているが、東洋医学関連には、こうした決まりは希薄である。

たとえば、東洋医学の代表的な典籍『黄帝内経』ひとつを取ってみても、確定的な読み方は存在しない。ある人は「コウテイダイケイ」と読み、また別の人は「コウテイナイキョウ」とルビを振っている。同書の場合、「内」をナイと読むか、「ダイ」なのか、「経」はケイか、キョウとするかで、四通りの読み方が出来上がってしまう。

一応、延暦11年（792年）に桓武天皇が漢音奨励の勅令を発したということであるから、同書はその後、ダイケイで統一されてもよさそうなはずであるが、実際には江戸時代の医学書でもそのルビにはダイキャフやダイケフが目に付くし、現在でもその読み方は各人各様なのだ。

日本東洋医学会の創設に携わった長濱善夫*先生は、著書『東洋医学概説』でコウテイダイキョウとルビを振られている。また、『簡明鍼灸医学辞典』（医歯薬出版社刊）もコウテイダイキョウである。これに対し、中国古典を研究している薮内清*先生や石田秀実*先生は、コウテイダイケイであり、現在、この読み方が多数を占めている（本誌もコウテイダイケイで統一）。ところが、早稲田大学や慶応義塾大学の図書館の書籍検索では、どちらもコウテイナイキョウである。

◉呼称は教育機関によって異なる

読み仮名が不統一である傾向は、鍼灸界で重んじられてきた『難経』でも例外ではない。もし、漢音でこれを読むとしたら、ダンケイのはずであるが、ダンと読む人はひとりもいない。鍼灸界の一般的言い方ではナンギョウであるが、前出の早大図書館ではナンケイ、慶大図書館ではナンケイおよびナンキョウである。

もうひとつ、例を出してみよう。東洋医学の基本用語である五行の「木・火・土・金・水」も、金に対してキン、コン、ゴンとまちまちの読み方がなされている。また、五行の関連性のひとつである「相生」はソウジョウ、ソウショウ、ソウセイといった具合である。

日本で唯一、大学および専門学校として公的に東洋医学を教授している全国の鍼灸学校でも、こうした東洋医学用語に対して、統一的呼称は無く、各学校の教員に委ねられているのが現状のようだ。

用語解説　「長濱 善夫」…1961年没。医学者。日本東洋医学会の創設に携わる。　「薮内 清」…2000年没。天文学者。晩年は古代中国の暦法の研究へ転じた。　「石田 秀実」…1950年生。中国思想学者で京都大学文学博士。東洋医学を中心に研究。

第3章

東洋医学の診察から治療まで

第3章では診察・治療のノウハウを学ぶ。西洋医学で行う機械による検査に対し、東洋医学では四診といわれる診察法を駆使する。外見を観察し、腹や脈に触れ、症状や習慣を聞きだして得た情報で、病因から治療法を導く。

概論

西洋医学と東洋医学の治療観点

2つの医学の違いは、西洋医学が"病気を診る"のに対し、東洋医学が"人を診る"点にある。人によって治療法を変える東洋医学は、オーダーメイド医療ともいわれる。

キーワード　未病、不定愁訴、自然治癒力、正気、邪気、有機体

❖ 東洋医学はオーダーメイド

東洋医学と西洋医学の診断・治療の違いは、身体を見る視点の違いにある。西洋医学は、解剖学や生理学などの科学的な見地から人体を捉える。人体を器官や組織、血液やリンパ液などに細分化し、病巣を局所的に分析。体内に侵入した細菌やウイルス、病理部位を排除することに主眼をおき、治療する。検査にあらわれない異常は病気とは見なされず、不調を訴えても治療が行われないこともある。

一方、東洋医学は**人体をひとつの有機体**として捉える。身体に問題があれば、局所的な問題か、全身のバランスの乱れが原因かという複眼的な視点により病因を追求、検査ではあらわれない**不定愁訴***も、自己治癒力を高めることで改善をめざす。この考え方は漢方薬や鍼灸など、東洋医学のすべての治療法で活用されている。

西洋医学を既製服とすると、それぞれの人の症状に合わせたオーダーメイド治療ができるのが、東洋医学の大きなメリットといえる。

❖ 「異常なし」の未病も治療の対象に

東洋医学独特の概念に、**未病***というものがある。西洋医学の検査では異常がないが、病気の一歩手前の状態、つまり健康と病気の間の状態を指す。頭痛や腹痛、朝起きにくいといった自覚症状があり、めまいや耳鳴り、肩こりといった漠然とした不調(不定愁訴)に悩まされている場合も多い。逆に、高血圧、高コレステロールなどで、健康診断などで異常が指摘されるが本人は自覚症状がない状態も、未病にあたると考えられる。

東洋医学では、**自然治癒力**(東洋医学では**正気**)を高めて外的な病因(**邪気**)をはねのけ、またバランスの崩れた身体の状態を正常に戻すことを基本的な治療原則としている。その考え方では、未病も治療の対象であり、本格的に病気となる前に正常に戻すことができる。まさに未病治療は、予防医学の原点といえるだろう。未病を治すには、漢方薬や鍼灸治療のほか、**薬膳**(→P.170)や**気功**(→P.230)といった自分でできる養生法がある。

用語解説　**「不定愁訴」**…肩こり、めまいなど、漠然とした自覚症状があるが、検査をしても、その原因となる病気が特定できないもの。現代医学では自律神経失調症とされ治療対象とならないことが多いが、東洋医学では治療対象。

西洋医学と東洋医学の違い

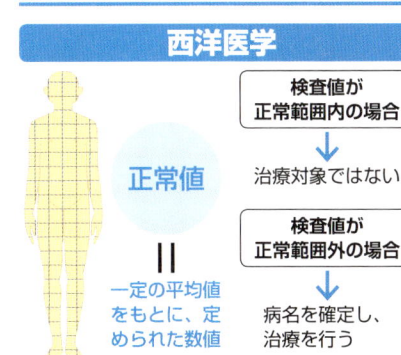

西洋医学

正常値
= 一定の平均値をもとに、定められた数値

- 検査値が正常範囲内の場合 → 治療対象ではない
- 検査値が正常範囲外の場合 → 病名を確定し、治療を行う

検査データの平均値から、一定の正常値という基準を定める。数値が正常範囲内なら、自覚症状があっても病気とは見なされない。

東洋医学

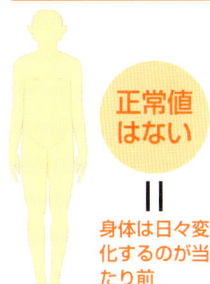

正常値はない
= 身体は日々変化するのが当たり前

- 年間を通して身体は変化
  - 不定愁訴などの自覚症状がある
  - 季節によって、身体も変化
- 鍼灸・漢方薬治療、または食養生へ

東洋医学には正常値という概念がない。四季の変化や生活環境などによって健康な状態も異なり、健康な状態が崩れると未病*へと傾く。

第3章 西洋医学と東洋医学の治療観点

健康体から未病、病気に至る流れ

健康体

西洋医学観
データ的にも病気が見つからない健康な状態。

東洋医学観
気・血・津液がスムーズに巡り、五臓六腑のバランスもよい。

↓

未病（軽度）、（重度）

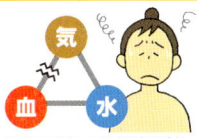

気・血・水

- 体調不良、不定愁訴等の自覚症状
- 過度の飲酒、喫煙習慣などがある

西洋医学観
検査のデータに異常なし。健康体に属する。

東洋医学観
気・血の滞りなど不調が見られる。食養生を中心に改善を促す。

↓

病気

- 生活習慣病
- 高血圧症
- 糖尿病など

西洋医学観
データに異常値があり、病気段階に突入。

東洋医学観
定期的な漢方薬や鍼灸治療で、改善を試みる。

↓

慢性化・重病

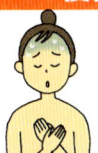

- 脳卒中
- 心筋梗塞、狭心症
- 糖尿病の合併症

西洋医学観
長期的な投薬治療が必要。副作用の懸念もある。

東洋医学観
長期的な治療が必要になる。漢方薬と鍼灸を併用する場合も。

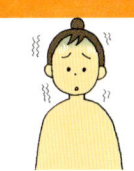

ポイント！
東洋医学では全身をひとつの有機体と考え、病巣のみでなく、その関連器官すべてを含めた治療を行う

用語解説 「未病」…約2000年前に書かれた中国の医学書『黄帝内経』で初めて見られる概念。病気になる前の治療こそが重要と説かれている。未病という言葉自体は、『難経』七十七難にも見られる。

病因①
病気の原因を知る

西洋医学では、検査結果が正常値内であることで健康と考える。一方、東洋医学では、陰陽のバランス、五臓六腑と経絡の働き、気・血・津液の巡りが、健康の指標となる。

キーワード 陰陽、五臓六腑と経絡、気・血・津液、正気、外邪

❖ 健康を判断する３つの要素

東洋医学では、健康な身体かどうかを診るのに、①**陰陽**、②**五臓六腑と経絡**、③**気・血・津液**という３つの要素を指標としている。いわゆる健康とは、「陰陽のバランスが保たれ、身体を構成する気・血・津液の量が充分で、よどみなく循環し、五臓六腑が協調的に働いている状態」を指す。人体のあらゆる部分には、陰陽があり（→P.38）、その陰陽バランスが崩れると、健康は損なわれる。たとえば陰が強くなると身体が冷え、その状態が続くと冷え性などの不具合が生じる。

また、気・血・津液と五臓六腑の働きは互いに大きく影響し合っている。気・血・津液に過不足があれば五臓六腑の働きが落ち、その稼働率が下がると、気血の巡りが悪くなる。これら３つの要素のバランスが崩れると、身体の抵抗力となる**正気**＊の力が弱まり、外邪や体内の病邪の勢いに負け、病気が発生することになる。

❖ バランスが崩れる原因 "内因、外因、不内外因"

病因とは、病気を発生させる原因のことで、上記のように陰陽のバランスが崩れると病気につながる。その原因として、東洋医学では**外因、内因、不内外因**の３つを挙げている。逆にいえば、これらの病因を特定し排除することが治療の基礎となる。

外因とは、身体の外から押し寄せる病邪のことで、外邪ともいう。季節の変化など、環境因子に基づくもので、**風邪・寒邪・暑邪・湿邪・燥邪・火邪**の６つに分類され、これらは一般的に体表や背中、口、鼻などから体内に侵入してくるとされる（→P.88）。

内因は身体の内側から起こり、臓腑を痛める原因要素をいう。いわゆる人間の行き過ぎた感情を指し、**喜・怒・思・悲・憂・恐・驚**という７つの感情（**七情**）が長期間にわたって続くと、五臓六腑や気・血・津液に影響を与え、バランスを崩させる（→P.86）。

不内外因は、外因にも内因にも分類されない原因のことで、おもに生活習慣のことを指す。たとえば、不規則な食事、疲労、運動不足、外傷などがこれに含まれる（→P.90）。

用語解説 「**正気**」…抵抗力の源とされ、気の一種。正気は「先天の原気」と「後天の気」が結合した生命の原動力。真気とも呼ぶ。病気にならないためには、正気の充実が不可欠といえる。

東洋医学の考える病因は3種類

宋時代の『三因極一病証方論(さんいんきょくいつびょうしょうほうろん)』などで病因は内因、外因、不内外因の3つに分けられ、以降、東洋医学では下図に示すように、病因を三因に分けて考えるようになった。

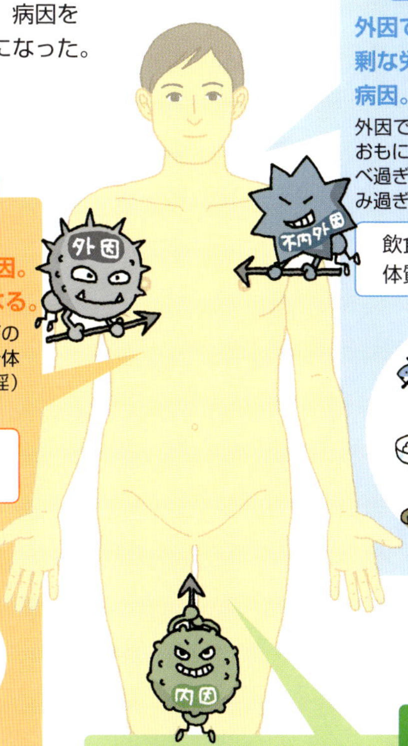

不内外因(ふないがいいん)

外因でも内因でもない。過剰な労働や暴飲暴食などが病因。

外因でも内因でもない病因で、おもに生活習慣に起因する。食べ過ぎ、偏食、過労、心労、休み過ぎなど。

飲食失節　労逸　五労
体質　外傷など

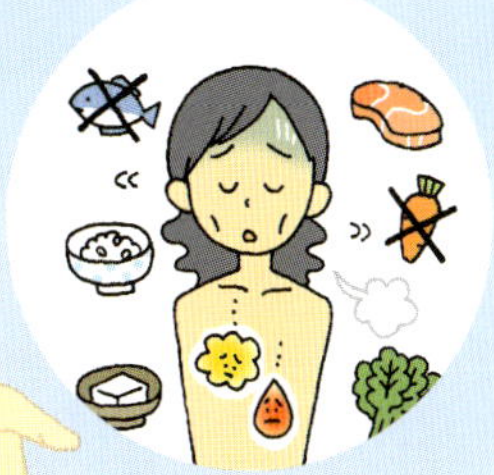

外因(がいいん)

身体の外側の環境が病因。邪気が入り込み病気になる。

自然界の気候変化により以下の六気に過不足が生じると、身体に悪影響を与え、六邪（六淫）へと転化する。

風邪*　寒邪　暑邪
湿邪　燥邪　火邪

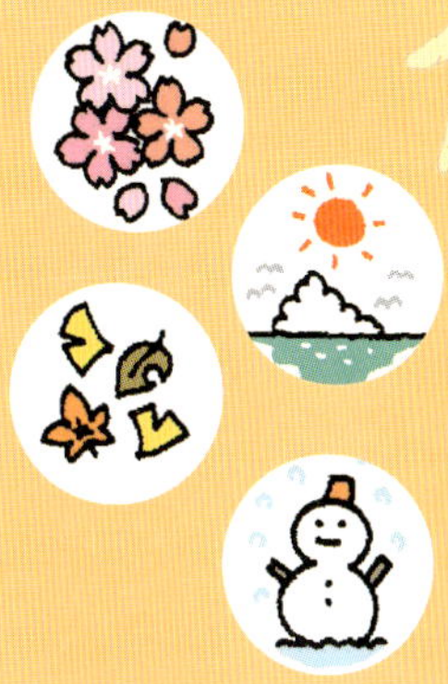

内因(ないいん)

身体の内側に起こる感情が病因。臓腑を傷つける。

内から生じる病因のことで、感情の過度な変化が引き起こす。以下7つの感情（七情）が代表的なもの。

喜怒思悲憂恐驚

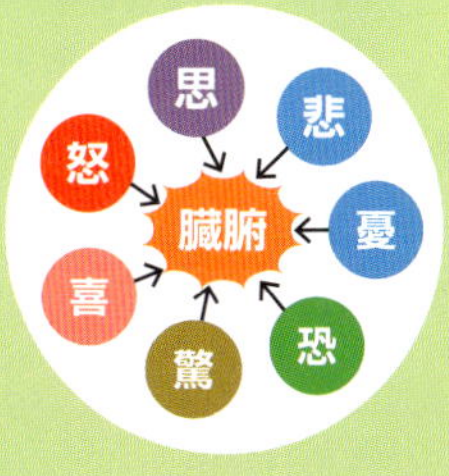

思　悲　憂　恐　驚　喜　怒 → 臓腑

ポイント！
健康の指標である陰陽、五臓六腑と経絡、気・血・津液(しんえき)。これらの調和を崩す要素は内因、外因、不内外因の3つ。

第3章　病気の原因を知る

用語解説　「風邪」…背中の風門から侵入し、首筋の風池、風府へと上がり、後頭部の脳戸へ向かうとされる。首にはかぜに関するツボが集中しており、民間療法でいわれる「かぜをひいたら首を温める」行為は、東洋医学的にも有効といえる。

病因②

内因

東洋医学での病気の原因のひとつに内因がある。人間には喜、怒、思、悲、憂、恐、驚の7つの感情（七情）があるとされる。この感情の過度な変化が病気を引き起こす。

> **キーワード** 七情、内因、喜、怒、思、悲、憂、恐、驚

❖ 7つの感情がもたらす病気

身体の内側から起こり、臓腑を痛める原因要素を内因という。人間には喜、怒*、思、悲、憂、恐、驚の7つの感情（七情）があるとされるが、この感情の過度な変化が内因である。そもそも怒りや喜びは正常な反応だが、過度の感情は、時に身体に悪影響を及ぼす。また、長期にわたり悲しみが続くといった変化も、病気の原因となる。五臓六腑や気・血・津液に影響を与え、バランスを崩させるからである。

また、それぞれの感情は、気と特定の臓腑に関与している。喜は心、怒は肝、思は脾、憂・悲は肺、恐・驚は腎に属し、過剰な感情は、臓腑へ真っ先に影響を与える。考え過ぎて胃（脾）が痛い、喜び過ぎて精神が興奮して眠れないなど、自分が実際に経験していることからもわかるはずだ。

七情は臓腑を損傷させるが、臓器のなかでも、心・肝・脾の臓器を損傷させやすい。とりわけ、心との関係が深いのは、心が五臓六腑の中心であるからである。精神の変化はまず、心の機能に影響を及ぼし、各臓腑に波及していくとされている。

❖ 精神の保養で障害を取り除く

七情が発病を引き起こすメカニズムは右ページのとおりであるが、過度の感情が臓器の疾病を引き起こす状態を、『素問』陰陽応象大論篇では、「怒は肝を傷る」などの表現で示している。

過度の情志（情緒）の変化は臓腑気血の機能に変化を及ぼす。逆に言えば、臓腑気血の機能が失調すると、情志の変化を起こしやすくなり、情志の変化がさらに人体に悪影響を与え、病状を悪化させる、という悪循環になる。

内因による病は、身体の内部から発生し、緩慢に進行し、陰性の症状をあらわすことが多い。さらに虚に乗じて外邪が侵入すると、発熱・疼痛・喘咳などの陽性の症状もあらわす。

この疾病の治療には、精神の保養が特に重要となる。情志の障害を取り去り、精神的障害を除去することである。また、病に打ち勝つという強い決心と信念が何よりたいせつで、早期回復を図るように努めることである。

用語解説 「怒」…七情のうち、注意すべきなのは怒。「頭に血がのぼる」という表現は、肝の気が血を伴って頭に上がって下がらない状態を指し、脳卒中などを誘発することもある。進行すると心に影響を与え、不眠や動悸などの症状があらわれる。

七情が病気を引き起こすメカニズム

喜
喜び過ぎると気がゆるみ、"心"を傷つける。
心のもつ神（→P.30）の働きが衰え、不眠や不安など、精神に影響を与える。

症状 集中力低下、不眠、不安、精神錯乱など。

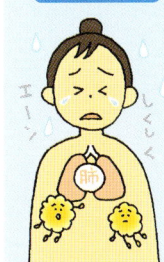

悲・憂
悲しみ、憂いが過ぎると気は消え、"肺"を傷つける。
肺の変調は気と津液の巡りを妨げるようになり、やがて脾も傷つける。

症状 咳、息切れ、胸悶感（胸苦しさ）など。

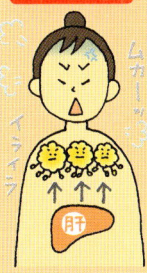

怒
怒り過ぎると気は上がり、"肝"を傷つける。
肝のもつ気の疏泄機能が変動し、気が血を伴って頭に上昇したままになる。

症状 頭痛、めまい、目の充血、脳卒中、動悸、不眠など。

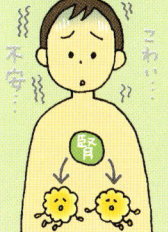

恐
恐がり過ぎると気が下がり、"腎"を傷つける。
腎の変調により、腎に気を貯蔵することができなくなり、気を下降させる。

症状 大小便の失禁、白髪の増加など。

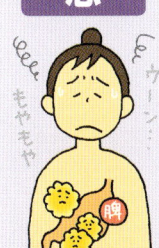

思
考え過ぎると"脾"を傷つけ、気は停滞。
脾の運化が弱まり、消化吸収を損なう。

症状 腹痛、食欲不振、膨満感、軟便など。

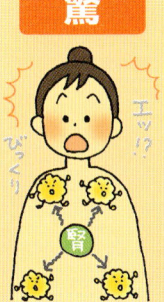

驚
驚き過ぎると気が乱れ、"腎"を傷つける。
気が乱れることにより精神に混乱が生じる。

症状 動悸、不眠、精神錯乱、物忘れなど。

ポイント! 内因は7つの感情（七情）の過度な状態が引き起こす病因のことで、身体内部から病を引き起こす。

第3章 内因

病因③
外因(がいいん)

東洋医学での病気の原因のひとつが外因。自然界の6種類の気候変化である六気が異常をきたすと六邪（六淫）となり、病気の原因となることから、外感病邪ともいわれる。

キーワード 六気、六邪（六淫）、外邪、外感病、風・寒・暑・湿・燥・火、疫癘

❖ 外因とは6種類の気候変化がもたらすもの

　自然界の気候変化は、**六気**と呼ばれ、**風・寒・暑・湿・燥・火**であらわれる。風は気温変化によって起こる空気対流から派生する風、寒は寒さ、暑は暑さ、湿は湿気、燥は乾燥、火は熱の強い状態で季節性はない。

　六気の気候変化は万物をはぐくむうえで欠かせないものだが、六気に過不足が生じた場合や、時期に反して出現した場合、身体に悪影響を与える**六邪（六淫）**へと転化する。これを**外邪**と呼び、外感病の主要な発病因子となる。六邪は口、鼻、皮膚から体内へ侵入する。正気が強く、外邪を排除することができれば病気にはならないが、外邪が正気に勝ると発病する。また、外邪の多くは、季節、時間、居住地、環境と関係があるほか、2種類以上の外邪が同時に身体に入り込み、複雑な症状を引き起こすことがある。

　六淫以外の外邪としては、**疫癘*** がある。これはジフテリア、猩紅熱、コレラ、ペストなど、現代でいうところの伝染病のことである。

六気の変化が病気を生む

| 六気 | 風、寒、暑、湿、燥、火 |

　↓ 六気に過不足が生じたり、季節外れの場合、邪気（六邪）へと転化する。

| 六邪 | 風邪、寒邪、暑邪、湿邪、燥邪、火邪 |

　↓

六邪が口、鼻、皮膚から侵入すると、正気（身体の抵抗力）と病邪が戦う。病邪が正気に勝つと病気になる。

❖ 邪気が重なって起こす症状

　六邪（六淫）のうち、**風邪*** は一年中あらわれやすい外邪であるが、ほかの病邪を伴うことが多い。たとえば、風邪で起こりやすい鼻水、鼻づまりの症状と、寒邪による吐き気の症状が同時に見られることがあるが、それは邪気が重なっているためだ。この場合、2つを合わせて**風寒**のかぜという。

　夏は高温多湿の気候のため、湿熱が発生しやすく、梅雨時は風邪・寒邪・湿邪の3つの病邪が重なる場合もある。六邪の種類で治療法は異なる。

用語解説　「**疫癘**」…外因のひとつで、感染性と流行性が強い病邪のこと。口や鼻から侵入し、ウイルスや細菌などの病原体と考えられる。空気や水、飲食物、排泄物などを通じて感染する。インフルエンザ、コレラなどがその代表。

六邪が引き起こす症状

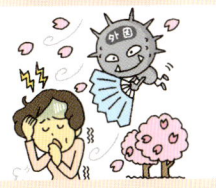

風邪（ふうじゃ）

年間を通じてあらわれるが、特に春に多い。

軽く高く舞う風の性質が人体にも投影され、顔面など上部に症状が見られる。また急速に発病し、患部が移動する、身体のふらつきも風邪の特徴。

症状
頭痛、鼻づまり、のどの痛み、まぶたのむくみ、めまいなど。

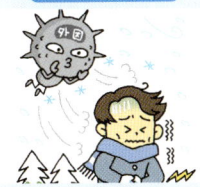

寒邪（かんじゃ）

冬や気温が低い時期に多い病邪。皮膚や呼吸器官などから侵入し陽気を衰えさせるため、寒気や手足の冷えといった症状が起きる。脾や胃に寒邪が入ると、下痢や吐き気などの症状が見られる。

症状
寒気、吐き気、下痢、腹痛、手足の冷え、頭痛、関節の痛みなど。

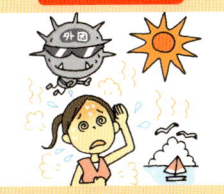

暑邪（しょじゃ）

夏の盛りに見られる。

熱性のため、高熱や多汗、のどの渇きをもたらす。多汗は、津液を消耗させると同時に気も排出させるため、脱力感などの症状も見られる。湿邪を伴うことが多い。

症状
高熱、顔が赤くなる、多汗、のどの渇き、息切れ、脱力感など。

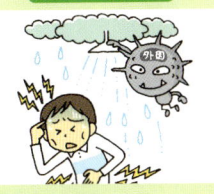

湿邪（しつじゃ）

湿気をもつ邪気で、梅雨時や夏、湿気の多い環境であらわれやすい。

湿は濁りと粘りの性質があり、体内に侵入すると経絡や臓腑を詰まらせ、下痢やむくみなどが見られるようになる。

症状
下痢、頭重感、尿が出にくい、胸のつかえ、足のむくみ、倦怠感など。

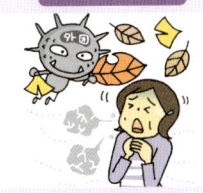

燥邪（そうじゃ）

乾燥の強い邪気で、秋から冬にあらわれやすい。

肌や髪、口などの乾燥をもたらす。潤いを好む肺が邪気に侵入されると、肺機能が低下し、乾いた空咳や喘息などが発生することもある。

症状
口・鼻の中・皮膚・髪の乾燥、乾いた空咳、胸の痛みなど。

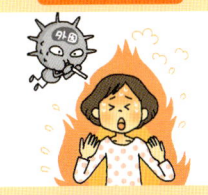

火邪（かじゃ）

火邪は他の邪気が鬱して熱化したもので季節性が無い。

炎上、蒸発する性質があり、上半身に高熱などの症状が出る。また火のようにかき乱す性質があり、精神不安定に。また全身が乾燥する。

症状
高熱、顔や目が赤くなる、精神不安、不眠、歯茎の腫れ、便秘など。

ポイント！
外因とは自然界の気候の変化により、人体を外部から発病させる病因のことで、六邪（六淫）が代表的なもの。

第3章 外因

用語解説「風邪」…「風邪は万病のもと」と言うが、風邪、破傷風、風疹、痛風、中風など、病気には風が付く名前が多い。古来中国では、病気は風で運ばれると考え、病気のことを風病とも称した。風水術も風と人間のよりよい関係を求めた術といえる。

病因④
不内外因

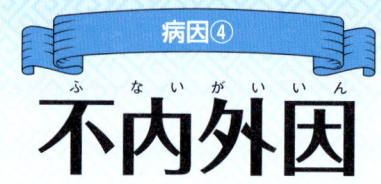

内因にも外因にも属さない病因に不内外因（飲食労倦）がある。おもなものに、飲食物の量と質の不適、労働や休息の過不足、五労、体質、外傷、房事不節制などがある。

キーワード 不内外因、飲食失節、偏食、労逸、五労、外傷、房事不節制

❖ 内因でも外因でもない病因とは

不内外因*には、おもに飲食失節、労逸、五労、体質、外傷などがある。

飲食失節とは、飲食の節度がなくなること。食べ過ぎや、食が細すぎる状態を指す飢飽失常、不衛生のものを食べる飲食不潔、同じ味のものを食べ続ける**偏食**などを指す。

労逸とは、過労をあらわす労倦と安静をあらわす安逸を組み合わせた言葉で、労働の節度を示している。過度な仕事や遊び、勉強などの過剰で気血を消耗すると、心身ともに疲労することになる。さらに房事（過度の性生活）や休みすぎも病因になると、東洋医学では考えられている。

五労とは、久視（目の酷使）、久臥（寝たきり）、久坐（座り続ける）、久行（歩き続ける）、久立（立ち続ける）を指す。

同じ動作を長期間続けることは五臓にも影響を与え、病因となる。

体質は、津液の停滞によって生じる痰飲と血の停滞による瘀血など。ほかに打撲や捻挫、骨折、切り傷などの外傷も、不内外因に加えられている。

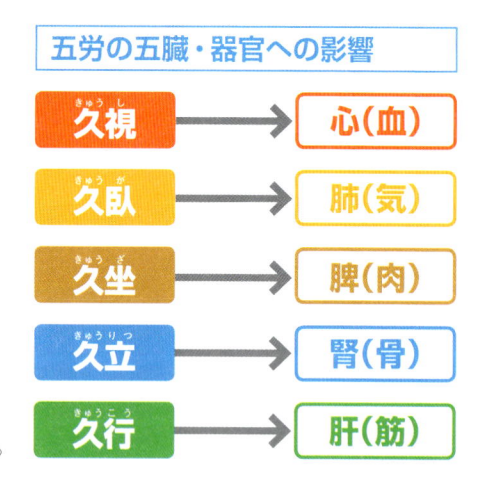

五労の五臓・器官への影響

五労	→	五臓（器官）
久視	→	心（血）
久臥	→	肺（気）
久坐	→	脾（肉）
久立	→	腎（骨）
久行	→	肝（筋）

❖ 飲食失節は病因になりやすい

食生活の乱れは、不内外因のなかでも病因になりやすく、小食・過食による**飢飽失常**、偏食などが挙げられる。小食により、気・血・津液の元となる栄養が失調すると、身体の抵抗力（**正気**）も不足する。また過食の場合、臓腑に負担がかかり、気・血の流れが滞るうえ、消化不良などを引き起こす。

冷たい物、甘い物、味の濃い物など、刺激物や味や性質の似た食材を食べ続ける偏食は、臓腑に負担をかけ、陰陽のバランスを崩す。

用語解説 「不内外因」…種類が多く、多産や無産、高齢出産、若年出産、過度の飲酒、食中毒、体質に合わないサプリメント、事故などが挙げられる。どれもある程度、自分でコントロール可能なものが多い。

飲食の質と量の不適

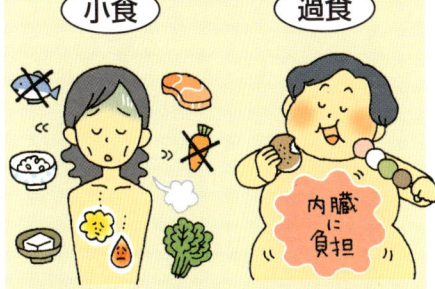

量の過不足

小食
栄養失調は、気血の不足、抵抗力の低下を招く。

過食
脾胃の負担は大きく、下痢や便秘を招く。

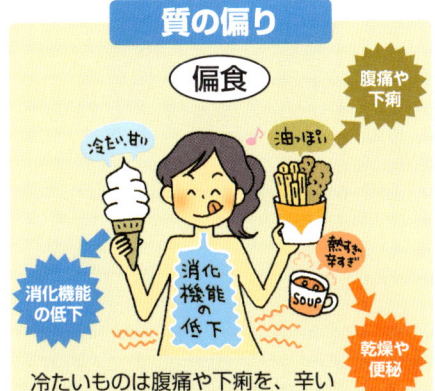

質の偏り

偏食
冷たいものは腹痛や下痢を、辛い物・熱い物は乾燥を、脂っぽい物は消化不良を生じさせる。

4つの労逸

労力過度（ろうりょくかど）
仕事や遊び、勉強などの過剰で気血を消耗し過ぎることにより、心身ともに疲労する。

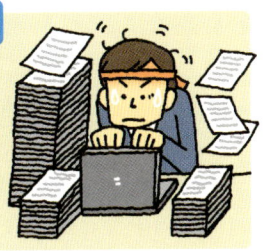

心労過度（しんろうかど）
悩み過ぎることで精神的疲労になること。脾と心の失調が動悸や食欲不振などを引き起こす。

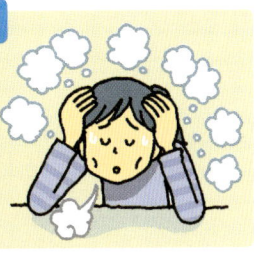

房事過度（ぼうじかど）
性生活過度による疲労。腎精を消耗し、腰、膝、耳鳴り、無月経などの症状があらわれる。

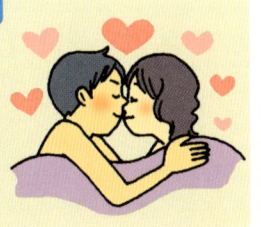

安逸過度（あんいつかど）
休み過ぎの怠惰な生活は気血の停滞が脾・胃を衰えさせ、やる気、食欲が湧かなくなる。

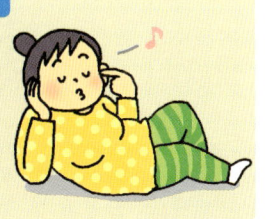

ポイント！
不内外因は内因にも外因にも属さない病因。日常生活を営むなかでの病因であり、食生活などが大きく影響する

第3章　不内外因

病機

病気の進行

病気が発生し発展・変化していくメカニズムのことを病機とよぶ。主として邪正盛衰、陰陽失調、気血津液失調、経絡病機、そして臓腑病機の5種類に分類できる。

> **キーワード** 病機、邪正盛衰、陰陽失調、気血津液失調、経絡病機、臓腑病機

❖ 病因は正邪の盛衰によるものが大きい

病機とは病気が発生・発展して変化していく病理の機序（メカニズム）のことだ。病機の発生・発展・変化は、体質や発病因子の性質と深く関係している。健康な状態であれば、生体の生理機能はバランスがとれているため、病気の発生は見られない。しかし、何かの原因が生体に影響を及ぼし、生理活動が一定以上の変調をきたすと、このバランスが崩れて、病気になる。

病気の発生については次の2つの要素が関与している。ひとつは生体の機能自体が失調し正気が衰弱した状態で、もうひとつは邪気が生体に与える影響である。正気とは、臓腑*・経絡・気血の機能を正常に保ち、病邪に抵抗し損傷を回復させる能力のこと。また邪気とは、さまざまな発病因子のことだ。

病気の発生や発展、変化は、一定の条件下で邪と正が闘争し、正気の強弱がどうなっているかで決まるところが大きい。正気が旺盛であれば抵抗力も強く、病邪は簡単には生体に侵入できないため、病気も起こりにくい。これに対して正気が衰退して抵抗力が弱っていると、病邪が身体に侵入しやすくなり、病気を発生させる要因となる。また、正気に衰退が見られなくても、疫癘や外傷など強力な邪気が生体を襲ったために病気になる場合がある。

❖ 病気を引き起こす5つのメカニズム

病気の種類はさまざまであり、各病気やその症状の出現には、それぞれの病機が存在する。しかし、多種多様な病気も、大きく分けると、その病機は陰陽失調、臓腑病機、気血津液失調、経絡病機、そして邪正盛衰の5種類に分類できる（→右図）。

邪正盛衰については上に述べたが、陰陽失調、気血津液失調は陰陽や気・血・津液のバランスが崩れた状態である。経絡病機は経絡気血の盛衰と運行失調によるもので、表裏内外を交流させ栄養物質を伝達し、臓腑・組織・器官の生理関係を調整するという経絡の作用が阻害される場合などに起こる。そして臓腑病機は五臓六腑の病理機序のことで、臓腑の機能失調と、臓腑の陰陽気血の失調との2つに大別される。

用語解説　「臓腑」…臓と腑を陰陽に分けると臓＝陰、腑＝陽となる。また身体の奥まった部分にあるものを裏、体表部分に近いものを表とする。臓と腑だけでなく、臓と臓も陰陽に分けることができ、陽は心と肺、陰は肝、脾、腎に分けられる。

病気は5種類に分けられる

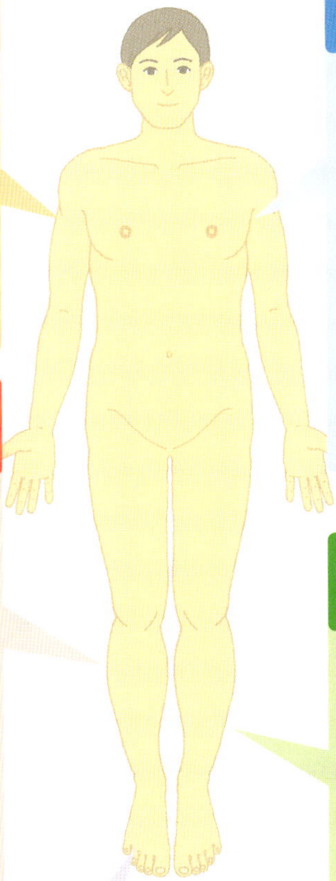

1. 陰陽バランスが崩れ陰陽失調が起こる

陰陽失調では、臓腑・経絡・気血・営気衛気などの相互関係、表裏出入・上下昇降などの機能が失われる。

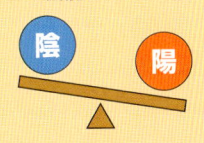

2. 五臓六腑の働きが滞る

臓腑病機では臓腑の機能失調と、臓腑の陰陽気血の失調が起きる。各臓腑の機能や、各臓腑間の相互関係にも支障が生じる。

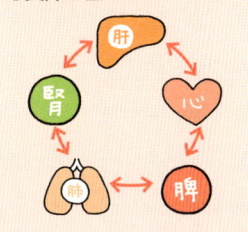

3. 気・血・津液のバランスが崩れる

気・血・津液のバランスが崩れると、全身を循環して臓腑・経絡・組織を栄養する気血の機能をはじめ、さまざまな生理機能に影響する。

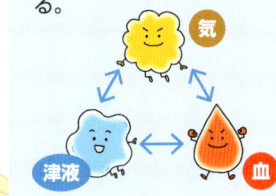

4. 経絡に異常をきたしている

経絡気血の生理機能が失調すると関係諸器官の機能を亢進（衰退）させ、運行機能が失調すると関係諸器官の生理活動に影響する。

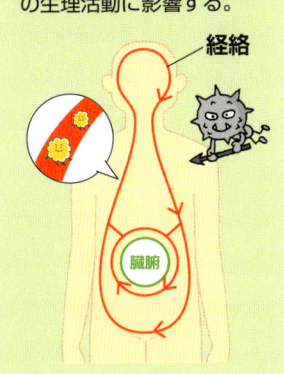

5. 正邪のバランスが崩れる

正気が旺盛であれば抵抗力も強く、病気も起こりにくいが、正気が衰退すると邪気が身体に侵入しやすい。

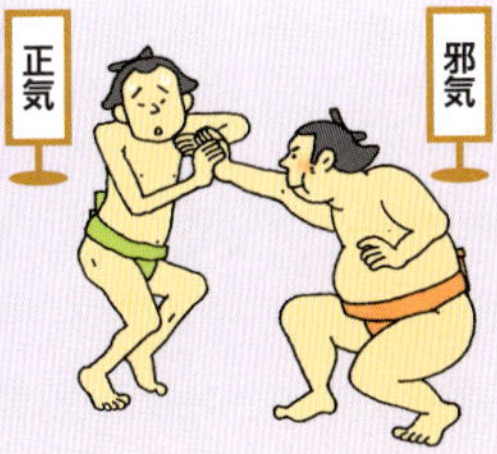

第3章　病気の進行

ポイント！
病気を引き起こす5つの病機（メカニズム）を知ることが、診断と治療方針の決定につながる。

診察法①

四診による診察

東洋医学では、西洋医学とは異なる診断を行う。診断の元となるのが望診、聞診、問診、切診の4つの診察法を総合した四診である。四診をもとに「証」を決め、治療を行う。

キーワード　四診、望診、聞診、問診、切診、証、神技、聖技、工技、巧技

❖ 身体の状態を総合的に評価する"証"

　鍼灸院や漢方医院などに行くと、現代医学の病院や医院とは違った東洋医学独特の診断が行われることがある。その特徴的な診察方法が四診*だ。

　四診とは、4つの診察法を組み合わせて、患者の状態を診る方法のこと。四診で得た情報に陰陽論、五行論、蔵象学説、経絡学説などの理論を組み合わせ、患者の五臓六腑や気・血・津液、あるいは経絡の状態などを判断し、得られた総合評価が証といわれるものだ。治療に必要な情報を効率的に収集し、患者それぞれについて的確な治療方法を採用できるように、鍼灸師も漢方医も、豊富な臨床経験を積んでいく必要がある。

　この証が決まれば、治療法が自然と決定される。したがって証を決めることは最適な治療法を確定する重要なプロセスである。

❖ 診察者は五感を駆使して診断を行う

　一般的に鍼灸院や漢方医院では、次のように四診が行われる。

　まず診察者は患者に質問したり、五感を駆使したりして、これを行う。患者が治療室に入ったときから、施術者・治療者は患者の見た目や動きなどを見て状態を観察している、これが望診*である。さらに聞診では、聴覚や嗅覚によって患者の声の状態や分泌物などのにおいの異常を聞き分ける（聞診では臭いをかぐことも「聞く」という）。続いて問診では、患者から直接病状を聞きながら、同時に望診、聞診も行う。このとき、患者やその家族から病気の発生や経過、現在の症状、さらには患者の置かれた環境などについて聞くこともある。そして切診では、実際に患者に触れて、脈を診たり、腹部などを触診したりする。施術者・治療者はこれらの情報を総合して、証を立て、その証に基づいて、どの経穴や部位に鍼を刺したり、灸を据えたり、あるいはどんな漢方薬を処方するかという治療法を決定する。

　なお、東洋医学では見ただけで診断が下せる望診を「神技」として最高位に置き、以下、聞診、問診、切診をそれぞれ聖技、工技、巧技としている。

用語解説　「望診」…患者のさまざまなポイントを見る。たとえば、だらしない服装は気逆や気滞の可能性があるし、猫背や背骨のゆがみは気虚の可能性などがある。東洋医学的な観点では日常の生活習慣にも病気の兆候が見られる。

東洋医学特有の診断法＝四診*

まず、四診で患者の状態を見る

望診（ぼうしん）
患者の動作や状態を見て観察する方法。体型や動作、顔色、舌の色・状態などを目で見て行う診断法。分泌物や排泄物の変化を見ることもある。

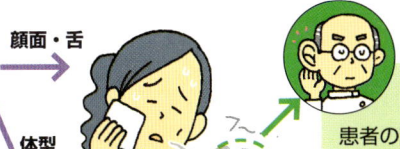

聞診（ぶんしん）
患者の声や呼吸音、話し方、咳の音を聞く方法。また、「聞」にはにおいをかぐ意味もあり、聞診には口臭や体臭をかいだりする診察も含まれる。

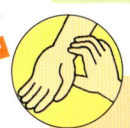

問診（もんしん）
患者が感じている痛みや熱などの自覚症状や病歴、既往歴、生活習慣や家族歴などを質問して患者に関するさまざまな情報を集める診察法。

切診（せっしん）
実際に患者に触れて行う診察法で、お腹に触れて筋肉の緊張度や内臓の状態などを診る「腹診」と、脈に触れて脈の状態を診る「脈診」がある。

＋

東洋医学的理論を組み合わせる

- 陰陽論
- 五行説
- 蔵象学説

四診により得られた情報は、陰陽論、五行説、蔵象学説などの理論を踏まえて総合的に分析され、最終的な診断が下される。このプロセスを「証を立てる」という。

↓

証

第3章　四診による診察

ポイント！
五感を駆使して行われる望診・聞診・問診・切診の4つの診察法（四診）は、証を立てるための重要な過程。

用語解説　「四診」…『難経』では四診を「四知の術」と呼び、望診、聞診、問診、切診をそれぞれ「神技、聖技、工技、巧技」と呼ぶ。見ただけで診断が下せる望診の技術を「望んで知るを神となす」として、「神技」という最高位に置いている。

診察法②

望診〜全身・局部〜

望診は、患者の顔面や舌、姿勢、動作など身体の表面にあらわれた変化から、身体内部の状態を見分ける。四診のなかでは「神技」と呼ばれ、最も難しい診断法とされている。

キーワード 望診、神技、神気、舌診、五色、四診、舌象、得神、湿疹、仮神

❖ 身体内部の状態を見ただけで知る"神技"

　東洋医学では、身体の内部、とくに臓腑の状態は、顔面や舌と密接な関係をもつ。また、気血や陰陽の変化も体表にあらわれる。そうした身体の表面にあらわれた変化から、身体内部の状態を見分けるのが望診だ。

　望診では、視覚を使って患者の神（気）の状態、顔色や体型、態度や動作、舌や分泌物・排泄物の色、病的な変化などを観察して臓腑の病変を推測し、病気の状況を把握する。たとえば顔色が五色（青、赤、黄、白、黒）の何色になっているかで、その色に対応する臓の異常を見分けることもできる。

　四診のなかで望診は「神技」と呼ばれ、最も難しい診断法とされている。

❖ 望診でよく用いられる顔面、舌

　臓腑の状態は顔面や舌の状態や色から診ることができる。

　顔面部の望診の基本は、各臓腑と関係する部位の色を診ることだ。たとえば臓腑に熱の兆候が見られる場合は、各部位が赤くなるが、肝の場合は鼻の中央、心は鼻根、脾は鼻の頭、肺は眉間、腎はあごに色があらわれる。

　また、舌を望診することを舌診という。舌は心と脾の状態を反映しているが、それ以外にも経絡を通じて多くの臓腑と関連している。そのため、臓腑の病変も舌象（舌の状態）の変化としてあらわれる（→P.98）。

神気の状態を診る

患者の「神気」の状態（意識や反応など）を見て病状を判断する望診を望神という。神気は、おもに目にあらわれ、得神、失神、仮神の3つの状態を診る。

神気

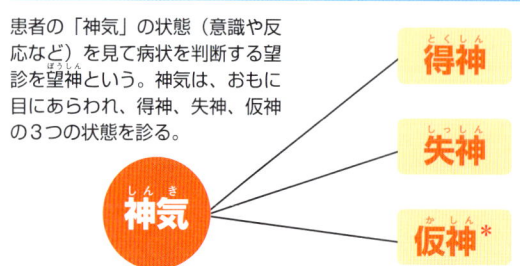

- **得神**：患者の精神状態がはっきりしており、反応も鋭く言語も明瞭な状態。神の基礎となる精気が旺盛で、それが目にも反映されている。
- **失神**：反応が鈍く呼吸も弱く、ひどい場合には意識が昏迷して、卒倒する、失禁するなどの状態。眼光は暗く瞳に生気がなく、病状は重い。
- **仮神***：精神が衰退していた患者が急に活発に話し出したり、頬に赤みが差したりする状態。陰陽が離れようとしており、重症者に見られる。

用語解説　「仮神」…仮神の症状は、陰が陽を抑えられない場合におきる。反射して戻った光がまた照り返すという意味の「回光反射」や、消えそうな灯がまた明るくなる「残灯復明」などの比喩でたとえられる危険な兆候だ。

患者の全身を診るポイント

色を診る
皮膚、とくに顔色が五色*（青、赤、黄、白、黒）のどれかに偏っているときは、対応する五臓のどれかが病んでいる。その色調から症状の深さも見られる。

姿勢を診る
仰向け寝でよく寝返りを打つ人は陽・熱・実証、あまり寝返りを打たない人は陰・寒・虚証。上向きがちに座る人は肺実証などの場合が多い。

形状を診る
外見の強弱の印象は、五臓の状態と一致する。また、五主（筋・血脈・肌肉・皮毛・骨）や五官（眼・舌・口・鼻・耳）の形状からも病証を読み取れる。

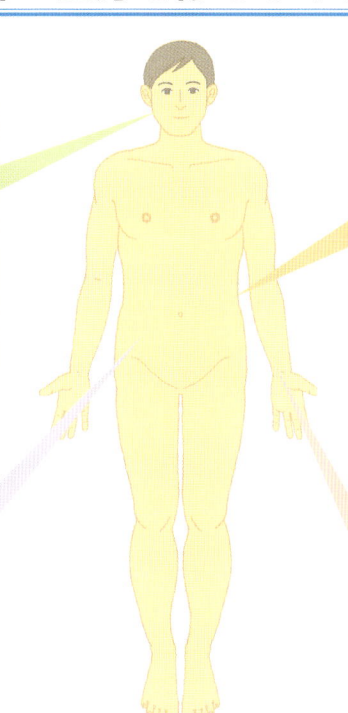

経脈の流注上の変化を診る
経脈に営気・衛気の虚実がある場合は、皮膚が荒れたり、皮膚の栄養不足が部分的にあらわれる。シミ、ソバカス、イボなども経脈の変化の一種である。

第3章 望診〜全身・局部〜

顔面を診る（顔面診）ポイント

顔面診では右図のように顔面の各部に五臓六腑を配し、それらの部位にあらわれた色の変化などにより各臓腑・器官に病変があるかどうかを診断する。色は五行論の五色に対応し、たとえば青は寒証や痛証、瘀血など、赤は熱証のように評価される。（『霊枢』五色篇より）

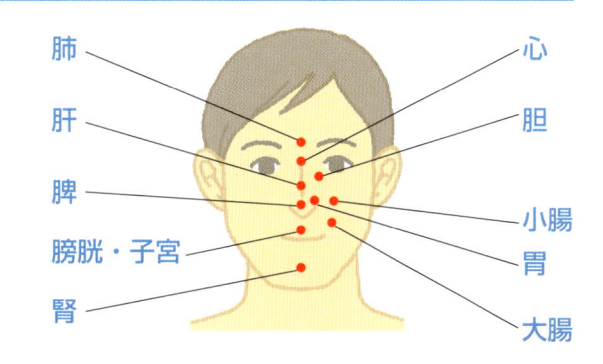

顔面の部位：肺、肝、脾、膀胱・子宮、腎／心、胆、小腸、胃、大腸

ポイント！
望診は視覚を使って行われ、四診で最も難度の高い「神技」ともいわれる。顔面診や舌診がよく用いられる。

用語解説 「五色」…顔色が五色のひとつに偏ってあらわれているときは、五行論に基づき、その色と関係する臓が病んでいると診断。顔色が青い場合は肝、赤は心、黄色は脾、白は肺、黒は腎が病んでいるとされる（『素問』五蔵生成論篇）

診察法③

望診～舌～

舌には人体の気血の盛衰、病邪の性質、病位の深さ、病状の進退状況のほか、内臓の虚実などさまざまな情報が反映される。そのため、望診のなかでも重要な手法とされている。

キーワード 舌体、舌色、舌苔、舌形（それぞれの種類も重要）

❖ 舌診は証を決める重要な手段

舌診とは望診のひとつで、舌を望診すること。舌はおもに心と脾の状態を反映しているが、それ以外にも経絡を通じて*各臓腑と関連している。臓腑に生じた病変は、**舌象**（舌の状態）としてあらわれ、その部位は4つに分けられる（下図）。**舌尖**は心・肺、**舌中**は脾・胃、**舌根**は腎、**舌辺**は肝・胆にそれぞれ対応している。舌象の変化には、人体の気血の盛衰、病邪の性質、病位（発症部位）の深さ、病情の進退状況などが反映されている。

舌苔では、その色と厚さ、苔質を観察する（→右ページ表）。舌苔の厚さは、病邪の程度、病状の身体、外感病における病位の深浅を判断する。たとえば、

舌苔を透かして舌体が見えることを**見底**できるというが、見底できるものを**薄苔**、見えないものを**厚苔**という。薄苔から厚苔に舌苔が変化した場合、病邪が表から裏に入り、病状が進行していることを意味する。反対に、厚苔から薄苔に変化することは、病邪が裏から表に出て、病状が好転しつつあることを示している。

舌体の形態と舌質の色は、臓腑の精気の盛衰を診察し、疾病の変化と**予後**（回復の見通し）も判断できる。

一般的には、内臓の虚実を判定するには舌質の観察に重点をおき、病邪の深さと**胃気**の存亡を知るためには舌苔の観察に重点をおく。

舌のどこを診るか？

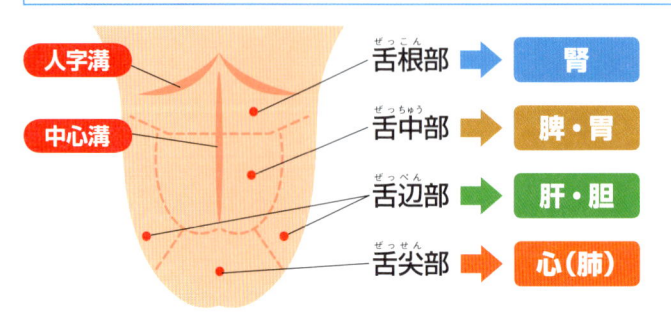

- 人字溝
- 中心溝

部位	対応臓腑
舌根部	腎
舌中部	脾・胃
舌辺部	肝・胆
舌尖部	心（肺）

舌の各部位は、経絡を通じて臓腑と深く関連している。そのため舌診では、左図の各部位に症状（右ページ）があらわれたら、それぞれに対応する臓腑の変調を読み取ることができる。

用語解説「経絡を通じて臓腑とつながる」…手の少陰心経の支脈は舌根につながり、足の太陰脾経は舌根に連絡して舌下に分散、足の少陰腎経は舌根をはさみ、足の厥陰肝経は舌根をまとうなど、何らかの形で舌に通じている。

舌を診るポイント

舌診では、おもに舌質と舌苔の変化を観察する。舌質とは舌体の形態（舌の肌肉・脈絡組織）、舌苔とは舌体の上に付着する苔状のものだ。

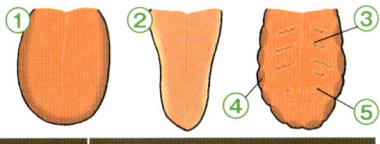

	状態	状態の意味	考えられる症状
舌体の形態	胖(大)舌…右上図①	舌体が正常時より腫れて大きくなった状態	脾腎陽虚、心脾熱盛など
	痩(薄)舌…右上図②	舌体が痩せて小さく薄くなった状態	気血両虚、陰虚など
	裂紋舌…右上図③	舌体の表面にはっきりと亀裂ができた状態	熱盛傷津*、陰精虚損、血虚など
	歯痕舌…右上図④	舌尖や舌辺に凸凹がある状態	脾気虚、湿盛など
	芒刺舌…右上図⑤	舌体にトゲ状の隆起が認められる状態	熱邪亢盛、臓腑の熱(火)など
	硬舌(舌強、強硬)	舌体が硬直し、舌運動が円滑でない状態	中風の前兆、高熱、痰濁など
	軟舌(舌痿、痿軟)	舌体が軟弱で滑らかに動かせず、伸縮無力な状態	気血両虚、陰虚、熱盛傷津など
	顫動舌	舌体が震えて止まらない状態	気血両虚、陽気虚弱、虚風内動*など
	歪斜舌	舌を伸ばしたとき左右一方に舌体がゆがむ状態	中風、中風の前兆
舌質の色	淡舌(浅紅舌)…下図⑥	正常な舌色より淡白な状態	陽気虚弱、気血不足、虚寒証、血虚など
	淡紅舌…下図⑦	正常な血色をしている状態	正常、表証、軽い熱証
	紅舌(鮮紅舌)…下図⑧	正常な舌色より赤みの強い状態	裏実熱証、陰虚内熱など
	絳舌(深紅舌)…下図⑨	舌色が深紅色の状態	重症の内熱、陰虚火旺など
	紫舌(青紫舌)…下図⑩	舌色が深い紫で乾燥。または薄紫か青紫で湿潤	陰液損傷、陰寒内盛、血脈瘀滞など
舌苔の色、厚さ、苔質	白苔	舌苔が薄白苔で健康状態、舌質が淡で苔白は裏寒証	正常、表証、寒証
	黄苔	舌苔が黄色(淡黄色、深黄色、焦黄色など)	熱証、裏証
	灰苔	舌苔が浅黒色(灰苔と黒苔が一緒に見られることも)	裏熱証、寒湿証
	黒苔	舌体が黒色または焦げた状態	裏証、熱極、寒盛
	薄苔	舌苔が薄く、舌体が見える状態(見底)	正常、表証、虚証、邪気が弱い
	厚苔	舌苔が厚く、舌体が見えない状態	裏証、実証、邪気が強い
	潤苔	津液によって舌苔に潤いがある状態	正常(津液の未損傷)、湿邪
	燥苔	津液が行き渡らず舌苔が乾いている状態	津液・陰液の損傷、燥邪
	滑苔	舌苔が水分過多で、つるつるして湿った状態	水湿停滞
	膩苔	舌苔がねっとりして、剥離しにくい状態	痰飲(胃内停水)、湿濁
	腐苔	舌苔がおからのようになり、剥離しやすい状態	食積(食物の停滞)、痰濁
	剥落苔	舌苔の一部またはすべてが剥がれ落ちている状態	気陰両虚

舌色

色が赤いほど陽が過剰、白っぽいほど陽の不足を示す。浅紅色の淡舌は陽虚・血虚、鮮紅色の紅舌は実熱、深紅色の絳舌は熱が極まった状態、青紫色の紫舌は血瘀、熱毒、寒証を示す。

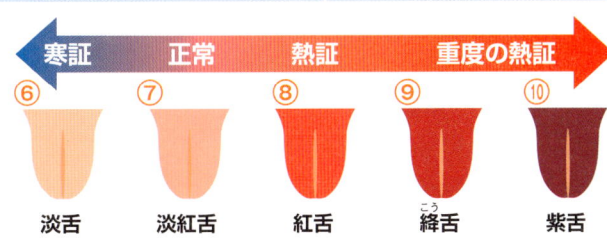

寒証 ← 正常 — 熱証 — 重度の熱証 →

⑥ 淡舌　⑦ 淡紅舌　⑧ 紅舌　⑨ 絳舌　⑩ 紫舌

第3章 望診〜舌〜

用語解説 「熱盛傷津」…熱が盛んで津液が足りなくなった状態。主症状は唇が裂ける、舌の乾燥、口乾、尿少など。
「虚風内動」…陰虚または血虚により内風(外感の風邪に属さない風証)症状をあらわす病変などを指す。

診察法④

聞診

聞診の「聞」には、「においをかぐ」という意味もある。患者の状態を「聞く」と同時に、患者の息や体臭、分泌物、排泄物などのにおいを「かぐ」ことで病状を把握する。

キーワード 聞診、発声、言動、異常音、においをかぐ、聖技

❖ 耳と鼻で患者の状態を「聞く」

聞診にあたっては、まず患者と話をすることで、声の調子、会話の際の言動などを観察する。発声は肺・のど・舌・歯・唇・鼻などが協調して行うものであり、これらの部位の病変は声調に異変をもたらす。たとえば、病気の初期段階で発声が困難な場合は、外感風寒（風寒*の邪によるかぜ）などで肺気不宣*になっていることが多い。また、会話での患者の様子からも表裏・寒熱・虚実の証を大まかに判断できる。

さらに呼吸の状態から肺や腎の状態、寒熱虚実などを見分ける。一方で、患者の口臭や体臭、腹部の振水音といった異常音からも内臓の状態などに関する重要な情報を収集する。

こうして「聞く」「かぐ」という2つの「聞」から、正気の盛衰、邪気の消長を探ると同時に、臓腑経絡との関連を診察するのである。

聞診は別名を聖技といい、「神技」の望診と同様、患者の状態を的確に判断するには、高い技術と経験を必要とする診断法である。

❖ 呼吸と声音を聞く

健康な人の発声や発語は、発音が自然でなめらかで音調もつやがあり、のびやかだ。しかし、疾病時には右表のような異常を発生させる。

呼吸においても健康な人の呼吸は、ゆったりとして雑音がない。疾病時は、呼吸数が多くなる息切れ（短気）や呼吸が浅くて微弱な呼吸（少気）、呼吸困難（喘）、咳はあっても痰がでない状態（咳嗽）が生じる。ほか、げっぷ、しゃっくり、ためいき、あくび、いびきの状態でも臓腑の状態が診察できる。

	発声と発語
実証・虚証	実証では声が大きく、重く、濁る。虚証では声が小さく、軽く、清い。
譫語（せんご）	高熱などで神気や常軌を逸して発するうわごと。実証で語勢に力はあるが意味は不明。
鄭声（ていせい）	譫語に対して虚証のうわごとのこと。声に力なく、同じことを繰り返すが途切れる。
独語（どくご）	ひとりごとのこと。人が来ると止める。
錯誤（さくご）	話が錯綜すること。後で話した本人が気づく。
呻吟（しんぎん）	苦しみ、うめくこと。痛みにより発することが多い。

用語解説 「風寒」…風邪と寒邪とが結合した病邪のこと。／「肺気不宣」…呼吸をになう肺は鼻、皮毛とつながっており、外邪が侵襲し皮毛が閉塞、肺気が宣発できないと、悪寒や発熱、鼻閉、鼻汁、咳嗽などを生じる。

聞診のポイント

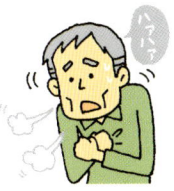

呼吸

呼吸の強弱
微弱な呼吸は肺・腎の気虚で臓器に損傷があることが多い。呼吸に力があって声が高く息が荒い状態は熱邪内盛による気道不利*で実熱証。

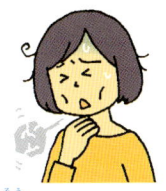

ため息（嘆息）
情志が抑鬱して肝の疏泄が失調すると起こる。また、呼吸が微弱で円滑に続かず、言葉数も少ない状態を少気という。慢性病で虚証である。

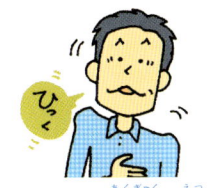

呼吸困難など
呼吸困難や肩で息をしている「喘」の状態。発作が激しく息が荒く、音が高く、息を吐き出すと楽になる症状を実喘、逆の症状を虚喘という。

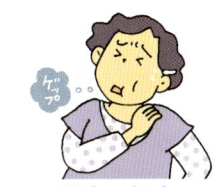

咳（咳嗽）
外感風寒、粘稠痰がからんだ咳の肺熱、咳に力がない肺気虚、乾いて痰のない乾咳の肺陰虚など、咳との兼症から寒熱虚実を判断できる。

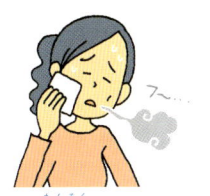

しゃっくり（呃逆・噦）
実熱のしゃっくりは音が高くよく響き、短く力がある。虚寒のものは音が低く小さく弱い。久病で胃気が衰え、音が低く力のない場合は要注意。

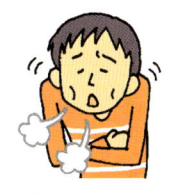

げっぷ（噯気・噫気）
食物が長く胃に停滞したり（宿食）、脾胃や肝の機能不調、胃虚気逆*などで起こる。酸腐臭を伴う食後のげっぷは、宿食や消化不良による。

におい

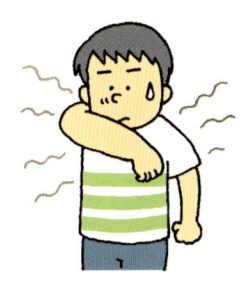

患者の体臭、口臭、腋臭や大小便、帯下（膣から分泌する粘稠な物質）、膿汁などのにおいから、病状を診断する。一般的に、悪臭は熱証・実証、なまぐさいにおいは虚証・寒証によるものが多い。

五臓	五臭
肝	臊（あぶらくさい）。鶏肉などの脂くさいにおい。
心	焦（こげくさい）。心の火によって焦げるという意味から。
脾	香（かんばしくさい）。甘ったるいにおい。
肺	腥（なまぐさい）。生肉などのなまぐさいにおい。
腎	腐（くされくさい）。くさったにおい。

ポイント！
聞診では「聞く」「かぐ」という五官の機能を使って診察を行い、判断には五行の五声、五音、五臭などを用いる。

用語解説　「気道不利」…気や呼吸の通り道（気道、息道）が滞る状態。
「胃虚気逆」…胃の気が逆上すること。

診察法⑤

問診〜寒熱・汗〜

問診は、患者や患者の付き添いの家族などに疾病の発生時期、原因、経過、既往歴、痛みの部位や生活習慣、飲食の嗜好などをたずね、疾病に関する情報を収集する診察法だ。

キーワード 問診、主訴、寒熱の諸症状、張景岳『十問歌』、寒熱

❖ 主訴から生活環境まで、多彩な情報を収集

問診は、患者や患者の付き添いの家族などに疾病の発生時期、原因、経過、既往歴、痛みの部位や生活習慣、飲食の嗜好など、疾病だけでなく、生活習慣に関する事柄までたずねて情報を収集する診察法だ。

問診の順序としては、まずは患者に主訴（おもな苦痛）を聞き、続いて関連する事項を掘り下げて質問する。その際、一見、主訴とは関係なさそうな生活環境や飲食、性格などの情報も収集するが、これは痛みを局所的でなく、総合的に考えるためであり、内因、外因などの原因から臓腑や経絡が変動し、その患者の総合的な状態によって病気が発生するという、東洋医学独特の考えに基づくものだ。実際の臨床においても、臓腑や経絡などの変動を調整することで、患者の主訴である病状の根本原因を取り除くことを主眼においた治療を行う。

問診の範囲と順序については、明代の治療家、張景岳の『十問歌』*の中に記されている。

❖ 本証における寒熱の状態

問診において、よく問われるのは寒熱（悪寒と発熱）だ。悪寒と発熱は、おもに病邪の性質と身体の陰陽盛衰によって決まる。一般に寒邪は悪寒を招き、熱邪は悪熱（熱くて苦しむこと）を招く（→右ページ）。また、寒は陰の兆候、熱は陽の兆候であり、陽盛であれば発熱し、陰盛であれば悪寒が生じる。悪寒と発熱が同時に起きる場合は、悪寒発熱という。表証における寒熱の程度は、正邪のバランスにも影響される（右図参照）。

寒熱と正気・外邪のバランス

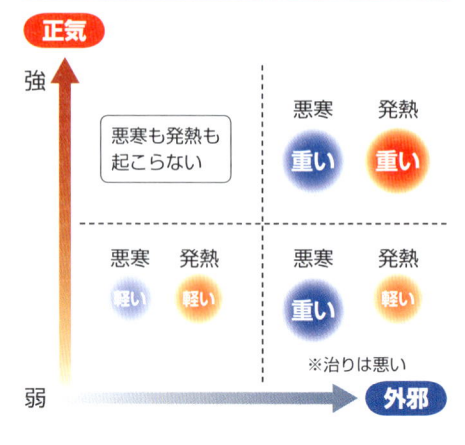

	正気強		
	悪寒も発熱も起こらない	悪寒 重い	発熱 重い
		悪寒 軽い／発熱 軽い	悪寒 重い／発熱 軽い ※治りは悪い
	弱		外邪

用語解説　「張景岳『十問歌』」…「一に寒熱を問い、二に汗を問う、三に頭身を問い、四に便を問う、五に飲食を問い、六に胸を問う。七に聾、八に渇ともにまさに弁ずべく、九に脈色により陰陽を察し、十に気味より神見を章かにす」

寒熱を問う

寒熱の諸症状

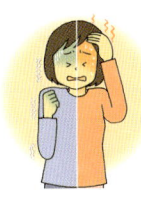

悪寒発熱
外感病の表証に多く見られ、外感風寒では悪寒が重く発熱が軽い。外感風熱では発熱が重く悪寒は軽い。

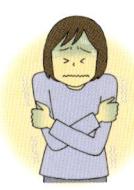

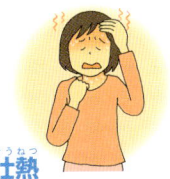

壮熱
高熱が続き悪寒せずに悪熱する。風寒が裏に入ったり、風熱が内に伝わると起きる。

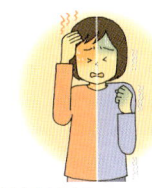

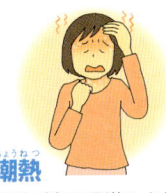

潮熱
発熱が潮の干満のように同じ時間に起こり、一定時間続くもの。または午後にさらに熱がひどくなる状態。

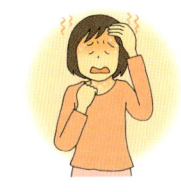

但寒不熱
寒けはするが発熱はなく、多くは虚寒証。陽虚で内寒が生じ、顔面蒼白、四肢の冷え、就眠時の寒気などが起きる。

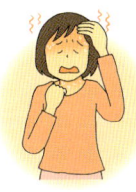

寒熱往来
悪寒と発熱が交互に出現。正気と邪気が半表半裏で争っているために起こる。

長期微熱
気虚の症状を伴うものを「気虚発熱」、陰虚の症状を伴うものを「陰虚発熱」という。

但熱不寒
発熱はあるが悪寒はなく、悪熱するもので、裏熱証に多く見られる。右上の「壮熱」「潮熱」を含む場合もある。

汗を問う

発汗の異常は外感病（外邪が原因の病気）でも内傷病（臓腑の衰えが原因の病気）でもよく見られる。汗の状況をたずねるときは、まず汗の有無をたずね、さらに汗の出る時間、発汗部位、量などをたずねる。よく見られる汗の症状には、以下のようなものがある。

汗の症状	内容
表証	汗の有無で外邪の性質と正気の盛衰を見分ける。無汗は表実証、有汗は表虚証。
自汗	汗をかきやすく、少し動いただけで大量に発汗する。陽気虚損の症状を伴う。
盗汗	寝汗のことで、陰虚によるものが多い。五心煩熱などの症状を伴う。
大汗	大量の発汗。裏実熱証のほか、絶汗・脱汗*などの危険な兆候が見られる場合も。
頭汗	汗が頭に限定して出る。三焦のうち上焦の邪熱や中焦の湿熱によるものが多い。

ポイント！

患者の主訴から、一見病気に関係なさそうな事柄まで聴取して診断するのが、東洋医学的問診の特徴。

用語解説 「**絶汗、脱汗**」…汗が止まらず、あえぐような呼吸をし、精神疲労、四肢の冷え、顔面蒼白、脈微などの症状を伴う。その場合は、津液が気とともに外に漏れて陽気が絶えそうになり、原気が虚脱状態になりかけている危険な兆候。

診察法⑥

問診～痛み～

痛み（疼痛）は、臨床上最もよく見られる自覚症状のひとつで、実証と虚証の痛みがある。実証の痛みはおもに邪気の停滞などに起因し、虚証の痛みは臓腑や経絡の精気不足からくる。

キーワード 疼痛、頭痛、胸痛、脇痛、腹痛、腰痛、四肢痛

❖ 痛みを問う

痛み（疼痛）は、臨床上最もよく見られる自覚症状のひとつで、**実証**の痛みと**虚証**の痛みの2種類ある。

実証の痛みは、外邪の侵入や、瘀血など気・血・津液の停滞、虫積（寄生虫病）、食積（食物の停滞）などから生じる。また虚証の痛みは、気・血・津液の不足や陰精の損傷などで臓腑や経絡に栄養分が供給できないときに生じる。つまり痛みは、その痛みの部位にだけ原因があるとは限らないのである。そのため、痛みについて問診をする際には、痛みの部位・性質や継続時間などを聞き、それをもとに病変がある臓腑とその臓腑の状態を推測することが重要となる。

痛みの種類は、その痛みの発生する部位から、頭痛、胸痛、脇痛、腹痛（大腹、小腹、少腹などの痛み）、腰痛、四肢痛に分けられる。

❖ 痛みの性質から病症が判断できる

病因は痛みの性質からも推測できる（→右表）。さらに痛みの部位に圧迫を加えたり、温めたり冷やしたりすることによって痛みの反応は異なり、その反応（**痛みの喜悪**）も病証の判断材料となる。痛みの喜悪には一般的に4種類ある。

喜按は痛みの部位を押すと痛みが軽減、または消失するもので虚証を示す。**拒按**は痛みの部位に触れたり、押すと痛みが増加するもので、実証となる。**喜温**は温めると痛みが軽減することで、寒証を示す。反対に**喜冷**は冷やすと痛みが軽減し、熱証を示す。

名称	痛み方	おもな病症
脹痛*	脹った感じ、膨満感を伴う痛み	気滞
刺痛	キリキリと刺すような痛み	血瘀（血の停滞）
酸痛	だるい痛み	虚証、湿証
重痛	重く感じられる痛み	湿証
冷痛	冷たさを伴う痛み	寒証（実寒、虚寒）
灼痛	灼熱感（熱さ）を伴う痛み	熱証（実熱、虚熱）
絞痛	絞られるような痛さや疝痛（発作的腹痛）	寒証、瘀血、結石
隠痛	がまんできる慢性の鈍痛	虚証、気血不足
掣痛	ひっぱられるような痛み	肝の病証
空痛	痛い部分に空虚感を伴うもの	気血・腎精不足

用語解説 「脹痛」…痛みに膨満感を伴うもので、全身に見られるが、胸腹部にあらわれることが最も多く、気滞によって引き起こされる。しかし、頭部脹痛は肝の熱が上昇し（肝陽上亢または肝火上炎）、陽熱が頭部に充満しておこる。

痛みの部位

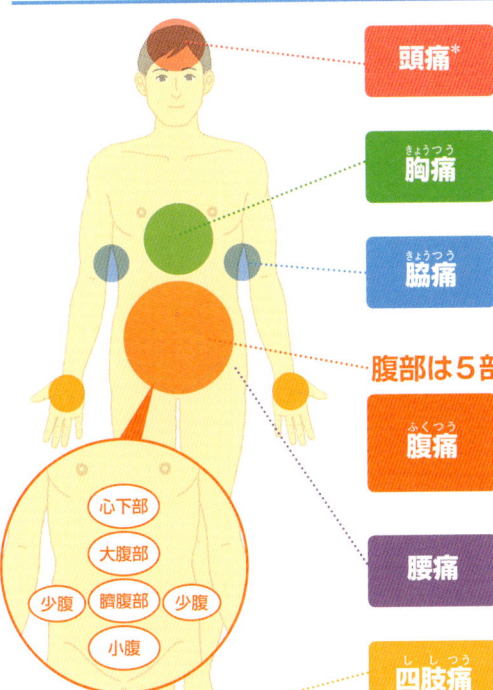

頭痛＊	頭部の痛みで、六淫の邪や痰濁（水毒）、瘀血による頭痛は実証、気・血・精などの不足による頭痛は虚証である。
胸痛	心・肺の病変から起こりやすい。痰濁による痛みは胸悶、咳嗽、心悸を、陽虚による痛みは四肢の冷え、自汗などを伴う。
脇痛	脇部の痛みは肝・胆の病変との関係が密接で、気滞や瘀血、湿熱、懸飲（水分の滞留する肋膜炎や肺炎の兆候）により起こる。

腹部は5部位に分類される

腹部の分類：心下部、大腹部、少腹、臍腹部、少腹、小腹

腹痛	腹部はその部位の高さにより、左図の5つに分けられる。腹痛には気虚、血虚などによる虚証の痛みと、気血の停滞、瘀血などによる実証の痛みがある。
腰痛	腎の病変によって起こり、腎精不足、腎の陰陽虚損による痛みは虚証。経絡への邪気の侵入や、瘀血による痛みは実証。
四肢痛	経絡や関節、肌肉の気・血が邪気の侵入で停滞すると起こる。脾胃が虚して水穀の精微が四肢を栄養できずにおこる痛みもある。

その他の問診ポイント

問診	問う内容とポイント
飲食を問う	口乾や口渇の有無、飲食の多少、食欲、食べる量、冷たい物と熱い物の好み、口内の異常な味覚や気味（におい）をたずねる。脾や胃の機能・状態などを判断する。
口渇を問う	口の渇きの有無は、津液の盛衰や輸送の状況を反映する。口渇のときは、津液の損傷か、停滞して気化できない場合が多い。口渇し多飲する場合は熱証が考えられる。
二便（大小便）を問う	大小便は、症状、回数、量の多少などをたずねる。大便の場合は便秘、溏泄（下痢の一種）の状態を聞く。小便の代謝は肺や脾、腎の気化機能に統制される。
月経を問う	月経については、周期、日数、経血の量、色、質やそれらに伴う症状などをたずねる。気・血の状態を見ることができる。月経痛の場合は、気滞血瘀などの状態を診る。

ポイント！

痛みをたずねる場合は、その部位や痛みの性質、継続時間などを総合的に聴取。それぞれの特徴は把握しておく。

用語解説　「頭痛と経絡」…太陽経頭痛→後頭部から項背、陽明経頭痛→前額部または眉骨、少陽経頭痛→両側または太陽穴付近、太陰経頭痛→頭が重い、少陰経頭痛→脳や歯にかけての痛み、厥陰経頭痛→頭頂部から頭角（額角）にかけての痛み。

診察法⑦

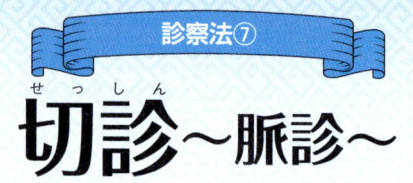

切診～脈診～

切診は、文字どおり触感を用いた診察で、その代表となるのが脈診である。現代医学では脈拍数、緊張度、不整などを指すが、東洋医学では脈の性状から病態を把握する。

キーワード 切診、脈診、按診、寸口、関上、尺中

❖ 切診とは現代医学でいう触診のこと

切診は、手指や掌で患者に直接触れて診察する方法。現代医学の触診にあたり、脈診と按診の2つがある。

脈診は、手指の先端で患者の脈拍を触圧し、脈象を調べ病状の変化を知る診断法で、おもに鍼灸医学で重視される。脈象とは、脈があらわれる深さ、リズム、強さなどをまとめた言い方で、病位、正気・邪気、陰陽バランス、病因の推察、発熱の度合い、予後の判定、病気が進行中か回復中か、といったことを診ることができる。

按診は、患者の筋肉や皮膚、手足、腹部など身体部位や病変部に触れたり、軽く押したり叩いたりして、局部の筋肉の張り具合や痛みの有無、音などを確認する診察法だ。日本では、とくに腹部の状態を診る腹診（→P.108）が重視され、漢方、鍼灸の両方で用いられる。慢性の病気の診断や全身の状態を判断するのに向いている。ほか、経絡を切診する切経*（→P.109欄外）がある。

❖ 脈の状態により、病状を推察する

一般的な脈診では、両方の手首の寸口（橈骨動脈拍動部）を診る六部定位診が用いられる。手首に近いほうから寸口を寸・関・尺に分け、それぞれに指を1本ずつ当てて診る。寸・関・尺は、五臓の状態と対応しており、五臓の状態を推測できる。また、病時には病脈という脈象が見られる。おもな病脈は28種（病脈28脈*）あるが、出現頻度の高い病脈を八祖脈といい、浮・沈・遅・数・虚・実・滑・濇脈の8種類ある。これらの脈の浅深や回数、大きさ、強弱などから病状が診られる。

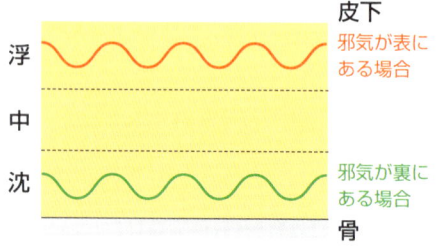

浮脈と沈脈の違い

皮下
浮 —— 邪気が表にある場合
中
沈 —— 邪気が裏にある場合
骨

病脈は脈拍の回数や強さ、脈のリズムなどにあらわれる。邪気が体の表面にあれば浮脈、奥にあれば沈脈となり、脈の深度で触知できる。また、陽気が弱ると遅脈、陽気や津液が足りないと虚脈になる。病脈28脈の基本となる八祖脈は、右下表のような病症を示す。

用語解説 「病脈28脈」…八祖脈と同名の脈の他に、洪脈、微脈、細脈、散脈、長脈、短脈、弦脈、芤脈、緊脈、緩脈、革脈、牢脈、弱脈、濡脈、伏脈、動脈、促脈、結脈、代脈、疾脈がある。

六部定位診での脈の見方と脈診の方法

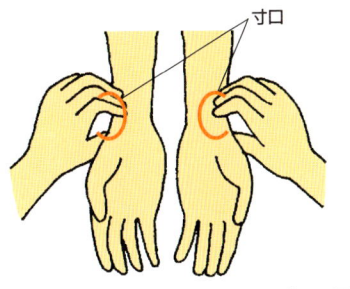

人差し指、中指、薬指を、寸・関・尺に当てて両手首の脈を診る。各脈象で、五臓の状態を把握する

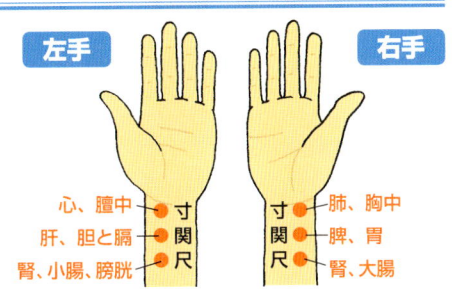

左手
- 寸：心、膻中
- 関：肝、胆と膈
- 尺：腎、小腸、膀胱

右手
- 寸：肺、胸中
- 関：脾、胃
- 尺：腎、大腸

寸（寸口）、関（関上）、尺（尺中）はそれぞれ特定の臓腑（図参照）と深く関係している（『医宗金鑑』*より）

八祖脈の脈形と主病

名称	脈象	主病	状態
浮脈（ふみゃく）	軽く触れて脈が得られる	表証、虚証	外邪が肌を襲うと衛気が抵抗して外に向かって鼓動し脈気が外に向かって鼓動するので、指に浮いて感じられる。
沈脈（ちんみゃく）	皮膚の深部にあり、指先を深く触れないと感じ取れない	裏証。有力なものは裏実、無力は裏虚	邪が鬱して裏にあり、気血が内に拘束されると脈は沈んで有力、臓腑が虚弱で正気不足の場合などは、沈んで無力。
遅脈（ちみゃく）	脈拍が緩慢で一息（一呼一吸）の脈拍数が四至に満たない脈	寒証。有力なものは寒積、無力は虚寒	寒凝気滞して陽気が正常に運行できないと脈象は遅となる。有力な脈象は寒による実証、無力なものは虚寒証。
数脈（さくみゃく）	脈拍が速くて一息に五至以上の脈	熱証。有力なものは実熱、無力は虚熱	邪熱が盛んなときは気血の流れが速くなるため数脈で有力。久病で陰虚の場合や虚陽外浮の脈状などでもあらわれる。
虚脈（きょみゃく）	三部（寸関尺）の脈が虚では無力、按ずれば空虚	虚証	気血両虚と臓腑の虚証にあらわれる。気が不足して血を運行できないと脈は無力、血が不足すると空虚な脈となる。
実脈（じつみゃく）	三部の脈が有力な脈	実証	邪気が亢盛な一方で正気も虚してなく、邪気と正気が闘争し、気血が脈動に充満しているので指に力強く感じられる。
滑脈（かつみゃく）	脈の流れがなめらかで、お盆に珠を転がしたような脈	痰飲、食滞、実熱	実邪が内で盛んになり、気が実し血が湧くと、脈の往来はなめらかになる。健康な場合や、妊娠時にもみられる。
濇脈（しょくみゃく）	脈の流れがなめらかでなく、ナイフで竹を削るような感覚	傷精血少、気滞血瘀など	正気が傷つき血が少なくなると、経脈が濡養されず、血が滞り、脈気の往来がなめらかでなく、力のない脈となる。

ポイント！
脈診は寸関尺の３カ所に指を当てて行い、脈の状態や深さから、それぞれに対応する臓腑の状態を診る。

第3章 切診〜脈診〜

用語解説 『医宗金鑑』…1749年、清時代に編纂された伝統医学全書。全90巻。臨床治療を目的とし、歴代諸家の説を整理し、図解を加えるなど、理解しやすく作られている。発刊当時から現在まで、中国臨床家の最重要の標準テキストのひとつ。

診察法⑧

切診～腹診～

切診の代表的な方法が、腹部の触診によって患者の体質を判断する腹診である。腹診は江戸時代の医師の経験から日本で発展した診察法で、漢方医学では大変重要視される。

キーワード 腹診の方法、心下痞鞕、胸脇苦満、小腹不仁、小腹急結、裏急、虚里の動

❖ 腹部を触診して状態を観察する"腹診"

腹診*は臓腑の病変を探る切診のひとつ。診察は患者に仰向けに寝てもらい、足を伸ばした状態で行う。まず、腹部の形状や皮膚の状態、太り具合などを目で観察したり、腹の中の音を聞いたりする。次に腹部を軽く押しながら、皮膚の湿り気や温度、感覚などを確かめ、さらに腹部全体の筋肉の厚さや薄さ、弾力の強弱、筋肉の緊張状態やつかえた感じ、押してみて痛みを感じるか、腹を軽く叩いたときにどんな音がするかなどを、細かく診断していく。

健康な人の腹は全体的に温かく、つきたての餅のように適度に柔らかい。上腹部が平らで、へその下がふっくらし、手応えがあるなどの特徴がある。

❖ 特定腹証とは腹部によくあらわれる疾病の特徴

腹診の際には、腹部をいくつかの部位に分ける。みぞおち部分は**心下**、下腹部は**小腹**、小腹の左右は**少腹**、そのほか胸脇、脇下、臍上、臍下などという（→P.105）。たとえば、心下部につかえた感じがあるものを**心下痞**、押すと抵抗感のあるものを**心下鞕**といい、合わせて心下痞鞕という。このように腹部の部位によくあらわれる症状を特定腹証とよび、ほかには胸脇苦満、少腹急結などの病症がみられる。腹証はおもに湯液治療で重視され、日本では江戸時代の古方派によって発展した。現代でも漢方などで重視されているが、鍼灸治療の診断の際にもよく用いられるようになった。

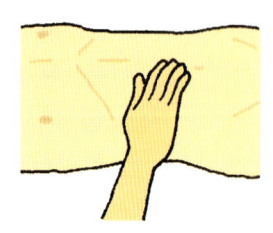

単手による触診の方法。患者の傍らに立ち、手を腹壁に軽く当て、指先や手のひらで触診する

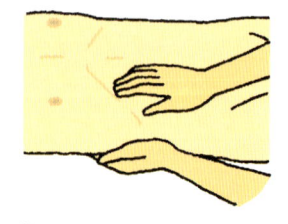

単手による触診。腹壁のほか、背部にも手を当て、腹部を両手ではさむようにして触診する

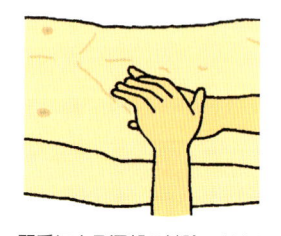

双手による深部の触診。おもに深い位置にある臓器の触診や、腹壁の厚い患者の触診に用いる

用語解説 「**腹診**」…患者が痛みを訴える場所だけを触診するのではなく、痛みのない場所から触診して、最後に痛みのある部位を触診する方法もある。先に痛みの部位を触診すると、腹壁の筋肉が緊張して、状態がわからないことがあるからだ。

腹部の位置と五臓の関係

腹診の方法として、『難経』ではイラストに示したように、腹部の各部位と五臓を割り当てている。これらの部位を押したとき、臓器が病んでいる場合は、すべて「按（お）せば牢（かた）く、もしくは痛む」という状態になる。

心病
心病は、へその上に動気あり。これを按せば牢く、もしくは痛む。

肺病
肺病は、へその右に動気あり。これを按せば牢く、もしくは痛む。

脾病
脾病は、へそに当たりて動気あり。これを按せば牢く、もしくは痛む。

肝病
肝病は、へその左に動気あり。これを按せば牢く、もしくは痛む。

腎病
腎病は、へその下に動気あり。これを按せば牢く、もしくは痛む。

おもな特定腹証

※ ■部分：不調が認められる部位

心下痞鞕（しんげひこう）
心下部の自覚的なつかえを心下痞、他覚的に硬い抵抗感があるものを心下鞕という。

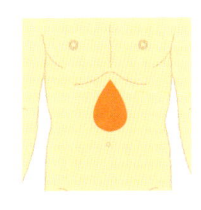

胸脇苦満（きょうきょうくまん）
肝・胆の病変に多く見られる症状で、季肋部（肋骨の下部）に充満感があり、押すと痛い。

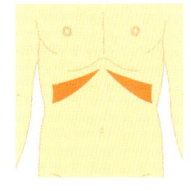

小腹不仁（しょうふくふじん）
下腹部に力がなく、ふわふわして押すと凹みやすい。腎虚など腎の病変によく見られる。

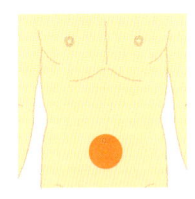

少腹急結（しょうふくきゅうけつ）
おもに左の下腹部に抵抗感や瘀血（血の停滞）があり、婦人科系の病変などによく見られる。

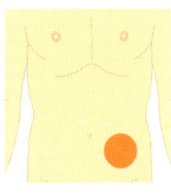

裏急（腹裏拘急）（りきゅう）
おもに腹直筋が異常につっぱることで、腹裏がひきつる症状。虚労のときなどに見られる。

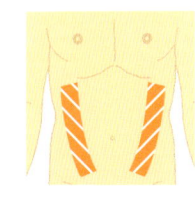

虚里の動（きょりのどう）
虚里とは左乳下に分布する絡脈。「動」とは動悸や心尖拍動で、服の上からも拍動がわかる状態。

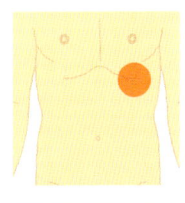

ポイント！
腹証では腹部の触診により病状を推測する。五臓などによく起こる病状は特定腹証で判断できる。

用語解説 「切経」…経絡を切診すること。切経では経絡を指で軽く摩擦したり、ときどき力を入れて押してみたりして、異常のある経絡を診断する。異常のある経絡の反応点を見つけられるため、鍼灸治療の際に選穴しやすい。

弁証論治①

弁証する（診断する）

弁証とは、四診で得た情報をもとに診断を行うこと。そこで得た診断結果を「証」、証に基づいて治療手段を決めることを「論治」といい、この過程を合わせて弁証論治という。

キーワード 四診、証、弁証論治、同病異治、異病同治、理・法・方・穴／薬

❖ 証を決め、治療法を決定する

東洋医学で診断・治療を行うときには、まず四診（→P.94～）を行い、そこで見たり聞いたり、感じたりした情報を分析して証を立てる。証とは診断結果のことで、患者の自覚症状を重視し、四診で得たさまざまな情報を総合的に分析して、そこに統一体観（人と天地が相応するという観点）などの東洋医学的な観点を含めて証を立てる。これを弁証*という。弁証方法では八綱弁証を大綱とし、そのほか気血や臓腑の状態によって気血津液弁証、臓腑弁証、経絡弁証などの弁証方法を用いる。

こうして立てた証をもとに治療を行うことを論治という。論治では、患者の体質や症状に応じて治療法を決定する。そのため同じ病気の患者に対して違う治療法を施したり（同病異治）、違う病気の患者でも証が同じであれば同じ治療を施したり（異病同治）する。

弁証論治による診断から治療までを、鍼灸の場合は「理→法→方→穴→術」、漢方の場合は「理→法→方→薬」という流れで進めていく。理は病気の原因と状態を調べること、法は弁証の結果を受けて治療方針を決めること、方・穴は治療方法を選ぶことで、とくに「穴」は鍼灸治療を行う際のツボの決定、そして術は鍼灸、薬は漢方の治療をいう（→右表）。

証 身体の状態や体質を総合的に評価した診断結果のこと。

弁証論治
- **弁証** 四診で得た結果を総合的に分析し、治療に必要な証を立てること。
- **論治** 証に基づいて、治療方針と方法を決定し、実際に治療を行うこと。

理 病気はいつ、なぜ発生したのか？

法 病因に基づいた治療方針を伝える

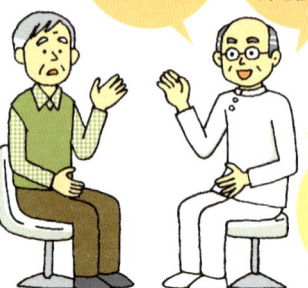

方 ○○のツボを鍼で、△△漢方薬も併用しましょう

薬・穴 治療するツボや漢方薬、生薬を解説

用語解説　「弁証」…「弁」の意味は判断、分析、識別、「証」の意味は証拠である。つまり、弁証とは疾病によってあらわれた症状を分析し、さらにその病機（発生、発展、変化のしくみ）を検討することで、明確な証を立てることを指す。

診断から治療までの流れ

西洋医学	東洋医学		
西洋医学の診断〜治療	名称と内容		弁証論治の方法
1 診断を行う	理 必要な弁証を行って、病気が発生するメカニズムを識別し、分析すること	弁証	証を立てて、病気の原因を探る ●四診で証を導く（→P.94） 望診、聞診、問診、切診 ↓ ●弁証（→P.110） 八綱弁証、六淫弁証、気血津液弁証、臓腑弁証、経絡弁証、六経弁証など
2 治療方針を決める	法 弁証結果に基づいて治療法を確立すること	論治	●扶正去邪（→P.123） ●治病求本（→P.123） ●陰陽調節（→P.124） ●三因制宜*（→P.124） 病気の症状に応じ、治療方針が導き出される
3 治療内容の決定	方・穴 「法」で確立した治療法に基づき、処方する薬（漢方）や治療するツボ（鍼灸）を決めること		●漢方薬治療（→P.128） ●鍼灸治療（→P.186） ●漢方薬＋鍼灸治療 弁証に基づき、漢方であればどのような薬を処方し、鍼灸であればどのツボを選ぶかといった内容が決まる
4 実際の治療	術 鍼灸による治療法を決めること		ツボを確定する ツボをどのような方法で刺激するか、といった治療法を確定
	薬 薬の投与処方を決定すること		漢方処方を確定 具体的な薬の使用量や処方を確定

治療方針の決定

治療方針は、扶正去邪、治病求本、陰陽調節、三因制宜などの治療原則に則って決める。たとえば、三因制宜では、治療方針の決定に際し、「三因（季節、土地、人）」という3要素を考慮する。

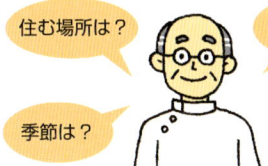

住む場所は？
体質は？
季節は？

治療方針を決めるまでにはさまざまな弁証のほか、人それぞれの異なった環境を考慮していく

ポイント！
弁証論治は、四診で得た情報をもとに診断を行い、治療方針を決定する、東洋医学の重要なプロセス。

用語解説 「三因制宜」…季節に影響される身体の状態を考慮することを「因時制宜」、患者の住んでいる地域の気候や習慣を考慮することを「因地制宜」、患者の性別、年齢、体質、生活習慣などを考慮することを「因人制宜」という。

弁証論治②

八綱弁証とは？

四診によって得た情報は情報量も多く、内容も複雑多岐にわたる。そこで一定のルールに基づいて証を導き出す弁証が必要となるが、その最も基本的な弁証法が八綱弁証だ。

キーワード 八綱弁証、病位、病情、病勢

❖ 八綱弁証はその他の弁証の基礎

　東洋医学では、長年培ってきた臨床の経験から、証を立てるためのいくつかの弁証方法が確立されてきた。**八綱弁証、六淫弁証、気血津液弁証、臓腑弁証、経絡弁証、六経弁証**などがそれである。各弁証方法は、異なる視点から病証を分析するものだが、それぞれが孤立したものではなく、相互に関連し、重なり合う部分ももっている。そして複雑な病証を分析する場合などは、互いに補完し合う。

　そのうち、**陰陽論**に基づいた視点から病証の全体像を把握するのが**八綱弁証**で、その他の弁証の基礎となる。八綱弁証を行い、病気の部位、疾病の性質・正邪の盛衰などを広い視野から判定したうえで、次に気血の状態や臓腑・経絡の機能異常などを見る。そして気や血の機能不足や流通障害があれば気血津液弁証を、臓腑の機能失調があれば臓腑弁証から病証を分析する。

　このように視点を変えてそれぞれの弁証方法の視野から症状を眺め、どの弁証方法を中心に弁証を行うべきか適切な判断が下せれば、四診による情報収集も効率的に行えるようになる。

❖ 八綱弁証で基本の証を立てる

　八綱弁証の八綱とは、**表・裏*・寒・熱・虚・実・陰・陽**のことをいう。この8つの綱領（主要なポイント）は、表裏・寒熱・虚実・陰陽という4つの組み合わせになっている。**表裏**は病位（症状の発現部位）の深浅を示し、表証か裏証か、半表半裏かを見極める。**寒熱**は病情（どんな症状か）を示し、熱証か寒証か、寒熱挟雑かを見る。**虚実**は病勢（正邪の盛衰）を示し、正気と邪気のどちらが旺盛かを見る。**陰陽**は表裏・寒熱・虚実の6つの綱領（六綱）を統括するが、表・熱・実は陽の性質を、裏・寒・虚は陰の性質を持っているためである。

　複雑な証候もこれらのルールに当てはめて分類していくと証が立てやすく、疾病の変化も予測しやすい。証を立てるときは、まず**病位**（表裏）を見て、次に**病情**（寒熱）、さらに**病勢**（虚実）を見る。そして最終的に表熱実証、裏寒虚証などの証が立てられる。

用語解説　「裏」…裏の場所については、「身体の最も深い部分で、腸管およびそこに隣接する臓器類のある部位」と表現する場合もある。半表半裏の場所についても、「横隔膜に隣接する臓器類のある部位」という場合がある。

病位・病情・病勢のとらえ方

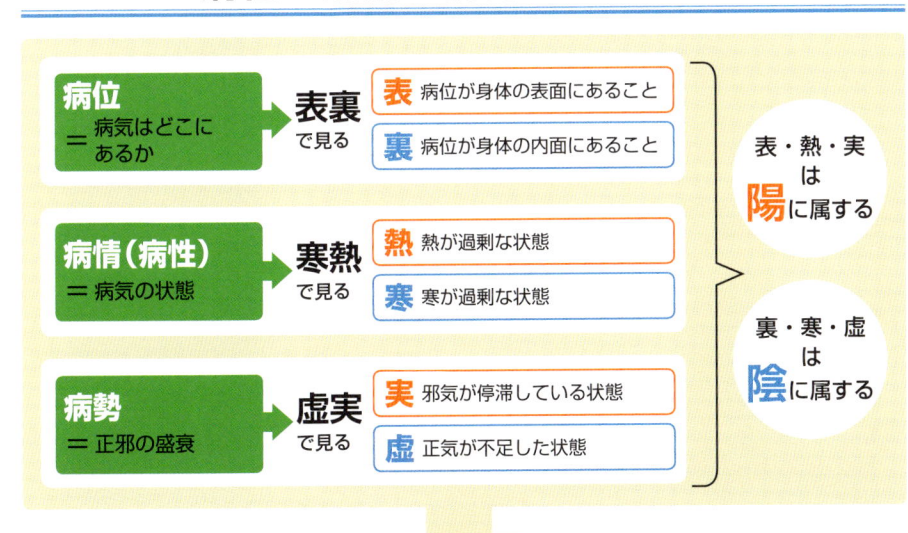

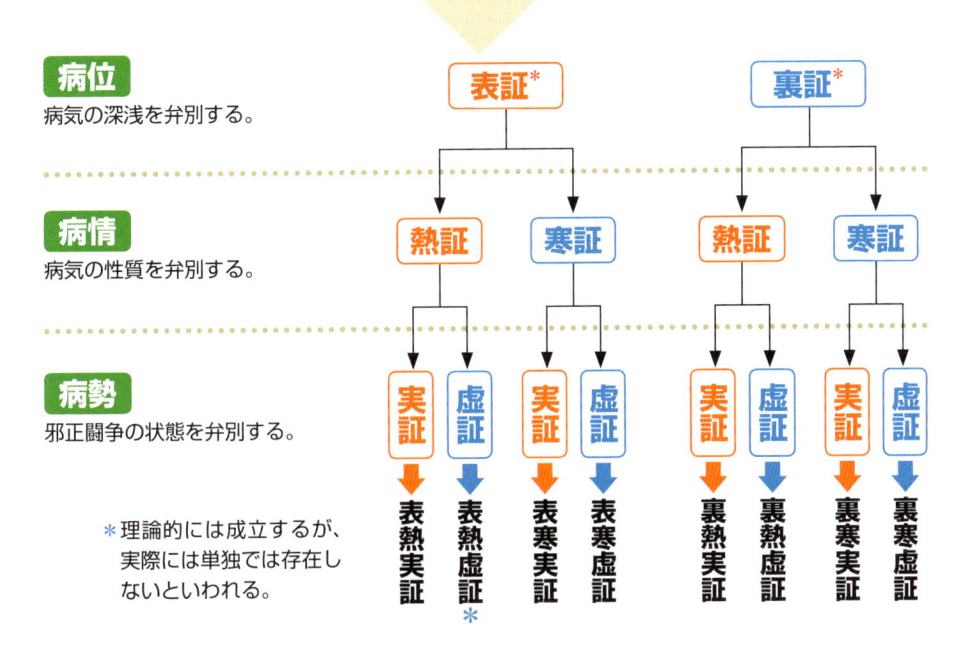

病位 = 病気はどこにあるか	表裏で見る	**表** 病位が身体の表面にあること **裏** 病位が身体の内面にあること
病情（病性） = 病気の状態	寒熱で見る	**熱** 熱が過剰な状態 **寒** 寒が過剰な状態
病勢 = 正邪の盛衰	虚実で見る	**実** 邪気が停滞している状態 **虚** 正気が不足した状態

表・熱・実は **陽** に属する

裏・寒・虚は **陰** に属する

病位
病気の深浅を弁別する。

表証* ／ 裏証*

病情
病気の性質を弁別する。

表証 → 熱証／寒証
裏証 → 熱証／寒証

病勢
邪正闘争の状態を弁別する。

- 表熱実証
- 表熱虚証 *
- 表寒実証
- 表寒虚証
- 裏熱実証
- 裏熱虚証
- 裏寒実証
- 裏寒虚証

＊理論的には成立するが、実際には単独では存在しないといわれる。

第3章 八綱弁証とは？

ポイント！
八綱弁証とは、四診で得られた情報を総合して病位、病情、病勢を分析し、証を立てること。

用語解説
「表証」…邪が皮毛、口鼻、体表面から侵入し、体表に留まるために起こる。感冒、インフルエンザ、肺炎など。
「裏証」…体内で疾病が発生したもので、病位が裏にあり、表証以外のものを指す。臓腑や気血津液の病変、慢性疾患など。

弁証論治③

八綱弁証 〜表裏・寒熱〜

八綱弁証のうち、まず病気にかかったときにその病気は身体のどこにあるかを見る「表裏」と、その病気の性質はどのようなものかを見る「寒熱」の4つの綱領を見ていく。

キーワード 表裏、寒熱、病位、病情、表証、裏証、半表半裏証

❖ 表裏弁証では病位が身体のどこにあるかを見る

八綱弁証の最初の段階は表裏弁証で、外邪が体内に侵入した際、病位が表裏どちらにあるかを判断する。

表裏の表は身体の表面（皮膚や皮下の浅い部分の組織群、四肢や頭部、肩背部などを指す）の部位に病があることで表証という。裏は身体の奥深く（臓腑・血脈・骨髄などを指す）の部位に病があることで裏証という。また、表と裏の中間を半表半裏といい、ここに病があることを半表半裏証という。なお、裏の場所については、「身体の最も深い部分で、腸管およびそこに隣接する臓器類のある部位」と表現し、半表半裏の場所についても、「横隔膜に隣接する臓器類のある部位」と表現する場合もある。

表証は外感病*の初期段階によく見られ、発病が急で変化が早く、病気の期間が短い。表証以外の疾患は、ほとんど裏証に属するものと考えられる。また、半表半裏証は、病が表位を過ぎているが、まだ裏位に達していないときにあらわれる。

❖ 寒熱は病気の状態をあらわす

寒熱は疾病の性質を寒と熱に区分したものだ。寒証と熱証は身体の陰陽の平衡状態をあらわし、陰陽バランスが崩れると生じる。陰盛（陰が強い）と陽虚（陽が弱い）は寒証として、陽盛と陰虚は熱証としてあらわれる。

寒証は、陰盛陽虚のほか、寒邪を受けたときにもあらわれる証候で、手足が冷たく、いつも寒さを感じているような状態になる。寒証には表寒、裏寒、虚寒、実寒がある。また熱証は、陽盛陰虚のために身体の機能活動が亢進したり、熱邪を感受したりするとあらわれる証候で、熱さを感じ、冷房や冷たい飲み物を欲するようになる。熱証には、表熱、裏熱、虚熱、実熱がある。

寒熱を臨床で用いる際には、寒熱と表裏を関連させ、疾患が表寒・表熱・裏寒・裏熱のどれに属するかを分析する。たとえば表寒証は寒邪が肌表を襲ったためにあらわれる悪寒、発熱、頭痛などの症状、裏熱証は熱邪が臓腑に直中（直接入り込む）して、裏熱が盛んになって出る証候などを指す。

用語解説 「外感病」…風邪、寒邪、暑邪、湿邪、燥邪、火邪の六淫（外邪）によって起こる疾病を外感病という。外感性疾病は病の進行に応じて、病位や病勢が変更していくため、六経弁証や三陰三陽弁証が用いられることが多い。

表証と裏証（表裏）の特徴

表証

脈は**浮***

六淫の邪気（外邪）が体内に侵入するときにおこる

- 衛気が正常に機能しなくなり発熱
- 正常な温煦が得られず悪寒・悪風
- 邪気が経絡に鬱滞し頭痛、身体痛
- 邪気が裏に至らず舌証に変化なし
- 肺の機能失調による鼻閉・鼻汁

半表半裏証

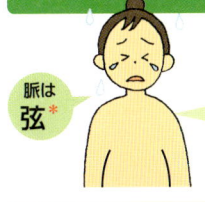

脈は**弦***

病が表位を過ぎて裏位に達していないときにあらわれる

- 発熱と悪寒が交互に出現（往来寒熱）
- 胆火による腹壁筋の緊張亢進（胸脇苦満）
- 口が苦く感じる（口苦）
- 咽頭が乾燥（咽乾、口燥）
- めまいがする（眩暈）

裏証

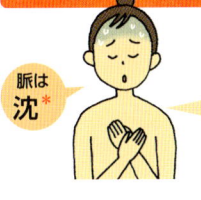

脈は**沈***

発病後、一定期間を経てあらわれる

- 熱して耐え難く苦しむ（悪熱）
- のどが渇く（口渇）
- 便秘、腹部膨満、腹痛、下痢
- 舌苔（舌上に生える苔のようなもの）が厚い

など、舌象にもさまざまな異常が見られる

第3章　八綱弁証〜表裏・寒熱〜

寒証と熱証（寒熱）の特徴

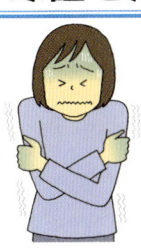

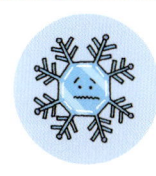

寒証

手足が冷たく、寒さを感じ、味覚が弱まり、大便は水状（あるいは泥状）、陽気不足による血脈の運行遅滞などが見られるほか、水液を温化できないため透明尿が増加。舌苔は白、脈は遅。

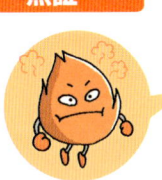

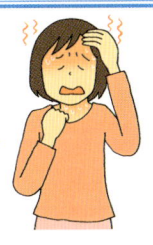

熱証

熱さを感じ、冷房や冷たい飲食物を欲する。顔や目に熱感が生じて赤くなり、発熱、口渇、便秘、吐血などの症状も見られる。小便は赤濁し量が減少。痰・鼻汁など分泌物は黄色く粘稠。舌苔黄、脈数。

ポイント！

八綱弁証のうち、<u>表裏弁証では病位（病気の位置）</u>を、<u>寒熱弁証では病気の状態や性質を見る</u>。

用語解説　「浮、沈」…指を軽く当ててもわかる脈と強く圧しないとわからない脈。／「弦」…弓の弦のような上下動の少ない突っ張った脈。ほか、数と遅（拍動数の多い脈と少ない脈）、虚と実（無力脈と有力脈）などがよくある脈象。

弁証論治④
八綱弁証～虚実・陰陽～

虚実は病気の過程における正邪の盛衰状態を見るもので、正気が不足していれば虚証が、邪気が盛んであれば実証があらわれる。陰陽は虚実を含めた八綱を統括するものである。

キーワード 虚実、陰陽、正気、邪気、虚証、実証、陰証、陽症、八綱弁証

◆ 虚証と実証は正邪の闘争の状況を反映

虚実は、病気の過程における正邪の盛衰状態を見る項目で、身体における正気と邪気の闘争の状況を反映している。正気が不足していれば虚証が、邪気が盛んであれば実証があらわれる。

虚証は陰・陽・気・血・津液・臓腑が弱まった状態で、疲労しやすく体力が衰えており、疾病の後期や慢性の病のときに見られる。気が足りなければ気虚、陽気が足りなければ陽虚となる。

それに対して実証は、外邪の感受や瘀血・痰といった体内の病理産物によって起こる状態をいう。外邪が体内に侵入して邪気が強くなれば実証、寒邪が侵入して強くなれば実寒、外邪が裏まで入り込み、熱をもてば実熱となる。実証は六淫による疾病の初～中期、および痰、飲食物、津液、血などの停滞による病証*に多く見られる。

虚実も臨床の際には、表裏寒熱と関連させて考える。たとえば虚寒証は体内の陽気が虚して起こる証候で、精神不振、四肢の冷え、腹痛（喜按）、脱力感などをもたらす。また、実熱証の場合は、裏熱証と同じく、身熱、煩躁、多言などの症状があらわれる。

◆ 陰証と陽証は八綱弁証を総括する項目

陰証と陽証は八綱弁証を総括する項目で、これを診断に応用すると、すべての病気を病理の性質によって陰陽に分類できる。

陰の属性をもつ証候が陰証で、裏証・虚証・寒証がこれにあたる。たとえば顔色が悪い、四肢の冷え、無気力、食欲不振、透明尿、下痢気味、舌質淡胖、脈が遅くて弱い（沈遅細弱）といった症候があらわれる。

一方、陽の属性をもつのが陽証で、表証・実証・熱証がこれにあたる。そのため、発熱、躁動（いらだって動き回る）、呼吸・語勢が荒い、小便が赤い、便秘気味、舌質は紅が多く、脈が強くて速いなどの証候がある。

陰陽の項目は、このように八綱弁証を総括するが、弁証の際に陰陽の項目だけを取り出して具体的に検討することはないので、実際は表裏、虚実、寒熱の3段階・6項目について検討し、証を立てることになる。

用語解説　「病証」…東洋医学の専門用語。「症」とはひとつひとつの症状のことであり、「証」は症状に対して総合的な分析を行った上で決定した診断結果のこと。そのため、「証」と「症」は使い分ける必要がある。

虚証と実証（虚実）の特徴

実証では邪気の旺盛さによって病気が引き起こされる。しかし実証のときには正気も比較的旺盛で抵抗力も強いので、正邪の闘争は激しくなり、それが体質や病証にも反映される。一方、虚証はおもに正気の不足による病理の反映で、邪気に対する正気の抵抗力も低下する。そのため虚証の人は、一般的に病気に対する抵抗力も弱い。

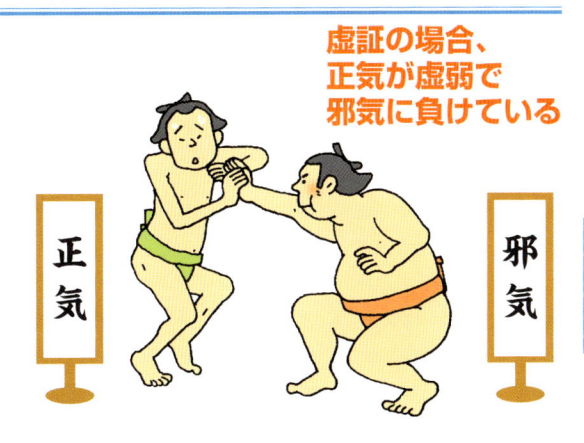

虚証の場合、正気が虚弱で邪気に負けている

正気 / 邪気

第3章 八綱弁証〜虚実・陰陽〜

陰証と陽症（陰陽*）の特徴

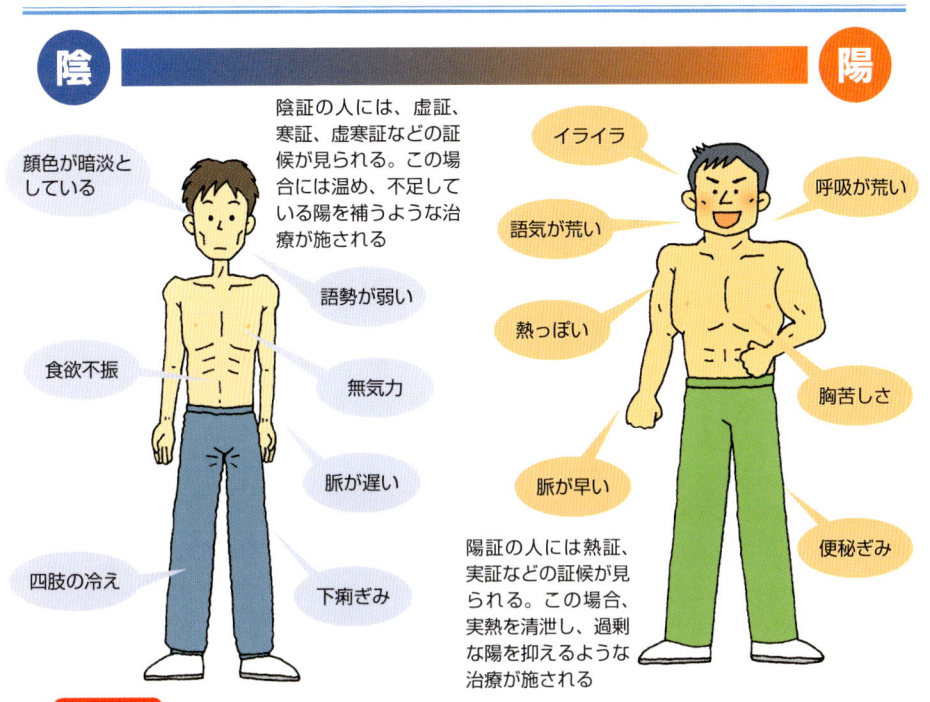

陰

- 顔色が暗淡としている
- 食欲不振
- 語勢が弱い
- 無気力
- 脈が遅い
- 四肢の冷え
- 下痢ぎみ

陰証の人には、虚証、寒証、虚寒証などの証候が見られる。この場合には温め、不足している陽を補うような治療が施される

陽

- イライラ
- 呼吸が荒い
- 語気が荒い
- 熱っぽい
- 胸苦しさ
- 脈が早い
- 便秘ぎみ

陽証の人には熱証、実証などの証候が見られる。この場合、実熱を清泄し、過剰な陽を抑えるような治療が施される

ポイント！
虚実を含めた表裏、寒熱の6つの綱領は陰陽に統括される。これらをまとめて分析することを八綱弁証という。

用語解説 「**陰陽**」…陰陽は病気の経過も示す。病気の初期症状は陽証で、病気が進行すると陰証になる。また、体力が低下した高齢者の場合は、病気の初期段階から陰証の状態で発病する傾向にある。

弁証論治⑤
その他の弁証

証を立てるためには、八綱弁証以外にも、六淫弁証、気血津液弁証、臓腑弁証、経絡弁証、六経弁証、三陰三陽弁証などがある。八綱弁証はこれらの弁証の基本となっている。

キーワード 六淫弁証、気血津液弁証、臓腑弁証、経絡弁証、六経弁証、三陰三陽弁証

❖ 症状によって、多彩な弁証を使い分ける

証を立てるための弁証方法には、八綱弁証のほか、**六淫弁証（ろくいんべんしょう）**、**気血津液弁証（きけつしんえきべんしょう）**、**臓腑弁証（ぞうふべんしょう）**、**経絡弁証（けいらくべんしょう）**、**六経弁証（ろくけいべんしょう）*** などがある。

八綱弁証は陰陽学説に基づき、病証の全体像を大づかみに把握して他の弁証の基礎になる。さらに、病邪が深く関係している病証の場合は六淫弁証を、気血の機能不足や流通障害があれば気血弁証を、臓腑の機能失調があれば臓腑弁証を用いて病証分析を進める。また、外感熱病（がいかんねつびょう）であれば、病邪（びょうじゃ）の種類に応じて、経絡弁証などを選択する。

これらの弁証法を適切に使いこなすには経験も必要だ。しかし経験の浅い診察者の場合も、まず八綱弁証により病位、病情、病勢などを広く把握し、そのうえで気血の状態はどうか、臓腑や経絡の機能に異常はないかといった個別の弁証法の視点から病証を観察し、四診を通じて情報を収集すれば適切な診察が行えるようになる。

各弁証方法は、異なる視点から病証を分析するが、それぞれが孤立した弁証法ではなく、互いに関連する部分ももっている。そして複雑な病証を分析する場合などは、互いに補完し合うものであることも覚えておきたい。

弁証の種類

八綱弁証
陰陽論に基づき病証の全体像を把握する弁証法で、四診で得られた情報を表・裏・寒・熱・虚・実・陰・陽を綱領として総合的に分析、その他の弁証の基礎となる。

六淫弁証
六淫とは、風・寒・暑・湿・燥・火の6つの要因。これらがもたらす疾病は季節や気候と関係し、単独で疾病を引き起こす場合と、複数の要因が絡み合う場合がある。

気血津液弁証
気、血、津液の過不足や運行失調などからくる疾病を分析。ただし血の変調は心、肝、脾などの臓腑と関係するなど、他の臓腑・経絡等の関係もあわせて弁証を行う。

臓腑弁証
臓腑にあらわれる生理・病理現象を観察する弁証法。臨床上も、病気を臓腑の病理や病症面から捉えることは必要不可欠となっており、東洋医学の基本でもある。

経絡弁証
外邪は経絡を通じて人体に侵入し臓腑を冒すため、経絡弁証では疾病がどの経絡や臓腑にあるのかを分析・判断する。正経十二経脈病証や奇経八脈病証などがある。

六経弁証
六経弁証は陰陽をもとに外感病を太陽、陽明、少陽、太陰、少陰、厥陰という6つに分類。臓腑経絡の病理変化をあらわし、それぞれの証には関連性がある。

用語解説「六経弁証」…十二経脈の6つの経脈を見る弁証。後漢時代の張機（張仲景）が、『傷寒雑病論』のなかで、外感病の症候と特徴を結びつけて体系化。張機の著書は漢方医学の重要な文献となり、その功績から「医聖」と称えられる。

六淫弁証のおもな病証

風淫証候
- 発熱、悪寒、頭痛、汗が出るなど
- 咳嗽（痰と音のある咳）、鼻閉、鼻汁
- 脈は浮緩。舌苔は薄白となる
- 風邪が皮膚に鬱しておこるかゆみ

風邪が表を侵襲すると、腠理（毛穴）がゆるんで衛気が機能しなくなったり、肺の宣発機能が失調したりして、上の諸症状があらわれる。

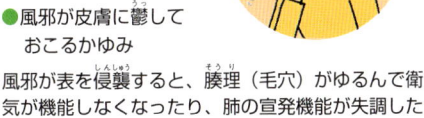

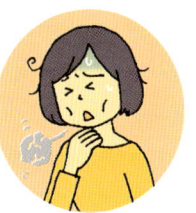

寒淫証候
- 寒邪の襲表による悪寒発熱など
- 寒邪が経脈を侵襲し頭痛、身体痛
- 関節部の冷痛・拘急（ひきつり）
- 腹痛、腹鳴、泄瀉（下痢）など

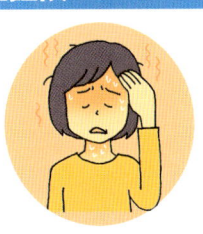

寒邪の影響で玄府（汗孔）が通じなくなったり、衛気が宣発できなくなったり、さらには経脈の運行が阻害されて病証があらわれる。

気血津液弁証のおもな病証

気血津液の病証は、下表のようにそれぞれの過不足や運行失調などにより起こる。これらの病証を、関連する臓腑・経絡などの状態と合わせて検証するのが気血津液病証である。

名称	不足	過剰や運行失調
気	**気虚** 先天的な元気不足や飲食物の摂取不足により後天の精が補充されないときに大病したり、過労や高齢などの原因で身体機能が低下すると、気が不足して気虚となる。気虚の症状は息切れ、倦怠感、めまい、自汗など。	**気滞** 五志の乱れ、外邪の侵襲による経絡の渋滞、痰や血による経絡の流れの阻害、捻挫などで臓腑の気機が滞ると、脘悶、営気の運行失調による器官の機能障害、衛気過剰による発熱、衛気不足による外邪性疾患などが起こる。
血	**血虚** 血虚は、失血過多や、飲食物の摂取不足、脾胃虚弱による生化不足、七情過度による肝の蔵血や脾の統血作用の変調、労倦などで起きる。おもな症状は顔色蒼白・萎黄*、めまい、心悸・不眠、手足のしびれなど。	**血瘀、血熱、血寒** 血瘀は気虚や気滞による血流阻害、血熱は飲食過度や発作的怒り、血寒は寒邪による血脈運行の滞りなどで起こる。おもな症状は血瘀による疼痛、拒按、無月経、血熱による発熱、吐血、血寒による手足の疼痛・厥冷*など。
津液	**津液不足** 津液は、飲食不摂制、情緒不安定、脾胃の機能低下などから生成不足となり、過労・発熱、過度の発汗などで消耗する。その結果、目、鼻、口唇の乾燥、毛髪や皮膚の異常、口渇、尿の減少、便秘、免疫低下などが起こる。	**津液の代謝、運行失調** 肺・脾・腎・膀胱・三焦など津液に関連する臓腑の生理機能失調などで、津液の代謝・運行失調が起きる。その結果、水腫、腹中の鼓脹や痰飲の原因となるほか、心悸亢進*、呼吸困難、下痢、関節の屈伸困難などを起こす。

ポイント！
六淫弁証は六淫がもたらす疾病を、気血津液弁証は気、血、津液の過不足や運行失調などからくる疾病を分析。

第3章 その他の弁証

用語解説　「**萎黄（いおう）**」…皮膚が黄色くなり、つやがなくなること。黄疸のように目は黄色くならない。／「**厥冷（けつれい）**」…血寒で起こる。手足が末端から冷えること。／「**心悸亢進（しんきこうしん）**」…心臓の拍動が亢進し不安になること。

臓腑弁証のおもな病証

臓 五臓の病証には、各臓の気虚、陽虚、陰虚、血虚のほか、肝の場合は肝気鬱滞や肝火亢進、脾の場合は脾気の昇降失調、肺の場合は宣発・粛降の失調、腎の場合は腎精不足などがある。

腑 六腑の病証は、基本的には表裏する五臓の病証に準じる。たとえば胆の病証では口苦、黄疸、驚悸、脇痛などが起きる。また、水液代謝や消化吸収の異常などは、三焦独自の病証である。

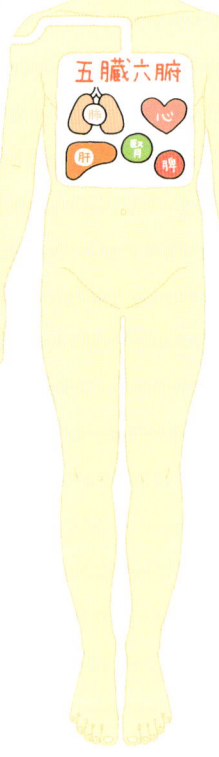

肝（かん）
肝の疏泄・蔵血機能が失調すると、気機、脾胃の運化機能、情動などの調節がうまくいかなくなり、目や筋にも異常があらわれる。

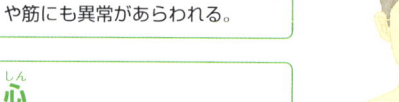

心（しん）
心病は精神活動や血液の循環に影響し、顔や舌に異常があらわれる。そして心悸、胸悶、息切れ、不眠、五心煩熱*などをおこす。

心包（しんぽう）
心包は心を保護し、心に代わって邪を受ける器官。東洋医学では、血管性心疾患など、現代医学でいう心臓病を心包の病と考える。

脾（ひ）
運化、昇清、統血をつかさどる脾の機能が失われると、消化、水分代謝、気血生成、固摂などに影響し、四肢、肌肉、口唇に異常が出る。

肺（はい）
外邪の侵入や痰湿の停滞などで肺が病むと、呼吸、気の生成と輸送、津液代謝、血行に障害が生じ、皮毛、鼻、声に異常を生じる。

腎（じん）
腎が病むと精の不足、水液代謝の失調、生殖機能の低下による不妊症、陽萎（ED）、呼吸困難や健忘症、脱力感などが起きる。

胆（たん）
胆が病むと、胆汁（精汁）の排泄、貯蔵に障害があらわれ、悪心、嘔吐、口苦などを起こす。胆気が虚すと決断力や勇気に影響する。

小腸（しょうちょう）
小腸の病証には、おもに消化機能や清濁を分別する機能の減退（虚寒病証）と、小便赤濁や口舌のできものなど（実熱病証）がある。

三焦（さんしょう）
三焦のうち上焦の機能異常は発汗障害を生じ、中焦のそれは消化不良や胃腸内の水分停滞、下焦のそれは尿閉*、下腹部痛をおこす。

胃（い）
胃寒は上腹部の痛み、腹部拒按（実寒）、喜按（虚寒）を、胃熱は消穀善飢*や胸やけを引き起こし、消化不良の原因にもなる。

大腸（だいちょう）
大腸の病は、排便異常となってあらわれ、大腸の燥熱、津液不足による便秘、寒湿や湿熱による泥状便や下痢などを引き起こす。

膀胱（ぼうこう）
膀胱の病は排尿異常となってあらわれる。具体的には排尿不利*、固摂機能低下による遺尿*、湿熱による頻尿、排尿痛、尿の混濁など。

用語解説 「五心煩熱」…両手掌・両足裏の発熱、胸中の煩熱を自覚する病証。／「尿閉」…尿が全く排出できない状態。／「消穀善飢」…食後すぐに空腹感や飢餓感を感じること。／「排尿不利」…小便が出にくい状態。／「遺尿」…小便を失禁すること。

経絡弁証のおもな病証

経絡病証には、正経十二経脈病証と奇経八脈病証がある。正経十二経脈の病証は、十二経脈と各経脈が属する臓腑の機能失調によって起こる。そのため、正経十二経脈の特徴と走行、属絡関係を把握していれば、病気がどの臓腑・経絡にあるのかを判断するとき役立つ。

正経十二経脈の病症

経脈	病症
手の太陰肺経	経絡走行上の病証は、上腕・前腕前面部の痛み、咽頭の腫痛。経脈と関連する臓腑などにあらわれる病証は、肺部の脹満感、咳喘、息切れ、胸ум、欠盆中痛、悪寒発熱、自汗など。
手の陽明大腸経	経絡走行上の病証は、歯痛、のどの痛み、肩の前部・上腕部の痛み、水のような鼻汁または鼻血など。経脈と関連する臓腑などにあらわれる病証は、便秘、泄瀉(下痢)、脱肛など
足の陽明胃経	経絡走行上の病証は、顔面麻痺、前頸部の腫れ、胸腹部・下肢の痛みなど。経脈と関連する臓腑などにあらわれる病証は、躁鬱、鼻血、消化吸収の異常などにあらわれる。
足の太陰脾経	経絡走行上の病証は、前胸部・心下部・下肢の痛み、足の第１指の麻痺など。経脈と関連する臓腑などにあらわれる病証は、腹部膨満感、嘔吐、倦怠感、下痢などがある。
手の少陰心経	経絡走行上の病証は、上肢前面内側の痛み、手掌のほてりと痛み、脇の痛み、目黄、のどの渇きなど。経脈と関連する臓腑などにあらわれる病証は、心臓部痛、健忘、不眠など。
手の太陽小腸経	経絡走行上の病証は、頸部が腫れて振り返れない、肩・上腕の激痛、上肢後面内側の痛み、目黄、難聴など。関連する臓腑などにあらわれる病証は、腹鳴、泄瀉、小便短少*・黄赤色尿など。
足の太陽膀胱経	経絡走行上の病証は、頭痛・頸部のこわばり、発熱悪寒、鼻血、腰背部・下肢後面の痛み、足の第5指の麻痺など。経脈に関連する臓腑などにあらわれる病証は、排尿困難、遺尿など。
足の少陰腎経	経絡走行上の病証は、腰部・大腿内側の痛み、冷え、しびれ、口内や咽頭部の炎症経脈に関連する臓腑など。あらわれる病証は、空腹感はあるが食欲がない、呼吸困難、陽萎など。
手の厥陰心包経	経絡走行上の病証は、手掌のほてり、季肋部(肋骨最下部)のつかえ、腋下の腫れ、上肢のひきつりなど。経脈に関連する臓腑などにあらわれる病証は、胸苦しさ、精神不安定など。
手の少陽三焦経	経絡走行上の病証は、耳後・肩上部・上肢後面の痛み、薬指の麻痺、目尻から頬の痛み、難聴など。経脈に関連する臓腑などにあらわれる病証は、浮腫、腹脹、遺尿(失禁)など。
足の少陽胆経	経絡走行上の病証は、偏頭痛、目尻・顎・鎖骨上窩・体幹外側の痛み、足の第4指の麻痺など。経脈に関連する臓腑などにあらわれる病証は、口苦、ため息、頸部のリンパ節結核など。
足の厥陰肝経	経絡走行上の病証は、疝気*(男)、下腹部膨満感(女)、のどの渇き、腰が痛み仰臥位や腹臥位ができないなど。関連する臓腑などにあらわれる病証は、嘔吐、下痢、胸脇部の疼痛など。

六経弁証のおもな病証

六経病では、外邪は右図のように進行する。また、六経弁証では、病は太陽病、少陽病、陽明病、太陰病、少陰病、厥陰病のように進行する。

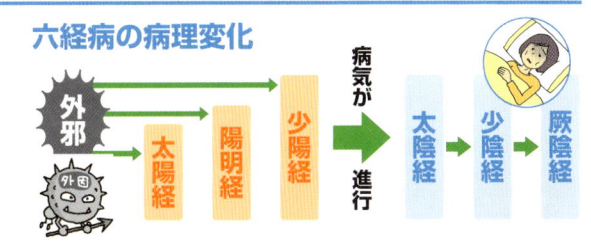

六経病の病理変化

外邪(外因) → 太陽経 → 陽明経 → 少陽経 → 病気が進行 → 太陰経 → 少陰経 → 厥陰経

ポイント！

臓腑、経絡などの状態も相互に関連しているため、臓腑弁証、経絡弁証も、臓腑・経絡の状態を見ながら行う。

用語解説
「小便短少」…尿が短く、少ない病症。
「疝気(せんき)」…男性によくみられる下腹部痛の総称で、冷えると痛みが悪化する病気。

治則①

治病求本・扶正去邪など

東洋医学では、四診や八綱弁証などにより患者の病気をよく理解し、証を立てたら、次には治療方法を検討する。そのためにはいくつかの法則（治則）がある。

キーワード 治病求本、扶正去邪、陰陽調節、随機制宜、三因制宜

❖ 治病求本では本治を原則とする

弁証の後は、**論治**（治療）を行う。論治で最初に勘案するのは、治療方針を確定することで、それを治療原則または**治則**という。

治則の第一は**治病求本**で、病因の本質を見極めることから始める。病気の本質的な事柄を**本**、そうでないものを**標**という。本の部位は裏（内側）にあり、正気を補い、病因を除く。標の部位は表（外側）にあり、邪気を除き、症状を落ち着かせる。本を治療することを**本治**、標を治療することを**標治**、さらに両方を同時に治療することを**標本同治**というが、原則として、まずは本を治療する。本が治れば標も自然に解決することも多い。逆に**急なれば標を治す**という原則もあり、邪気が強まり病状が悪化した場合は標治を優先する。いわゆる対症療法なので、症状が落ち着いたら、通常本治へ移行する。

❖ さまざまな治則に基づき治療方針を決める

ほかの治則には、**扶正去邪**、**陰陽調節**、**随機制宜（三因制宜）**などがある。扶正去邪とは、正気*と病邪の闘争において、**正気を補強（補）**したり、**病邪を除去（瀉）**したりすること。陰陽調節とは、人体の陰陽バランスが崩れている場合、強いほうを除き、弱いほうを補う治療法。随機制宜は治療方針の背景にある考え方で、季節に影響される身体を考慮し、住む土地の気候や習慣、人の年齢や性別を勘案することだ。

こうしたプロセスは以下の**法**にあたり、さらに具体的治療法（**方**／**穴や術**／**薬**）を導き出していく。

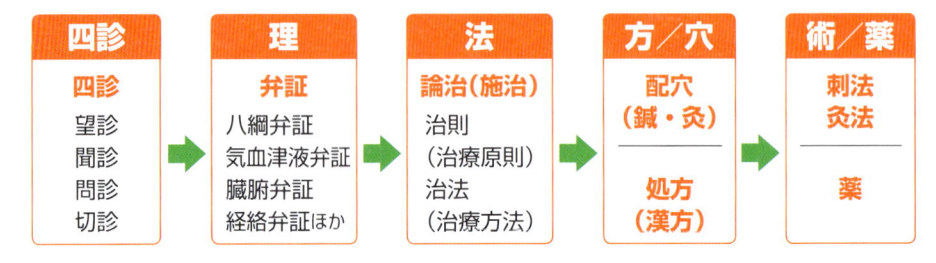

四診	理	法	方／穴	術／薬
四診 望診 聞診 問診 切診	弁証 八綱弁証 気血津液弁証 臓腑弁証 経絡弁証ほか	論治（施治） 治則 （治療原則） 治法 （治療方法）	配穴 （鍼・灸） ― 処方 （漢方）	刺法 灸法 ― 薬

用語解説　「正気」…抵抗力の源とされ、気の一種。正気は「先天の原気」と「後天の気」が結合した生命の原動力。真気とも呼ぶ。病気にならないためには、正気の充実が不可欠といえる。

治病求本

治病求本には、本を治療する本治、標を治療する標治、両方同時に治療する標本同治がある。原則として、まず本を治療するが、例外もある。

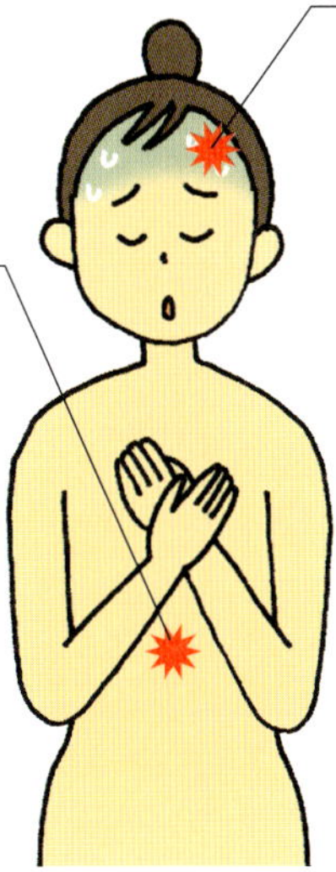

本

- 古い病態で、根本的
- 病因となるもの
- 病位は裏

本治

本を治療すること。本が治れば、複数の標が自然と改善することが多いため、本治が重要視される。臓腑に働きかけるため、治療には時間がかかる。

標

- 新しい病態で、後発的
- 本の影響であらわれた症状
- 病位は表

標治

標を治療すること。たとえば熱に対して解熱剤を使用し、熱を下げるといった対症療法がこれにあたる。根本的治療ではないため、再発の可能性が高い。

実際には……

標本同治

たとえば腎経と肝経が虚して腰痛が起きた場合、虚の治療（本）を行いつつ腰痛の症状（標）も治療する。

扶正去邪（補虚瀉実）

扶正去邪とは、正気と病邪のバランスを見て、補法により正気を補強したり、瀉法により病邪を除去したりすること。右図のようなケースのほか、虚証と実証が両方ある場合（身体の抵抗力が低下しているうえ、病邪も存在している状態など）は、補瀉を両方行う。

虚証の場合

補法＝正気を補う

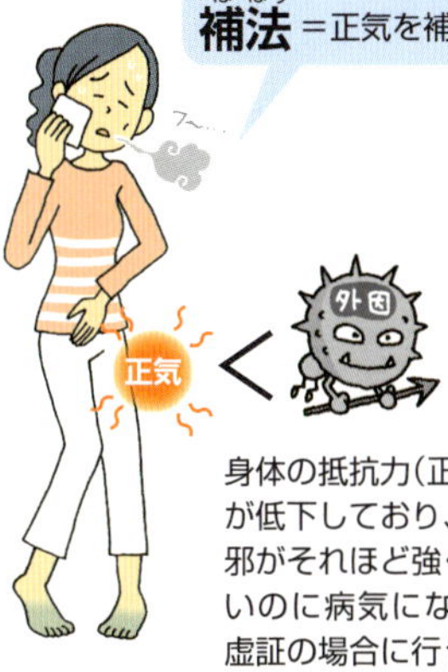

身体の抵抗力（正気）が低下しており、病邪がそれほど強くないのに病気になる。虚証の場合に行う

実証の場合

瀉法＝邪気を排除する

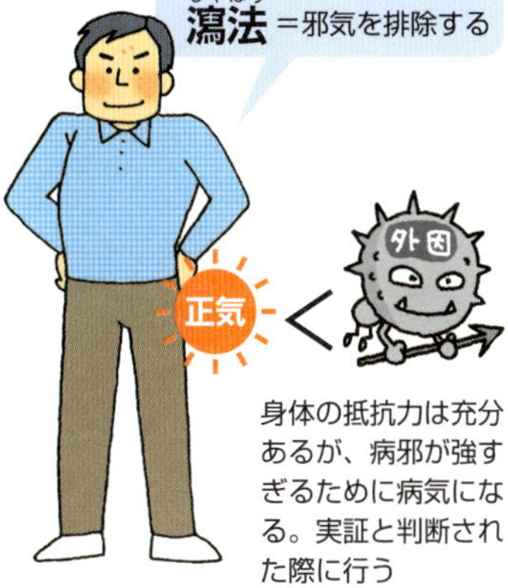

身体の抵抗力は充分あるが、病邪が強すぎるために病気になる。実証と判断された際に行う

ポイント！

治療原則を決める治則の第一は治病求本。原則的には「本」をまず治療するが、「標治」優先の場合もある。

第3章 治病求本・扶正去邪など

陰陽調節

「陰陽の平衡状態」が健康状態と考えるため、陰陽のバランスを回復させる治療を行う。しかし陽盛は陰を損傷し、その逆もあるため、治療では滋陰（補陰）、助陽*などの方法を補瀉と同時に用いることもある。

過剰なものを取り除く治療（＝瀉法）

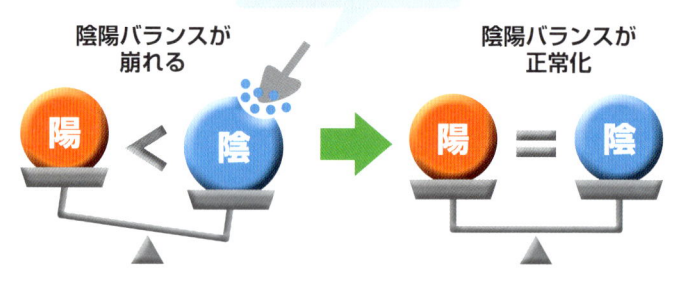

陰陽バランスが崩れる　陽 ＜ 陰　→　陰陽バランスが正常化　陽 ＝ 陰

随機制宜（三因制宜）

随機制宜とは、臨機・適宜に処理するという意味。つまり治療に当たっては、病気だけを見るのではなく、季節や気候、地理環境、社会環境や、患者の体質、年齢などにも注意を向けるということ。因時制宜、因人制宜、因地制宜の3つがあり、三因制宜ともいわれる。

因時制宜

時に応じて適宜に処理するという意味。四季の気候の変化は人の生理機能や病理的変化に対して影響を及ぼしているため、治療に際してはこのことを考え合わせ、自然に順応させていく。

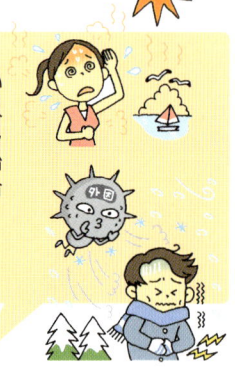

因人制宜

人に応じて適宜に処理するという意味。とくに東洋医学では個体差を非常に重視し、患者の年齢や性別、体質、生活環境、社会環境、心理状態などを十分に考慮して治療を行う。

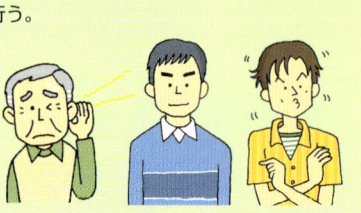

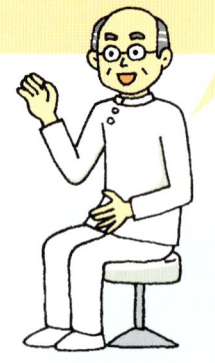

因地制宜

地に応じて適宜に処理するという意味。地域が異なると気候条件や生活環境も変わり、人の体質や発生しやすい病気の種類・特徴も変わってくるので、これらのことを考慮して治療を行う。

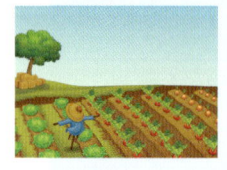

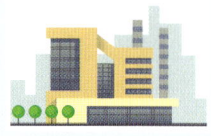

用語解説　「助陽」…補法のひとつで補陽ともいう。陽虚に対する治療法のひとつ。陽虚には心陽虚・脾陽虚・腎陽虚などがある。補陽の生薬には鹿茸・附子・肉桂などがある。

同病異治と異病同治

同病異治 同じ病気の人でも、同じ証と違う証がある。漢方薬を処方する場合など、証が違えば処方する薬が異なるものを同病異治という。

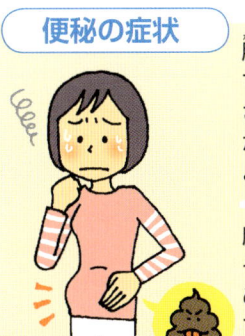

便秘の症状

肝気鬱滞（肝鬱）で気の流れが阻害され、胃腸の働きが悪くなることによって起こる便秘。 → 気滞タイプ → 加味逍遙散 — 気滞に対し、肝の疏泄を促す作用がある漢方薬を処方。

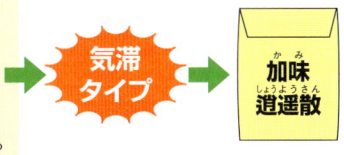

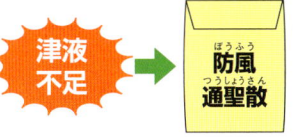

脾と胃に熱が生じ、その熱を下げるために津液が使われて消耗し、そのために起こる便秘。 → 津液不足 → 防風通聖散 — 脾の熱を下げる作用がある漢方薬を処方。

異病同治 病気が違っても、証が一致すれば同じ治療を行う。たとえば血瘀が原因となった月経痛と膝の神経痛に同じ漢方薬を処方する場合など。

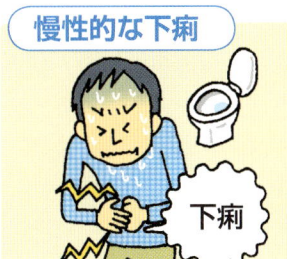

慢性的な下痢

気が虚弱なため、運化機能が低下。食欲不振や腹の張りが生じる。水湿を運化できず、湿が腸に流れたことで下痢になる。

鼻水、鼻づまり

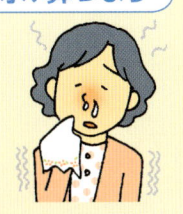

脾は肺に気を供給する働きをもつため、脾に不調が生じると、免疫機能をになう衛気が衰え、鼻水などが出るようになる。

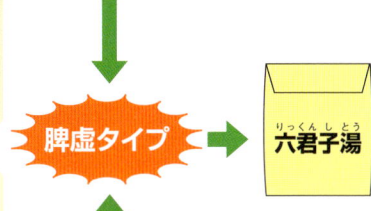

→ 脾虚タイプ → 六君子湯 — 下痢や鼻水といった表面的な症状だけでなく、その根本原因である脾気虚を治療する処方。複数の症状を同時に治療できる。

第3章 治病求本、扶正祛邪など

ポイント！
治療方針は、陰陽のバランス、自然環境や気候との調和など、東洋医学独特の視点を用いて決定する。

治則②

治法を決める

四診によって得た情報は情報量も多く、内容も複雑多岐にわたる。そこで一定のルールに基づいて証を導き出す弁証が必要となるが、その最も基本的な弁証法が八綱弁証だ。

キーワード 八綱弁証、病位、病情、病勢

❖ 八綱弁証はその他の弁証の基礎

ここまで見てきた治則を踏まえ、患者に適切な治療法を選択する。東洋医学の治法には**内治法**と**外治法**がある。内治法はおもに薬物の内服による湯液（漢方）の場合など、外治法は鍼灸や按摩のほか、薬物を外用薬として使用する場合である。いずれの治法でも、一定の成果を出すことは可能だ。たとえば正気が虚している**気虚証**の場合、治療原則には**扶正法**を用いて**補気**を行う。選穴は、気の生成に重要な脾胃の運化機能を高めるため足陽明経・太陰経、気病に有効な任脈経穴、気の作用をもつ特殊穴などを用いる。

治法は**汗法、吐法、下法、和法、温法、清法、補法、消去***などの治療作用により分類される。たとえば風寒表証には**辛温解表**を、風熱表証には**辛涼解表**の方法を用いる。そして実際の治療には、たとえば風寒表証に対して、湯液の場合は辛温解表剤を使用、鍼では**温中散寒**の穴を配穴、灸では大椎に温灸を施すという形で、治療手段が自然に選択されていく。

治病求本
- 急則治標
- 緩則治本
- 標本兼治

陰陽調節
- 陰病治陽
- 陽病治陰
- 従陽引陰
- 従陰引陽

補瀉虚実
- 虚則補之
- 実則瀉之

随機制宜
- 因時制宜
- 因地制宜
- 因人制宜

鍼灸治療
腎の陽気が不足し、腎に蔵された精も不足して全身が冷え、腰痛などの症状があらわれる腎陽虚の場合、鍼灸では補腎陽のほか、気を補う足三里や補血作用のある三陰交などを用いる。

漢方治療
同じく腎陽虚の場合などは、全身の機能を高める人参栄養湯などを処方し、気・血の生成を促進して気血両虚の症状を解消する。同薬には、血液循環をよくして身体を温める効果もある。

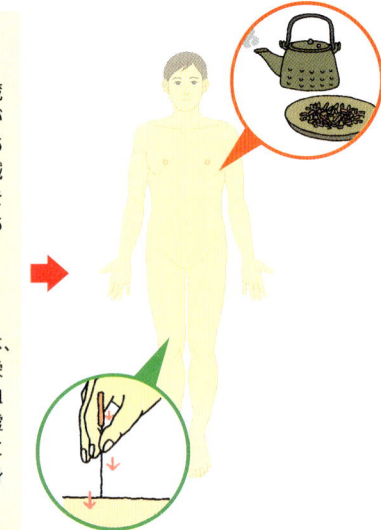

用語解説　「汗法」は解表法、「吐法」は催吐法、「下法」は瀉下法、「和法」は臓腑の偏盛偏衰などの不和を調和させる治療法、「温法」は温裏法、「清法」は熱邪を清解、「消去」は気滞血瘀・食積・痰飲などを散じて除去する治療法。

第4章

漢方の基礎知識

第4章では、治療の具体的な方法のひとつ「漢方治療」について学ぶ。自然由来の生薬を、患者の症状に合わせて組み合わせできる漢方薬は、病気だけでなく、未病や高齢化にまで対応できる治療法として、注目されている。漢方処方における基本的な理論を学ぼう。

> 漢方薬治療概論①

漢方薬の基礎知識

漢方薬治療とは、自然由来の生薬を使った薬物療法のこと。東洋医学の中心的な治療法のひとつとなっている。漢方薬が身体に効く仕組みと、その種類をまずはおさえよう。

キーワード 漢方薬、生薬、漢方処方、中薬、方剤、伝統的な漢方薬

❖ 漢方薬治療とは何か？

漢方薬を用いた治療は**湯液治療***ともいわれ、鍼灸とならび東洋医学の代表的な治療法。漢方薬は自然の植物や鉱石などの素材で作られた天然の**生薬**を、一定の割合で配合した薬で、複数の成分が相互に働きかけ、全身のバランスを整えるように構成されている。

日本では漢方薬と総称することが多いが厳密には2種類あり、ひとつは素材の性質を変えず単一で用いる生薬のこと。もうひとつは生薬を原則に沿って組み合わせた**漢方処方**を指す。なお、中医学では生薬を**中薬**、漢方処方を**方剤**と呼んで区別している。

日本の漢方処方は、伝統的に定められた生薬配合の割合を基準とするが、中医学は中薬の割合を患者の体質によって変化させたり、基本とは異なる中薬を加える。患者の証に合った方剤を処方することから、"オーダーメイド治療"ともいわれ、日本でも一般化しつつある。ただし、日本で使用が認可されている生薬が約350種類に対し、中国では700種類以上と格段に多い。

❖ 漢方薬の種類とその効果

漢方薬は、複数の生薬を配合しているが、各生薬にはそれぞれの味や性質があり、作用や関係する臓腑も異なる。生薬は、相互に協調して作用を補強する一方、副作用を抑制したりと、有効性が高まるように配合されている。これらの有効成分は、まず**六腑**で消化・吸収され、生薬の性質により関係のある**五臓**へと導引され、さらに五臓から**経絡**を通じて全身に行き渡る。長い年月で得られた治療経験によって、有効性の低い処方は淘汰され、副作用の少ない、有効な漢方薬のみが、現在でも使用されている（→P.140）。

漢方薬は、**煎じ薬**とエキス製剤などいくつかの種類に分けられる。煎じ薬は、患者の体質や証により生薬の種類や量を加減することができるため、漢方処方の基本形となっている。しかし、煮出す手間がかかるなどの理由で、煎じ薬の抽出成分を顆粒や錠剤タイプにしたエキス剤の利用者も増えている。エキス剤は携帯性に優れているが、成分量を個別に調整することはできない。

用語解説 「**湯液治療**」…漢方処方を湯液ということもある。これは、漢方薬を使った治療のなかで、特に液体状の薬を湯液という。刻んだ生薬を水で煮詰めた薬液、すなわち煎じ薬を指している。

漢方薬の種類

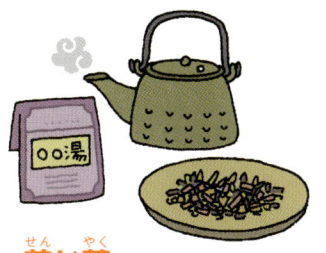

煎じ薬
水から生薬を煮出した液薬。ガラス容器やほうろう鍋、土瓶で30〜40分煎じ、抽出された煎じ薬を服用する。生薬の加減＊も可能。

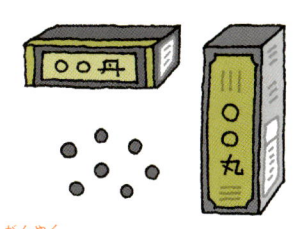

丸薬
生薬を粉末状にし、ハチミツなどで丸い形に固めた薬。体内でゆっくり溶けていくため、薬効が穏やかで持続性もある。

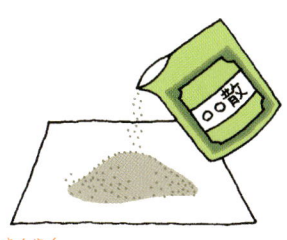

散薬
生薬を細かく粉末状にし、混合したもの。一般的に白湯か水で服用する。すぐに服用でき、即効性があるのがメリット。

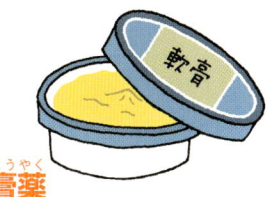

膏薬
生薬成分を抽出し、ワセリンやミツロウなどで固形にした薬で、現在では塗り薬として皮膚疾患に使用。痔やおでき、傷、湿疹などに。

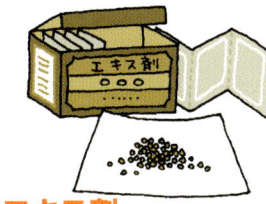

エキス剤
煎じ薬、丸剤、散剤の中の成分を濃縮した薬。液体状、乾燥顆粒、カプセルや錠剤に加工されたものがある。保険が利くことが多い。

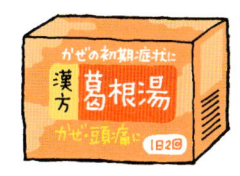

OTC医薬品
一般薬局で購入でき、医師の処方箋が要らない一般用漢方製剤。ただし安全性を考慮し、成分量が抑えてあるため、効果は弱い場合も。
（OTC = Over The Counter）

漢方薬が身体に効くメカニズム

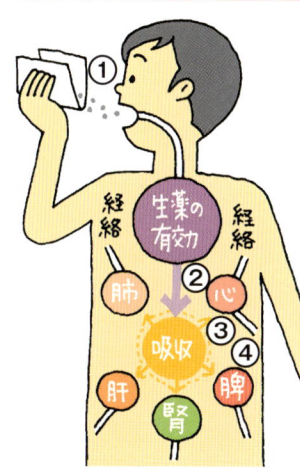

① 漢方薬の成分が、六腑で体内に吸収される。

② 各生薬の性質により、関係している五臓に成分が取り込まれる。

③ 各臓腑から経絡を通じ全身へと作用する。

④ 有効成分が身体のバランスを整え、自然治癒力を高めるように作用する。

ポイント!
自然由来の動植物を加工した生薬を組み合わせた漢方薬。自然治癒力を高め、全身のバランスを整える働きをもっている。

第4章 漢方薬の基礎知識

用語解説　「加減」…一般的用語としても用いられるが、東洋医学では「症状に応じて、不要な生薬を取り除き、必要なものを加える、もしくは分量を増減する」という意味。中医学ではこの加減が頻繁に行われ、名医ほど加減に優れているとされる。

漢方薬治療概論②

生薬とは何か？

自然界の動植物からできる生薬は、それぞれ特徴的な効能をもっている。その効能は、生薬の形状や重量などに着目し、長い経験を積み重ねて明らかにされてきたものだ。

キーワード 神農本草経、神農、天人合一、漢方薬と民間薬と生薬

❖ 薬理作用がある自然物＝生薬

中国最古の薬物学の書『神農本草経』には、365種類の生薬が集載され、その内訳は植物薬が252種、動物薬が67種、鉱物薬が46種に及ぶ。神農はあらゆる草木を自ら毒味して調べ、一説には1日に70もの毒に当たったといわれる。このことからもわかるように、生薬の効能とは、実際に食して効能を確認するという経験の積み重ねにより見つけ出されてきたものだ。

そもそも植物になんらかの効能があると考えたのは、天人合一（→P.44）という考え方が根本にある。自然を大宇宙、人体を小宇宙とし、自然界の現象は人間にも起こるという伝統的な自然観は、生薬として使われる植物、動物、鉱石にも当てはめられた。たとえば、人参（朝鮮人参）の根の形は人間の四肢と似ているため、四肢・全身に効果があるのではと考えられ、全身の気を補う薬として用いられる。このように生薬は東洋医学の長い歴史の中で、臨床を重ね、効果の認められたものが漢方薬として用いられているのだ。

❖ 生薬を組み合わせて作るのが漢方薬

2～10種前後の生薬を組み合わせて作られるのが漢方処方。各生薬がもつ複数の有効成分が絡み合うことで、相乗的に、あるいは抑制的にも働く仕組みが特徴だ。

生薬には、植物（全草、根、葉、茎、果実、種子、樹皮）を中心に、動物（全体、臓器、角、殻、皮、分泌物）、鉱物、貝殻なども利用する。

漢方薬と混同されやすいものに民間薬がある。ゲンノショウコやドクダミなど、古来より民間で、その土地の風土に合わせて用いられ、伝承されてきた薬のこと。漢方薬と同じく天然物を利用しているが、薬の構成や作り方、使用方法、薬効などが大きく違う。漢方薬は、複数の生薬を組み合わせて効果を高め、さらには副作用が起きないような配慮を加えた薬であり、民間薬や単独に利用する生薬より薬効は大きい。また、臓腑のどの部位に効き、どの病気を治療するかも分析されているが、民間薬はそれらが解明がされていない。

用語解説 「神農本草経」…前漢末期の成立。植物薬252種、動物薬67種、鉱物薬46種の合計365種に関する効能と使用方法が記載された本。本草（ほんぞう）とは、薬用の植物や動物、鉱物などのことで、これらを研究する学問を本草学という。

生薬は植物、鉱物、動物性の3種類に分類

① 植物性生薬

植物性生薬は数が多いのが特徴で、種子植物をはじめ、シダ類、地衣類、藻類、菌類由来の生薬がある。数が多いため、全草、根茎、根、皮、枝、葉、花、果実、種子、分泌物など、部位によって細分化される。

花…菊花、紅花、金銀花、カワラヨモギなど
木の根…甘草、黄連、葛根など
果実…五味子や山梔子、大棗、枸杞子、陳皮*など
樹皮…黄柏、桂皮、厚朴、杜仲など
葉や茎…麻黄、艾葉、紫蘇葉など

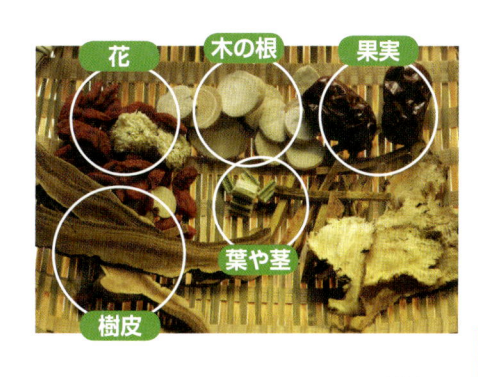

② 鉱物性生薬

鉱物性生薬は岩石、鉱物、化石などの無機物を指す。

解熱や消炎作用などをもつ石膏

③ 動物性生薬

ほ乳類、は虫類、昆虫類、貝類に由来するものがあり、全体を用いる場合と、一部分を抽出する場合がある。

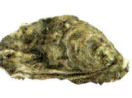

鎮静や収斂、止汗効果などの効果をもつ牡蛎

成長途中の柔らかい鹿骨を加工した鹿茸。滋養強壮剤に使われる

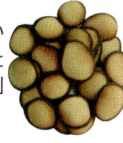

第4章 生薬とは何か？

化学成分による生薬の分類

DNA解析などの科学的分析技術が発達し、生薬の解析が進んだ。生薬の化学成分に着目すると、大きく4つに分類される。

主要化合成分	特徴	効果	生薬
アルカロイド生薬	動植物に由来する窒素含有塩基性化合物の総称	総じて強い生理作用があるため、使用には細心の注意が必要	黄連、黄柏、麻黄、防已、附子など
アントラキノン類生薬	8個の酢酸（C_2）から合成された芳香族化合物	強い瀉下効果をもつ	大黄、センナ、決明子、アロエなど
タンニン生薬	フェノール性水産基を多く含む	収斂、止瀉、殺菌、抗ウイルス作用などを有する	ゲンノショウコ、大黄、五倍子など
サポニン生薬	ステロイドやトリペルテン、糖の化合物	水に溶かすと発泡する。経口毒性がある	柴胡、甘草、人参、大棗、黄耆など

ポイント！

生薬とは植物、動物、鉱物など自然界にあるもので、生薬を組み合わせたものが漢方薬である。

用語解説 「**陳皮**」…陳皮とは熟したミカンの果皮にあたる生薬だが、未熟果の生薬名は青皮という。部位によっても効能が異なり、白い筋部分は痰や咳止め、葉の部分は肝気を巡らせる作用がある。

漢方薬治療概論③
生薬の薬性・薬味など

生薬がもつ効能にはそれぞれ特性がある。大きな効能は、身体を温める度合いに関わる薬性、働きかける臓腑を示す帰経、生薬のもつ味を分類した薬味の3つとなる。

キーワード 薬性、薬味、帰経、四気、五味、昇降浮沈、帰経、天人合一

❖ 生薬のもつ性質（四気*）と味（五味）の作用

生薬にはその作用によって、さまざまな分類法がある。代表的な分類法が、五行の考えに基づいた、**四気**（薬性）と**五味**（薬味）だ。

四気は「身体を冷やすか、温めるか」という生薬の性質で分類する方法で、**寒**、**涼**、**温**、**熱**とどちらにも偏らない**平**を加えて5つに分類する（**五性**）。寒冷症状を治す働きが強いものを**熱性**、やや働きが穏やかな生薬を**温性**、熱性症状を治す働きが強いものを**寒性**、穏やかなものを**涼性**とする。

五味は、生薬の味が作用と関連していることに基づいた分類法。長年の経験から、それぞれの味は、類似の効能をもつ傾向があり、五味は味の分類を示すだけでなく、その効能についても指している。**酸**、**苦**、**甘**、**辛**、**鹹**の5つの味に分類し、酸は酸っぱい味、苦は苦い味、甘は甘い味、辛はピリ辛い味、鹹は塩辛い味となる。実際には、淡味と渋味の7つの味がある。なお、生薬だけでなく普段口にする食材にも、四気五性の特性が当てはまる。

❖ 生薬の作用範囲（帰経）と方向性（昇降浮沈）

生薬には、効果が発揮される臓腑や経絡（→P.186）が決まっており、この適応範囲を**帰経**という。五味と帰経の関係は深く、酸味の帰経は肝経となっており、適量の酸味は肝を補養する。苦味は心経に入りやすく心の働きを助ける。甘味は脾経に、辛味は肺経に、鹹味（塩辛味）は腎経に入りやすい。

生薬の効能は、その重さも重要な手がかりとされた。自然の法則として、重い物は落下し、軽い物は上昇、拡散する傾向がある。これを**天人合一**の考え方に当てはめると、体内でも同様の現象が起きると考える。つまり、軽い生薬が体内に入ると上昇の性質をもち、中から外側へ拡散する。一方、重い生薬は、下降の性質をもち、外側から中へ沈む（**昇降浮沈**）という考えだ。

これら**五味**、**五性**、**帰経**などの基本的な性質は、生薬の性質を把握するうえで有用だが、治療においては原則的なものといえる。気・血・津液や熱に作用する生薬の分類も、あわせて理解することが重要だ。

132　**用語解説**　「四気」…伝統的に薬性のことを「四気」というが、五行の考え方に合わせて、平性を加えた5分類とし、「五性」と呼ぶことが多い。

四気（五性）は寒、涼、平、温、熱性に分類

← 冷やす　　　どちらでもない　　　温める →

性質	寒性	涼性	平性	温性	熱性
作用	体を強く冷やし、熱邪を取り除く。消炎、解熱、鎮静作用がある。	体を冷やし、熱邪を取り除く。消炎、解熱、鎮静、滋潤作用がある。	温める作用も冷やす作用ももたない。作用が穏やか。	体の冷えを温める作用、新陳代謝を活発化させる。	体の冷えを強く温める作用、経絡を温通する。
代表生薬	黄芩（おうごん）、黄柏（おうばく）、黄連（おうれん）、石膏（せっこう）、地骨皮（じこっぴ）など	芍薬（しゃくやく）、牡丹皮（ぼたんぴ）、麦門冬（ばくもんとう）、連翹（れんぎょう）など	甘草（かんぞう）、茯苓（ぶくりょう）、猪苓（ちょれい）など	桂皮（けいひ）、細辛（さいしん）、当帰（とうき）など	乾姜（かんきょう）、呉茱萸（ごしゅゆ）、附子（ぶし）など
生薬の分類	寒涼薬		どちらでもない	温熱薬	

五味は酸、苦、甘、辛、鹹に分類される

酸、苦、甘、辛、鹹の5つの薬味によって、効能が異なる。

五味	酸（さん）（酸っぱい）	苦（く）（苦い）	甘（かん）（甘い）	辛（しん）（辛い）	鹹（かん）（塩辛い）
五臓	肝（かん）	心（しん）	脾（ひ）	肺（はい）	腎（じん）
作用	収斂（引き締める）　固渋（固める）	瀉火・清熱（熱邪を取り除く）　燥湿（そうしつ）（湿邪を取り除く）	滋養（補う、潤す）　中和（調和させる）	行気・活血（気・血を巡らせる）　発散（外邪を散らす）	瀉下（しゃげ）（下す）　軟化（しこりを解消する）
代表生薬	五味子（ごみし）、山茱萸（さんしゅゆ）など	黄連、黄柏、大黄（だいおう）、蒼朮（そうじゅつ）など	人参（にんじん）、黄耆、甘草、麦門冬など	生姜（しょうが）、薄荷（はっか）、辛夷（しんい）、香附子（こうぶし）など	芒硝（ぼうしょう）、牡蛎（ぼれい）など
適応症状	肝、胆、目の機能を補う	心、小腸、舌の機能を補う	脾、胃、口の機能を補う	肺、大腸、鼻の機能を補う	腎、膀胱、耳の機能を補う

※淡（たん）……上記のほか「淡」の味もある。ほぼ無味のため、主要な薬味には含まれない。淡味薬には除湿、利尿作用がある。

第4章 生薬の薬性・薬味など

ポイント！
生薬の性質は四気と五味に分類される。また、臓腑のどこに作用するかは帰経によって異なる。

特定の経絡に帰経*し、臓腑を治療する

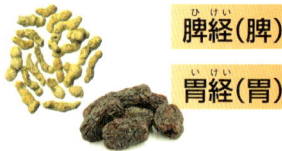

白朮（びゃくじゅつ）、大棗（たいそう）
- 脾経（脾）（ひけい）
- 胃経（胃）（いけい）

白朮や大棗は、脾胃に作用する。胃腸の機能を高めるよう作用。

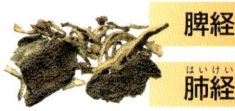

陳皮（ちんぴ）
- 脾経（ひけい）
- 肺経（はいけい）

陳皮の帰経は脾と肺の2つ。胃腸を整えるほか、痰を取り除く作用がある。

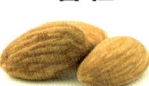

杏仁（きょうにん）
- 肺経（はいけい）
- 大腸経（だいちょうけい）

杏仁の帰経は肺と大腸。つまり肺と大腸の病気に効能がある。具体的には咳や喘息を止め、便秘を改善する。

当帰（とうき）
- 心経（しんけい）
- 肝経（かんけい）
- 脾経（ひけい）
- 腎経（じんけい）

当帰の帰経は心、肝、脾、腎の4つ。補血、血流改善、月経改善の作用のほか、胃腸を整える。

生薬の作用方向を意味する昇降浮沈

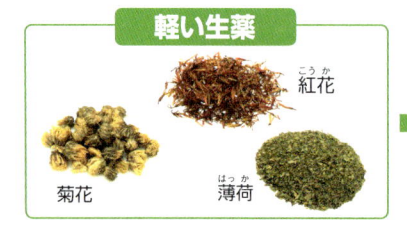

■昇（しょう）・浮（ふ）作用のある生薬

軽い生薬
- 紅花（こうか）
- 菊花（きっか）
- 薄荷（はっか）

薬物の方向性は、上昇、あるいは中から外側へ

昇、浮の生薬は、温・熱の薬性と甘・淡・辛の薬味をもち、重量の軽いもの（花、茎）が多い。薬効は昇提（しょうてい）（持ち上げる）、解表（かいひょう）（表面の邪を取り除く）、散寒（さんかん）（寒邪を取り除く）など。

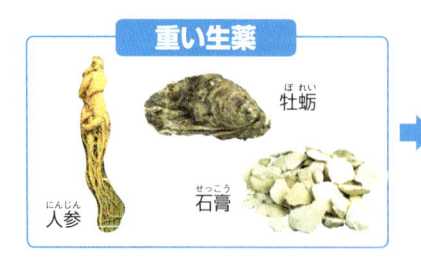

■降（こう）・沈（ちん）作用のある生薬

重い生薬
- 牡蛎（ぼれい）
- 人参（にんじん）
- 石膏（せっこう）

薬物の方向性は、下降、あるいは外から内側へ

沈、降の薬物は寒・涼の薬性、酸・苦・鹹の薬味をもつ生薬、比較的重量のあるもの（根部、鉱物、貝類）が多い。薬効としては、降逆（こうぎゃく）（上逆を鎮める）、清熱（せいねつ）（熱邪を取り除く）、利尿など。

> **ポイント！**
> 帰経は薬効の働きかける部位を示す。昇降浮沈は薬物が身体に入ると、どういう方向性をもつかを示している。

用語解説　「帰経」…生薬には一定の臓腑や経絡を選択的に治療する作用があることが分かっている。たとえば杏仁は胸悶など治療する生薬だが、肺経に帰経し、結果的に肺を治療する。また他の薬物を肺経に誘導し、作用を発揮させることも可能だ。

薬能（生薬の治療効果）による分類

臨床の現場においては生薬の治療効果による分類がよく利用される。

①邪気を攻撃し、体から取り除くための生薬

解表薬
発汗、発表による解熱により、体表部の症状を改善する生薬。悪寒が激しく、口乾がない場合に用いる**辛温解表薬**と、発熱が顕著で口が渇く場合に用いる**辛涼解表薬**がある。

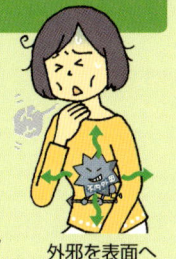

外邪を表面へ

瀉下薬
便を通じさせることで、体内の邪実を取り除く生薬で、便秘の改善に有効。作用が強い**攻下薬**と軟便化させることで排便を促進する**潤下薬**がある。

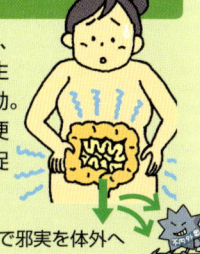

便を通じさせることで邪実を体外へ

②寒熱の症状を改善する生薬

清熱薬
体内の熱（裏熱）を取り除く生薬。臓腑の実熱を取り除く**清熱瀉火薬**＊、血熱を取り除く**清熱涼血薬**、湿熱を取り除く**清熱燥湿薬**の3種類に分類する。

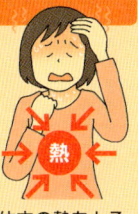

体内の熱をとる

散寒薬・補養薬
冷風に当たったり、冷たい物の過食からくる実寒、あるいは気の温煦作用の低下からくる虚寒を取り除く生薬。

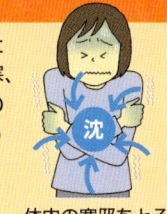

体内の寒邪をとる

③気・血・津液に関する病態に有効な生薬

補気薬
気虚に伴う症状に有効で、各器官の生理的な機能を亢進させる。

気を補う

理気薬
気の流れの鬱滞（気鬱、気滞）を改善し、脹りや痛みを取る。

気を巡らせる

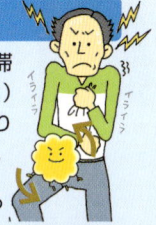

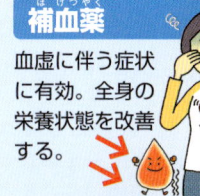

補血薬
血虚に伴う症状に有効。全身の栄養状態を改善する。

血を補う

駆瘀血薬＊
瘀血の改善に有効で、血行障害などを改善する。

血を巡らせる

利湿薬
津液の停滞（水毒、水滞）に伴う症状を改善する。

湿を体外へ

補陰薬
陰液不足の状態（陰虚）を改善するのに有効。

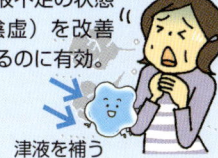

津液を補う

第4章 生薬の薬性～昇降浮沈・帰経～

用語解説　「**清熱瀉火薬**」…心、肝、肺、胃などの臓腑の実熱を取り除く生薬。石膏や山梔子、決明子などがある。
「**駆瘀血薬**」…血の流れを促し、瘀血（停滞する血）を取り除く生薬。活血薬ともいう。川芎や丹参、桃仁、効果などがある。

135

代表生薬カタログ

漢方薬は、数種類の生薬を組み合わせて生成される。生薬は植物、動物、鉱物、菌類などから作られ、それぞれ性質や効能が異なる。代表的な生薬の効能などの基礎知識を知っておくとよい。

凡例
- 原料 生薬の元になる素材
- 性味 五性／五味→P.132
- 帰経 薬効はどの臓器、経路に入るか
- 効能 おもな薬の働き

あ

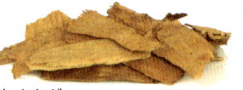

黄耆（おうぎ）
- 原料 マメ科ナイモウオウギ、キバナオウギの根
- 性味 温／甘
- 帰経 脾、肺
- 効能 消化器系の不調、病的な寝汗などの発汗異常、浮腫に用いる

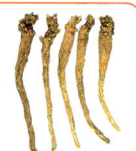

黄芩（おうごん）
- 原料 シソ科のコガネバナの根
- 性味 寒／苦
- 帰経 心、肺、肝、胆、大腸、小腸
- 効能 利尿、鎮静、抗炎症作用がある。また吐き気や下痢にも用いる

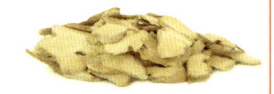

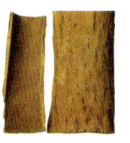

黄柏（おうばく）
- 原料 ミカン科のキハダなどの樹皮
- 性味 寒／苦
- 帰経 腎、膀胱、大腸
- 効能 抗菌、抗炎症、降圧（血圧を下げる）、健胃（胃の機能を高める）作用がある

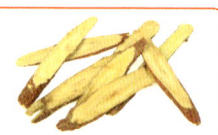

黄連（おうれん）
- 原料 キンポウゲ科オウレンなどの根茎
- 性味 寒／苦
- 帰経 心、肺、肝、脾、胃、大腸
- 効能 胸の痛みなどを抑える鎮静作用がある。下痢、腹痛にも用いる

か

葛根（かっこん）
- 原料 マメ科クズの根
- 性味 平／甘、辛
- 帰経 脾、胃
- 効能 鎮静作用があり、背中のこわばりなどを抑える。呼吸困難を伴う発汗にも用いる

乾姜（かんきょう）
- 原料 ショウガの根茎
- 性味 熱／辛
- 帰経 脾、胃、心、肺
- 効能 鎮静、鎮咳作用があり、咳、嘔吐を抑えるのに用いる。手足の冷えにも効果的

甘草（かんぞう）
- 原料 マメ科カンゾウの根、つる性の茎
- 性味 平／甘
- 帰経 心、脾、肺、胃
- 効能 鎮静作用があり、腹部の痙攣や疼痛を抑えるのに用いる

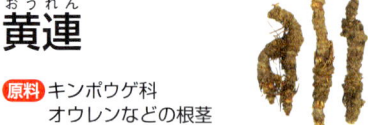

桔梗（ききょう）
- 原料 キキョウ科のキキョウの根
- 性味 平／苦、辛
- 帰経 肺
- 効能 鎮咳、去痰作用により、膿の混じった喀痰を出す際に用いる

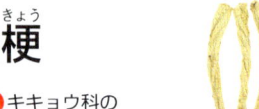

枳殻（きこく）

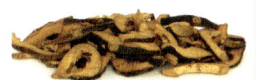

- 原料 ミカン科ダイダイ（日本ではタチバナ）、ナツミカンなどの未熟果実
- 性味 涼／苦　帰経 脾、胃
- 効能 腹部に慢性的な膨満感を感じ、機能低下している際に用いる

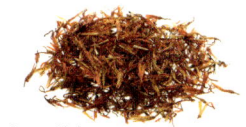

紅花（こうか）

- 原料 キク科ベニバナの花弁
- 性味 温／辛　帰経 心、肝
- 効能 血流改善、血圧降下、抗炎症作用により、血液のうっ滞などに用いる

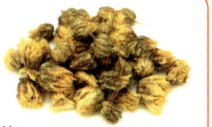

菊花（きっか）

- 原料 キク科のキク、シマカンギクの頭花
- 性味 涼／甘、苦　帰経 肺、肝、腎
- 効能 目が、かすみがかかったように見えるのを改善する作用がある

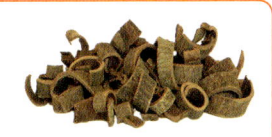

厚朴（こうぼく）

- 原料 モクレン科ホオノキの樹皮
- 性味 温／苦、辛　帰経 脾、胃、肺、大腸
- 効能 胸部、腹部の腫脹や膨満に用いる

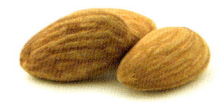

杏仁（きょうにん）

- 原料 バラ科アンズの外殻を除いた種子
- 性味 温／苦
- 帰経 肺、大腸
- 効能 呼吸困難、息切れ、咳などに用いる

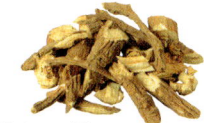

さ

柴胡（さいこ）

- 原料 セリ科ミシマサイコの根
- 性味 涼／苦　帰経 肝、胆
- 効能 鎮静、鎮痛作用があり、みぞおちのつかえ感、緊張感を抑えるのに用いる

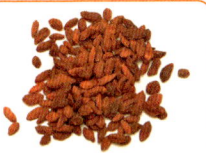

枸杞子（くこし）

- 原料 ナス科クコの果実
- 性味 平／甘　帰経 肺、肝、腎
- 効能 肝臓や腎臓の活動を助ける作用がある

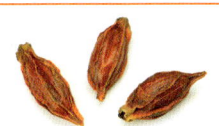

山梔子（さんしし）

- 原料 アカネ科クチナシの果実
- 性味 寒／苦　帰経 心、肺、三焦
- 効能 胃障害抑制作用、胆汁分泌促進作用があり、消化不良時に用いる

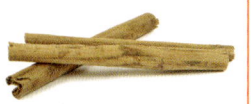

桂皮（けいひ）

- 原料 クスノキ科ケイの樹皮
- 性味 温／辛、甘　帰経 肺、心、膀胱
- 効能 発汗、解熱、鎮静作用があり、頭痛、発熱、悪寒などに用いる

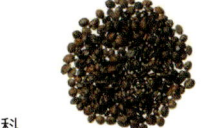

酸棗仁（さんそうにん）

- 原料 クロウメモドキ科サネブトナツメの種子
- 性味 平／甘、酸　帰経 心、肝、胆
- 効能 中枢抑制作用があり、不眠症に用いる

第4章　代表生薬カタログ

さ

山薬(さんやく)
- **原料** ヤマイモ科ヤマイモ、ナガイモの根茎
- **性味** 平／甘　**帰経** 脾、胃、肺、腎
- **効能** 下痢に用いる。消化機能を高める作用がある。強壮、食欲不振にも使用される

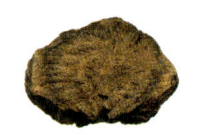

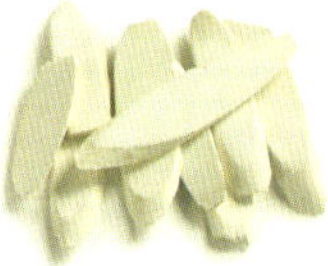

地黄(じおう)
- **原料** ゴマノハグサ科アカヤジオウ、カイケイジオウの根
- **性味** 微温／甘　**帰経** 肝、腎
- **効能** 血液増加作用により、血液に関連する種々の症状に用いる。利尿作用もある

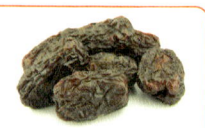

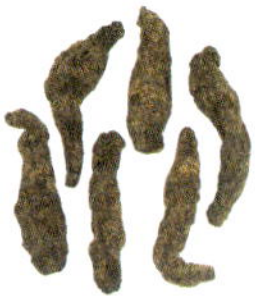

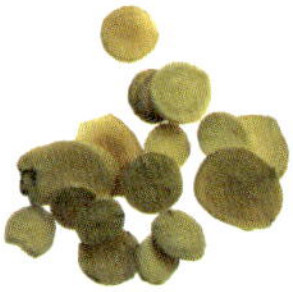

芍薬(しゃくやく)
- **原料** ボタン科シャクヤクの根
- **性味** 微寒／苦・酸　**帰経** 肝、脾
- **効能** 鎮静、抗炎症作用があり、筋肉のひきつれ、腹痛などに用いる

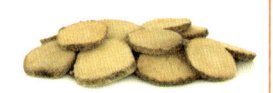

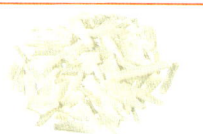

石膏(せっこう)
- **原料** 天然の含水硫酸カルシウム
- **性味** 寒／甘辛　**帰経** 肺、胃、三焦
- **効能** 激しい口渇に用いる。体内の熱を冷まし、イライラを解消する

川芎(せんきゅう)
- **原料** 川芎の根茎を湯通ししたもの
- **性味** 温／辛　**帰経** 肝、胆、心包
- **効能** 月経不調などの婦人病に用いる。ほか鎮痛作用がある

た

大黄(だいおう)
- **原料** タデ科植物の根茎
- **性味** 寒／苦　**帰経** 脾、胃、大腸、肝
- **効能** 胸腹部の膨満、腹痛、便秘に用いる

大棗(たいそう)
- **原料** クロウメモドキ科ナツメの果実
- **性味** 温／甘　**帰経** 脾、胃
- **効能** 胃腸機能の調節作用、痙攣、体の痛みをやわらげる作用がある

沢瀉(たくしゃ)
- **原料** サジオモダカの塊茎
- **性味** 寒／甘、淡　**帰経** 胃、膀胱
- **効能** 小便が出にくい、排尿過多などに用いる

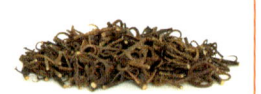

釣藤鉤(ちょうとうこう)
- **原料** アカネ科カギカズラの鉤棘
- **性味** 寒／甘　**帰経** 肝、心包
- **効能** 血圧降下作用により興奮、痙攣、めまいを鎮める作用がある

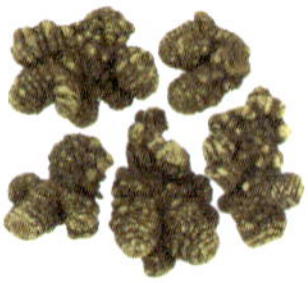

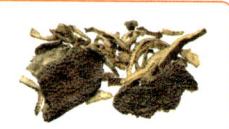

陳皮(ちんぴ)
- **原料** 熟したミカンの果皮
- **性味** 温／辛、苦　**帰経** 脾、肺
- **効能** 胃の働きを活発にする作用がある

当帰（とうき）

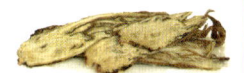

- **原料** セリ科トウキの根
- **性味** 温／甘、辛　**帰経** 心、肝、脾
- **効能** 血の働きを調和する作用があり、貧血、月経不順、腹痛などに用いる

茯苓（ぶくりょう）

- **原料** サルノコシカケ科ブクリョウの菌核
- **性味** 平／甘、淡　**帰経** 心、脾、肺、腎
- **効能** 抗腫瘍、利尿作用があり、浮腫に用いる。また消化不良時にも用いる

な

人参（にんじん）

- **原料** 朝鮮人参（オタネニンジン）の根
- **性味** 微温／甘、微苦　**帰経** 脾、肺
- **効能** 全身の機能低下を回復する作用がある。また食欲不振、消化不良などにも用いる

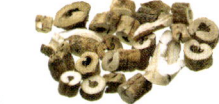

牡丹皮（ぼたんぴ）

- **原料** ボタンの根皮
- **性味** 涼／辛、苦　**帰経** 心、肝、腎
- **効能** 血液の流れをよくする作用があり、月経不順などに用いる。ほかに体の内部の熱をさます作用

は

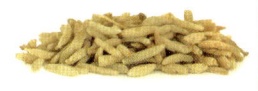

麦門冬（ばくもんとう）

- **原料** ユリ科ジャノヒゲの塊根
- **性味** 涼／甘、微苦　**帰経** 心、肺、胃
- **効能** 口の渇きなどに用いる

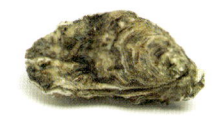

牡蠣（ぼれい）

- **原料** カキの貝殻
- **性味** 涼／鹹　**帰経** 肝、腎
- **効能** 不安、動悸、不眠、頭痛、めまいなどに用いる

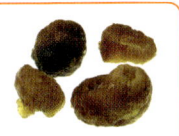

半夏（はんげ）

- **原料** サトイモ科カラスビシャクの塊茎
- **性味** 温／辛　**帰経** 脾、胃
- **効能** 鎮静、去痰、嘔吐、鎮痙作用がある

ま

麻黄（まおう）

- **原料** マオウの地上部茎
- **性味** 温／辛、苦
- **帰経** 肺、膀胱
- **効能** 発汗、鎮咳、発熱、頭痛、咳嗽、喘息などに用いる

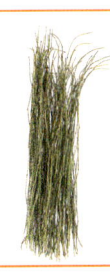

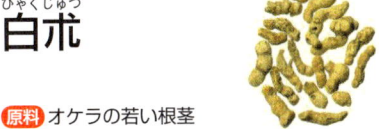

白朮（びゃくじゅつ）

- **原料** オケラの若い根茎
- **性味** 温／甘　**帰経** 脾、胃
- **効能** 脾を補い、気の働きを強める。また利尿作用により余分な湿を体外に排出

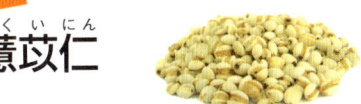

や

薏苡仁（よくいにん）

- **原料** ハトムギの外殻を除いた種子
- **性味** 涼／甘　**帰経** 脾、胃、肺
- **効能** 利尿作用があり、体内の湿を排除。熱や膿などを排する働きもある

第4章　代表生薬カタログ

漢方処方①

漢方薬の構成

漢方薬に副作用が少ないのは、生薬の性質によって組み合わせを工夫するからである。生薬配合のバランスは、長い東洋医学の歴史が生んだ妙技といえる。

キーワード 上品、中品、下品、三品分類、君臣佐使、君薬、臣薬、佐薬、使薬

❖ 漢方薬は2〜10種の生薬で構成される

漢方薬は、2〜10種類の生薬で構成されている。生薬にはそれぞれ、作用と副作用があり、それらを配合して、ひとつの漢方薬とすることで、生薬の効果の偏りを調整し、毒性を抑え、それぞれの薬効を最大限に引き出すようにプログラムされている。漢方薬で副作用が起こりにくいのは、生薬の絶妙な配合システムによるものといえる。

漢方薬の効能分類は**上品**、**中品**、**下品**（または上薬、中薬、下薬）の3段階に分かれており、これを**三品分類***という。それぞれのランクは、生薬の性質によって分類されている。

上品は作用が穏やかで長期間の服用でも副作用が起こらない生薬が含まれる。体力を増強し、全身の調子を整える。

中品は上品の生薬を助け、身体の抵抗力を養う働きをもつ。穏やかな作用で副作用も少ない。病気の進行をせき止め、補養するために用いる。

下品は、病気を治す作用が強い生薬が属するが、副作用を伴うことがあるので、服用の量や期間に注意が必要。

上・中・下の順に効果・作用が高まるが、一方で毒性も生じるため、処方全体に工夫をこらす必要がある。

❖ 漢方薬の組み立てルール"君臣佐使"

漢方薬の組み立ては、君臣佐使という考えに沿って、生薬を配合する。

君は**君薬**であり、いわゆる"君主"の役割を担う生薬で、ひとつの漢方薬には、1種類以上の君薬が必要となる。臣は**臣薬**で、君薬の下に控える"大臣"として、君主を助けると同時に、佐薬と使薬を監視する。**佐薬**は君薬の補助と、漢方薬の作用の行き過ぎを抑える働きを担う。そして**使薬**は、実際に病巣部位や病邪に働きかける"最前線の兵士"の役割を担い、各薬物の働きを調和させる役目ももつ。

なお、生薬を組み合わせる際には、**配伍七情**（→P.175）という配合ルールに注意する必要がある。たとえば、漢方薬の効果を高めるために、薬効が類似する2種以上の生薬を配合する（**相須**）、他の生薬の副作用を軽減、消去させる（**相殺**）などがある。

---

140 **用語解説** 【**三品分類**】…『神農本草経』に掲載された365種の生薬で、上薬、中薬、下薬に分類されている。上・中・下の順に作用（毒性）が強くなり、これらは1・2・5または1・3・9の割合で配合すると良いとされる。

薬物の効能を引き出す君臣佐使

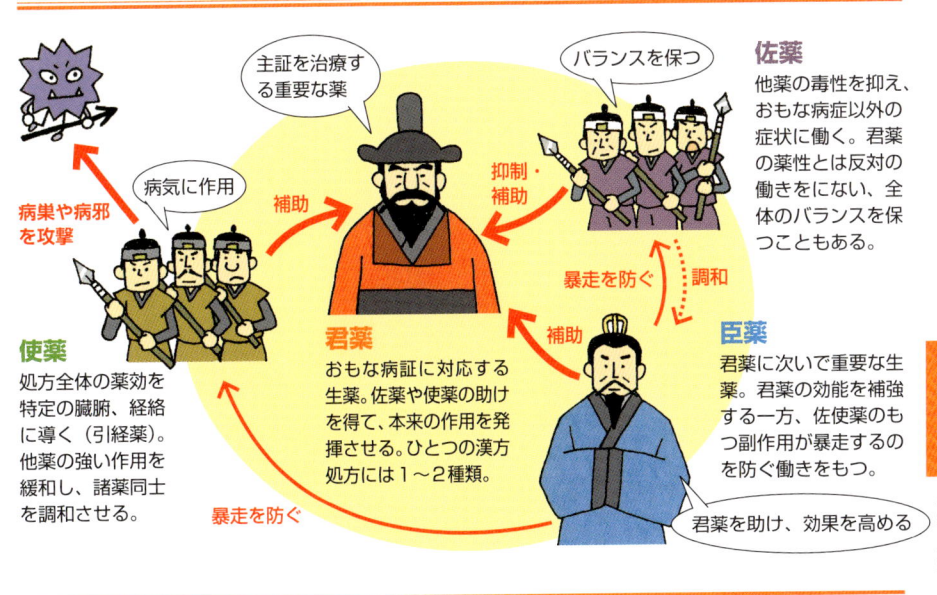

佐薬
他薬の毒性を抑え、おもな病症以外の症状に働く。君薬の薬性とは反対の働きをにない、全体のバランスを保つこともある。

君薬
おもな病証に対応する生薬。佐薬や使薬の助けを得て、本来の作用を発揮させる。ひとつの漢方処方には1～2種類。

臣薬
君薬に次いで重要な生薬。君薬の効能を補強する一方、佐使薬のもつ副作用が暴走するのを防ぐ働きをもつ。

使薬
処方全体の薬効を特定の臓腑、経絡に導く（引経薬）。他薬の強い作用を緩和し、諸薬同士を調和させる。

- 病巣や病邪を攻撃
- 病気に作用
- 主証を治療する重要な薬
- バランスを保つ
- 補助／抑制・補助／暴走を防ぐ／調和
- 君薬を助け、効果を高める

第4章 漢方薬の構成

君臣佐使の配合*具体例

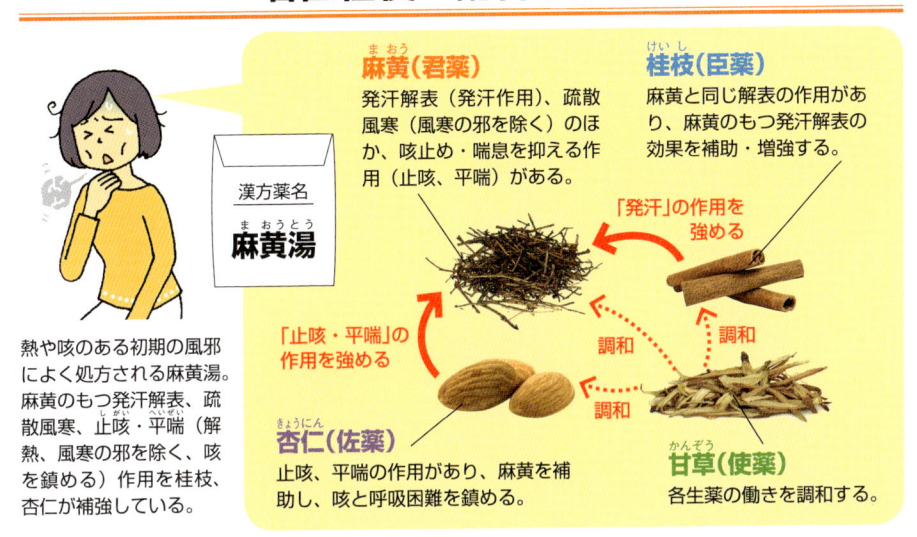

漢方薬名：**麻黄湯（まおうとう）**

熱や咳のある初期の風邪によく処方される麻黄湯。麻黄のもつ発汗解表、疏散風寒、止咳・平喘（解熱、風寒の邪を除く、咳を鎮める）作用を桂枝、杏仁が補強している。

麻黄（君薬）
発汗解表（発汗作用）、疏散風寒（風寒の邪を除く）のほか、咳止め・喘息を抑える作用（止咳、平喘）がある。

桂枝（臣薬）
麻黄と同じ解表の作用があり、麻黄のもつ発汗解表の効果を補助・増強する。
→「発汗」の作用を強める

杏仁（佐薬）
止咳、平喘の作用があり、麻黄を補助し、咳と呼吸困難を鎮める。
→「止咳・平喘」の作用を強める

甘草（使薬）
各生薬の働きを調和する。

調和

ポイント！
漢方薬に使われる生薬は上品、中品、下品に分かれ、それらを「君臣佐使」のシステムに沿って配合している。

用語解説 「配合」…2つ以上の生薬を配合すること。配合の目的は相乗効果をはかり、副作用を抑えることにある。相須と相使は薬効を高めるための配合、相畏と相殺は毒性や副作用を抑えるため、相悪と相反は禁忌。

漢方処方②

気の漢方薬

気の作用に関係しているのが気の漢方薬。気虚を改善する補気薬、気の流れを改善する理気薬、上昇した気を本来の流れに戻す降気薬と、大きく3種類ある。

キーワード　五味、四気、五性、補気薬、行気薬、理気薬、気虚、気滞、気逆

❖ 不足した気を補填する補気薬

生薬は、四気・五味（→P.132）の作用による分類のほか、身体を構成する重要な要素である気・血・津液のどれに作用するか、あるいは体を温めるか冷ますかということでも分類される。

気に関係している漢方処方は、補気薬、理気薬の2種類あり、気の不足である気虚を改善するためには、気を補う漢方薬である補気薬（補益薬）が用いられる。

補気薬に処方される代表的な生薬は人参、黄耆、山薬、白朮、茯苓、甘草などがあるが、それらは五性の分類では、平性から温性に属しており、身体を温める熱の材料となる。また、五味の分類では甘味に属するため、脾を補い、消化を助けるように働く。

補気薬の代表的な漢方処方は、四君子湯や六君子湯、補中益気湯などがある。補気薬を用いる場合、同時に気の流れをよくすること（理気）が効果的な利用法といえる。

❖ 気の動きを改善する理気薬

気の動きを改善し、気滞による張りや痛みを改善するのが理気薬だ。気を通す力が穏やかなものが行気薬、気を強力に動かす破気薬、逆上して頭などに溜まった気を降ろす降気＊薬の3種類に分類される。

それぞれの作用は似ているが、気の巡りが悪い場合は行気薬、気滞の症状が重い場合は、破気薬を用いて治療を行う。一方、気が頭部に上昇した場合は、気を本来の流れに戻す降気薬を用いる。気は停滞すると上昇し、頭部などに溜まる性質をもっており、降気薬を使うことで、上がった気を下降させることができる。また、気は推動作用を持っており、津液や血の巡りを促進するため、瘀血や湿などを改善する際にも理気薬が用いられる。

理気薬の代表的な漢方処方は、香蘇散や四逆散、加味逍遙散などで、肝（→P.12）の疏泄作用を整え、気滞を改善する働きをもつ。生薬は陳皮や香附子、厚朴などが用いられる。なかでも、枳実や青皮（陳皮の未熟果）といった生薬は、気を動かす力が強く、破気薬として用いられることも多い。

142　用語解説　「降気」…下気ともいい、気の上逆（気が下部より上部に突き上がり不快を感ずる状態）を抑えること。気は陽に属し、上へ上がる性質がある。降気薬により、上がった気を正常な位置に戻すことができる。

気を生み出す力を補う補気薬

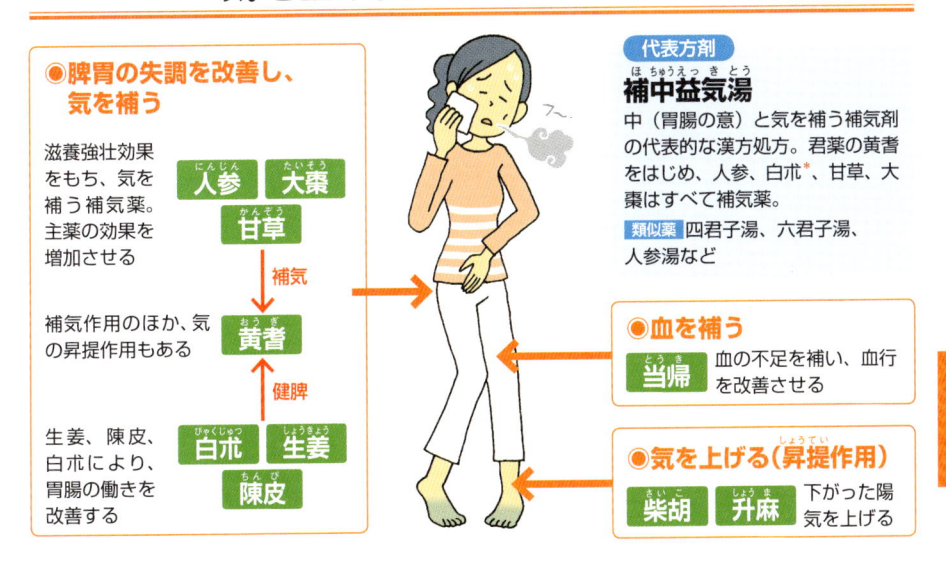

●脾胃の失調を改善し、気を補う

滋養強壮効果をもち、気を補う補気薬。主薬の効果を増加させる

人参　大棗　甘草
↓補気
黄耆
↑健脾
白朮　生姜　陳皮

補気作用のほか、気の昇提作用もある

生姜、陳皮、白朮により、胃腸の働きを改善する

代表方剤
補中益気湯
中（胃腸の意）と気を補う補気剤の代表的な漢方処方。君薬の黄耆をはじめ、人参、白朮*、甘草、大棗はすべて補気薬。

類似薬 四君子湯、六君子湯、人参湯など

●血を補う
当帰　血の不足を補い、血行を改善させる

●気を上げる（昇提作用）
柴胡　升麻　下がった陽気を上げる

気の巡りを促す理気薬

代表方剤
香蘇散
気を巡らせる理気作用をもつ漢方薬で、気鬱、頭痛を伴う風邪などに使用される。香附子が君薬で、紫蘇葉は臣薬、陳皮が佐薬、甘草は使薬となる。

類似薬 四逆散、柴胡疎肝散、半夏厚朴湯、柴朴湯

●気鬱を発散する
香附子　紫蘇葉
君薬の香附子のもつ理気作用を紫蘇葉が補強し、気鬱を改善させる

●胃腸を温め、消化促進
陳皮　生姜
胃腸の働きを改善する陳皮や生姜で、気の巡りを促す

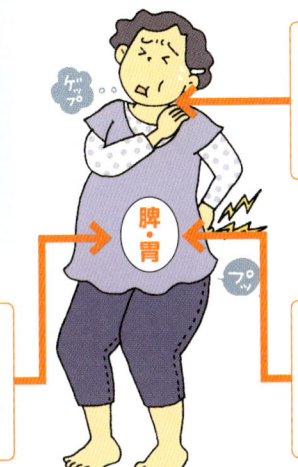

●脾気を補う
甘草
五味「甘」に属する甘草は脾に入り脾胃を補養し、脾気を補う

第4章　気の漢方薬

ポイント！
気に関する漢方薬は、気を補う補気薬、気の流れを改善する理気薬、行気薬の3種類に大別される。

用語解説「白朮」…白朮と蒼朮は類似点が多く、白朮の代わりに蒼朮が代用されることがある。白朮と蒼朮はいずれもオケラの根茎で、燥湿健脾など効果に類似点が多いが、健脾作用は白朮が優れ、燥湿作用は蒼朮が勝るとされる。

漢方処方③

血の漢方薬

血の作用に関係しているのが血の漢方薬。血の不足症状である血虚を改善する補血薬、血の停滞（血瘀）を改善する活血薬、血熱の熱を改善する涼血薬と、大きく3種類ある。

キーワード 血虚、血熱、血瘀、補血、活血、行気

❖ 不足した血を補う補血薬

血の不足である**血虚**を改善するためには、血を補う漢方薬である**補血薬（養血薬）**が用いられる。

補血薬に処方される代表的な生薬は熟地黄、当帰、何首烏、阿膠、白芍、竜眼肉などだが、五性の分類では温性、五味では甘味に属している生薬が用いられることが多い。温性の生薬は血の生成に必要な熱を生じ、甘味は血を生成する脾に働きかける。

補血薬の代表的な漢方処方には、四物湯や帰脾湯、加味帰脾湯、当帰飲子などがあるが、補った血が身体を巡らなければ、**血瘀**の原因ともなる。したがって、気の流れをよくする**理気薬**を補足して処方するのが効果的な利用法といえる。たとえば、補血薬の四物湯（→右ページ）には、行気薬の作用をもつ川芎が含まれており、補血とともに、血の滞りを改善するように働く。

また気と血のどちらも補う**気血双補剤**という処方もある。養血作用と補気作用が同時に働くため、気血両虚（気血＋血虚）に用いられる。代表的なものには、四物湯と四君子湯を組み合わせて8種の生薬を処方した八珍湯、八珍湯に黄耆、肉桂を組み合わせた十全大補湯などがある。

❖ 血瘀を解消する活血薬と血熱に効く涼血薬

血の巡りをつかさどる心・肝の不調や、血に入り込んだ熱邪が原因となり、血の流れが悪くなることを**血瘀**＊という。この症状を改善するためには、血の巡りをよくする**活血薬**を用いる。

血の推動には熱が必要になるため、温性の性質をもつ活血薬が多いが、なかには、血に熱が入り込んだ症状（**血熱**）を治療するために涼・寒性の活血薬もある。温性の代表的な生薬は、川芎や当帰などがあり、代表処方は当帰芍薬散が挙げられる。涼・寒性の活血薬には丹参、赤芍、牡丹皮などがあり、大黄牡丹皮湯などがよく使用される。

血瘀は、気の巡りの悪さや熱の不足、余分な津液（湿）などの原因でも起こることがあるため、気を巡らせる**理気薬**や、気の温煦作用を補う**補陽薬**、余分な湿を取り除く**利湿薬**（→P.146）を組み合わせることもある。

用語解説 「血瘀」…血は心気の推動作用によって、脈管を巡ることができる。脾胃の不調による気の生成不足、あるいは心の不調などにより、心気虚が生じると、気の推動作用によって行われる血の巡行も滞り、血瘀が生じる。

血虚を改善する補血薬

代表方剤
四物湯
地黄、当帰、白芍の補血薬と、気血の巡りを促進させる川芎を処方。貧血、冷え性などの循環障害のほか、月経不順などにも用いられる。

類似薬 十全大補湯（気虚両虚）、温清飲（血虚・血熱がある場合）

補血だけでなく、活血作用もある四物湯。しもやけや冷え性など、末梢循環障害にも効果がある

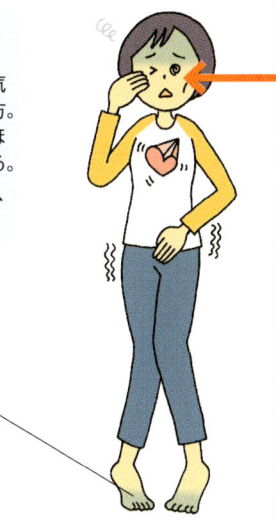

●血を補足する働き
君薬は補血作用の当帰で、気滞、血瘀にも作用。白芍が補血を補助。

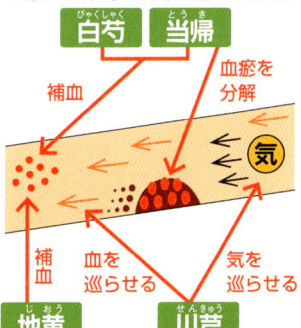

白芍 — 補血
当帰 — 血瘀を分解
地黄 補血作用を強める一方で、滋陰作用もある。血を巡らせる
川芎 活血作用と理気作用がある。別名「血中の気薬」。気を巡らせる

血の停滞を改善する活血薬

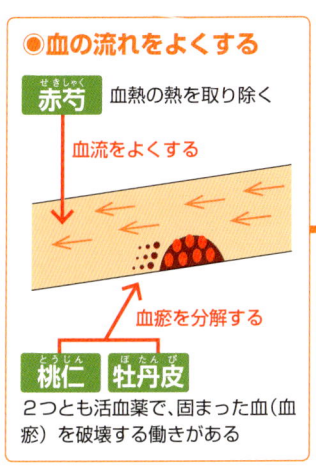

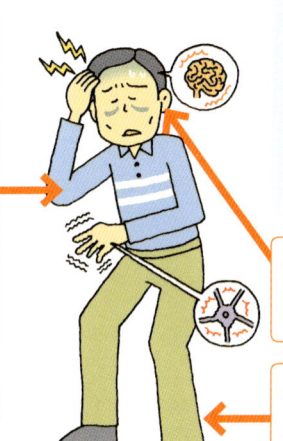

●血の流れをよくする
赤芍 血熱の熱を取り除く
血流をよくする

桃仁 牡丹皮 血瘀を分解する
2つとも活血薬で、固まった血（血瘀）を破壊する働きがある

代表方剤
桂枝茯苓丸
血瘀を治療する漢方処方。桃仁、牡丹皮による活血作用がおもな働きだが、湿の停滞を改善する茯苓や身体を温める桂枝も含まれる。

類似薬 桂枝茯苓丸加薏苡仁、大黄牡丹皮湯など

●身体を温めて痛みを取る
桂枝 経絡を温める効果があり、頭痛などを改善する

●不要な水分を排する
茯苓 湿による腹痛などを改善

ポイント!

血に関する漢方薬は、血を補う補血薬、血の流れを改善し血瘀を改善する活血薬、血熱に効く涼血薬の3種類。

第4章　血の漢方薬

漢方処方④

津液の漢方薬

津液の作用に関係しているのが津液の漢方薬。津液の不足症状である陰虚を改善する滋陰薬、停滞した津液を排出する利湿薬は、湿や湿熱を改善する。

キーワード 津液、滋陰薬、利湿薬、湿、湿熱、陰虚

❖ 陰液が不足した「陰虚」を補う滋陰*薬

　陰の性質をもつ津液が不足した状態を陰虚という。津液が不足すると陰が弱まり、陽が強くなりすぎるため、ほてりやのぼせ、暑がり、乾燥などの虚熱症状が生じる。これらの症状を改善するのが滋陰薬だ。

　滋陰薬に処方される生薬は沙参、麦門冬、石斛、百合、枸杞子、玄参、生地黄、天門冬、女貞子、亀板、鼈甲などがある。五性の分類では熱を冷ます寒性〜涼性のものが多く、代表的な漢方処方には、麦門冬湯や六味丸（六味地黄丸）がある。

　たとえば、麦門冬湯の君薬は麦門冬で、肺、心、胃に帰経している。肺に入れば空咳や口の乾きを改善し、心に入れば動悸や不眠、不安感などを、胃に入れば胸焼けや食欲不振、胃痛などを改善する。

　また、陰虚と気虚を同時に治療する気陰双補薬という漢方処方もあり、これらは補気、滋陰作用をもつため、気陰両虚（気虚＋陰虚）に用いられる。代表的なものには、麦門冬、人参、五味子を加えた生脈散、炙甘草など9種の生薬を合わせた炙甘草湯がある。

❖ 余分な津液（湿）を排出する利湿薬

　津液の流れをつかさどる肺や脾、腎が不調になると津液の流れが滞り、余分な津液（湿）が滞った状態となる。粘稠な性質の湿は、集まると固まって、身体にとって有害な痰湿となり、むくみや下痢を生じさせる。この症状を改善するためには、津液の流れをよくする利湿薬を用いる。利湿薬に処方される生薬は茯苓、猪苓、沢瀉、茵蔯蒿、薏苡仁などがある。これらの生薬の五性は寒性、涼性、平性の性質の場合が多く、湿熱（湿が体内の熱と結びついた病態）を改善するのに役立つ。

　停滞した湿を改善する漢方処方は、症状によって3つに大別される。胃痛などの不調がある場合、脾胃の湿邪を取り除く燥湿化湿*薬が用いられ、平胃散や胃苓湯などがある。湿熱を取り除く清熱化痰*薬には茵蔯蒿湯や五淋散がある。また、湿を尿として排泄させる利水滲湿薬には五苓散や猪苓湯があり、利尿剤としても用いられる。

用語解説 「滋陰」…陰液を補うこと。補陰、養陰、益陰ともいう。／「燥湿」…湿邪を乾かして除去する。／「化湿」…上焦・中焦の湿邪を取り除くこと。／「清熱」…寒涼性の薬物を用いて熱性病を治療する。／「化痰」…痰を取り除く方法。

陰虚を改善する滋陰薬

●滋陰作用で、陰虚を改善する

- **人参**：滋養強壮のほか、津液を補う作用をもつ
  - → 補強する
- **麦門冬**：腎の陰虚を補う君薬。のどを潤す
  - ↑ 補強する
- **粳米**：胃を潤して、脾胃の疲れを緩和させる

●脾胃の作用を高める

- **大棗**：脾胃の作用を高め、他の生薬の効果を補助する

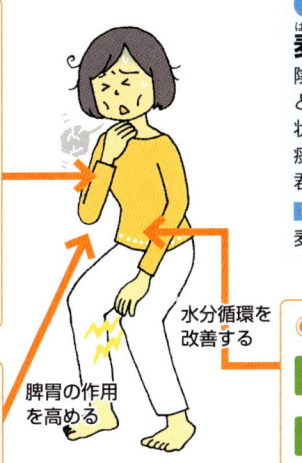

代表方剤　麦門冬湯

陰（津液、血など）が不足することで、陽気が上昇し、熱気が出る状態（陰虚）を改善する代表処方。痰の切れにくい咳に効果がある。君薬は滋陰効果の強い麦門冬。

類似薬 六味丸（腰痛がある場合）、麦味地黄丸

●咳を鎮静させる

- **甘草**：肺を潤し、咳を鎮める。生薬同士を緩和させる
- **半夏**：こみ上げる空咳などを、下げる働きをもつ生薬

（図中注記：水分循環を改善する／脾胃の作用を高める）

余分な湿を排除する利湿薬

代表方剤　五苓散

水分循環を改善し、体内に滞留した水分（湿、痰飲）を取り除く処方。下痢、嘔吐、むくみなどにも適応する。君薬は利尿作用をもつ猪苓で、沢瀉と茯苓が臣薬。

類似薬 茵陳五苓散（蕁麻疹がある場合）、猪苓湯（膀胱の不調）

●気を発散させ、水分循環させる

- **桂枝**：脾陽気の流れを改善し、痰湿を尿から排出させる

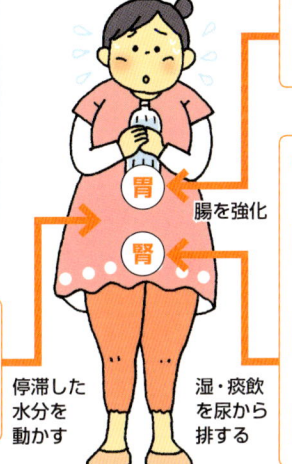

●胃を強化し、消化を補助

- **白朮**：脾胃の不調を改善し、たまった湿を乾燥させる

●滋陰作用で、陰虚を改善する

- **沢瀉**：熱、湿、痰飲などを尿から排出させる
  - ↓ 補強する
- **猪苓**：君薬。湿、痰飲を尿から排出させる
  - ↑ 補強する
- **茯苓**：脾虚による水湿の停滞を改善させる

（図中注記：胃／腎／腸を強化／停滞した水分を動かす／湿・痰飲を尿から排する）

ポイント！

津液に関する漢方薬は、臓腑の津液を補う滋陰薬のほか、たまった湿や痰飲を排出させる利湿薬がある。

第4章　津液の漢方薬

漢方処方⑤

陰陽（寒熱）の漢方薬

熱の作用に関係しているのが陰陽の漢方薬。陽気が減って熱不足となった状態を解消する温陽薬と、熱の量が過剰になり機能の亢進状態を抑える清熱薬がある。

キーワード 陽虚、血瘀、寒湿、温陽薬、清熱薬

❖ 不足した熱を補う温陽薬*

　熱（陽気）の量が過剰になりすぎる、反対に少なすぎた状態を改善するのが陰陽（寒熱）に関する漢方薬だ。

　熱が不足する原因としては**陽虚体質**（陰が強い状態）、**血瘀**、寒冷地や湿気が多い環境での居住が原因となる**寒湿**などがあげられるが、これらを改善するのが熱を増やす**温陽薬**。熱には気・血・津液の生成を助ける働きがあり、気虚や血虚、陰虚など、虚証（不足した状態）の改善にも使われる。また、気・血・津液が体内を巡る原動力ともなっているため、気滞、血瘀、痰湿といった巡りが悪い状態の治療にも用いられる。さらに臓腑の活動エネルギーの源でもあり、熱の不足が病状の根本原因となる場合も多い。すなわち、温陽薬は、気血津液、および臓腑の機能を活性化させる働きもになっている。五性（四気）の分類では身体を温める温性〜熱性の性質、五味では気血の巡りを促進する辛味の作用をもつ。

　温陽薬に分類される生薬には、附子や桂枝、細辛、生姜があり、代表的な漢方処方は人参湯や大建中湯、麻黄附子細辛湯などがある。

❖ 熱を冷まし、亢進状態を鎮める清熱薬

　清熱薬は、臓腑の実熱（陽症による発熱、炎症など）や血熱などを鎮めるほか、脈が速すぎたり、血圧が高いといった亢進状態を鎮める働きをもつ。五性の分類では熱を抑える寒性や涼性に、五味では清熱作用のある苦味に属している生薬が多く、その働きの違いによって清熱瀉火薬、清熱涼血薬、清熱燥湿薬の3つに分かれる。

　清熱瀉火薬は心、肝、肺、胃などの臓腑の実熱を取り除く漢方薬で、代表的な生薬は石膏、知母、決明子などが処方される。**清熱涼血薬**は、血に熱邪がある血熱を取り除く処方で、牡丹皮や地骨皮、生地黄などの生薬がある。**清熱燥湿薬**には湿熱の邪を取り除く黄芩、黄連、黄柏などの生薬が処方される。なお、清熱薬は過剰な働きを抑制する作用があるため、必要な機能まで抑えてしまう場合がある。長期間の服用や体力の弱い子ども、お年寄りへの使用には注意が必要となる。

148　用語解説　「**温陽薬**」…陽虚（陽気の不足またはその機能衰退、一般的には気虚と腎陽の衰えのことを指す）を治療する漢方薬を指す。補陽薬、助陽薬などともいう。

脾胃にある寒邪を取り除く温陽薬

代表方剤
人参湯（にんじんとう）
胃腸を温め、機能を改善する温陽薬の代表処方。冷えると強まる症状に用いられ、下痢や胃炎、冷えによる便秘などにも効果がある。
類似薬 大建中湯、桂枝人参湯（頭痛を伴う場合）

● **補気により水湿を改善**
白朮（びゃくじゅつ） 補気の作用により脾胃を強化。脾虚で運化されない湿を乾かす

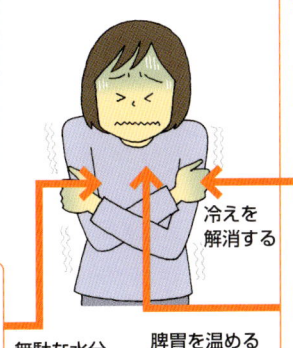

無駄な水分を取り除く
冷えを解消する
脾胃を温める

● **脾胃を温め、寒邪を排する**
人参（にんじん） 補気に優れ、脾、肺の気虚を改善する
↓ 補強する
乾姜（かんきょう） 身体を温める力が非常に強い。脾胃の虚寒となる腹痛を改善する
↓ 脾を補う
甘草（かんぞう） 脾を補って、気を増加させる。生薬同士の作用を緩和する

臓腑の熱邪を取り除く清熱薬

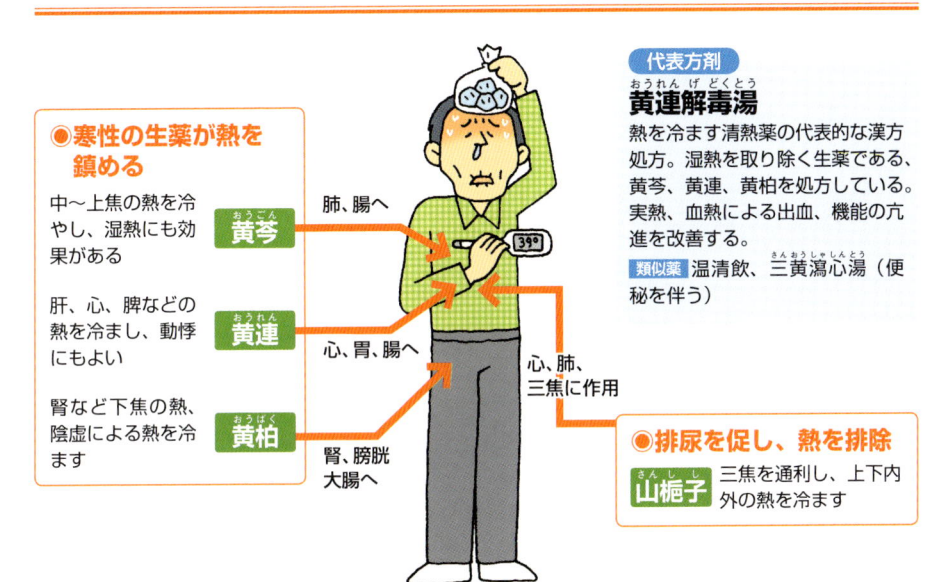

● **寒性の生薬が熱を鎮める**

中～上焦の熱を冷やし、湿熱にも効果がある
黄芩（おうごん） 肺、腸へ

肝、心、脾などの熱を冷まし、動悸にもよい
黄連（おうれん） 心、胃、腸へ

腎など下焦の熱、陰虚による熱を冷ます
黄柏（おうばく） 腎、膀胱、大腸へ

代表方剤
黄連解毒湯（おうれんげどくとう）
熱を冷ます清熱薬の代表的な漢方処方。湿熱を取り除く生薬である、黄芩、黄連、黄柏を処方している。実熱、血熱による出血、機能の亢進を改善する。
類似薬 温清飲、三黄瀉心湯（さんおうしゃしんとう）（便秘を伴う）

心、肺、三焦に作用

● **排尿を促し、熱を排除**
山梔子（さんしし） 三焦を通利し、上下内外の熱を冷ます

第4章　陰陽（寒熱）の漢方薬

ポイント！
熱に関する漢方薬は、熱を補う温陽薬と、過剰になった熱や機能の亢進を抑える清熱薬の2つある。

服用について①
漢方薬の副作用

自然素材を使い、毒性を抑える処方がなされている漢方薬は、副作用が非常に少ない。しかし、漢方薬に副作用がないというのは誤解で、服用方法を誤れば、健康を害する恐れもある。

キーワード 君臣佐使、瞑眩、証に合わない漢方薬

❖ 副作用の少なさが漢方薬(かんぽうやく)のメリット

漢方薬の原料となる生薬(しょうやく)は、8割が植物類で、ほか動物、鉱物などを用いている。このような自然由来の生薬を使っている漢方薬は、2000年以上にわたる長い歴史の中で効果が確認され、その安全性は非常に高いといえる。また、君臣佐使(くんしんさし)(→P.140)という生薬の組み合わせの法則に従い、副作用が出ないように処方がコントロールされてもいる。しかし「漢方薬には副作用がまったくない」という過信は禁物だ。

自分の証に合わない漢方薬や、間違った方法での服用、西洋薬や健康食品などとの併用、アレルギー反応など、きわめて安全な漢方薬ではあるが、副作用が出ることがある。過剰な摂取や不適切な服用、西洋薬との併用などによって生じる、深刻な副作用のケースも覚えておきたい（→右ページ）。

漢方薬による副作用を防ぐには、素人判断をせず、医師や薬剤師に相談することが重要だ。

❖ 証に合わない漢方薬の危険性

証に合わない漢方薬を服用すると、症状が悪化し、別の症状を引き起こすことがある。たとえば葛根湯(かっこんとう)は、虚証(きょしょう)の人が服用すると体力を消耗し、かえって悪化させることもある。また、服用し始めると症状が一時的に悪化し、胃の不快感など副作用のような症状が出る場合がある。それを瞑眩(めんげん)*という。病邪への抵抗力が再び活発化し、病気と戦うために起きる好転反応(こうてんはんのう)といわれる。副作用との違いはわかりにくいので、3日以上症状が続く場合は、医師に相談するとよい。

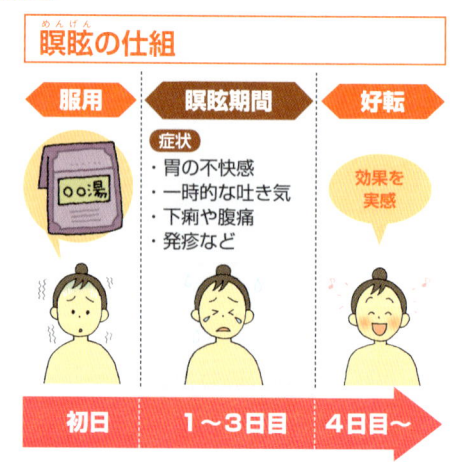

瞑眩(めんげん)の仕組

服用	瞑眩期間	好転
	症状 ・胃の不快感 ・一時的な吐き気 ・下痢や腹痛 ・発疹など	効果を実感
初日	1〜3日目	4日目〜

瞑眩は、症状が治癒する前に起きる一時的な症状だが、発生するのはごくまれといわれる

用語解説　「瞑眩」…按摩(あんま)の場合は揉み返しを指す。慢性的に疲労していた筋肉がほぐれ、老廃物が血液中に流れることが原因といわれる。だるさ、眠気、ほてりを感じる場合が多い。鍼灸(しんきゅう)でも同じことがおきることがある。

注意すべき副作用をもつ生薬例

生薬名	症状		生薬を含む漢方薬
黄芩（おうごん）	肝機能障害	肝硬変を治療中の患者や、体力が落ちている人は副作用が出やすい。	黄連解毒湯、柴胡桂枝湯、小柴胡湯、大柴胡湯、半夏瀉心湯、柴朴湯など
	間質性肺炎（かんしつせいはいえん）	肺組織が炎症を起こす。進行すると肺が破れて呼吸困難や呼吸不全となり、心不全を発症して死に至るケースもある。	
甘草（かんぞう）	低カリウム血症	血中のカリウム濃度が低下し、体のだるさ、高血圧、浮腫、ミオパチー（筋力低下、しびれ、手足の震えなど筋疾患の総称）、神経機能の低下が生じる。 ＊グリチルリチン製剤、利尿剤の併用時は注意	安中散、甘草湯、甘草瀉心湯、葛根湯、加味逍遙散、乙字湯など
	偽アルドステロン症	アルドステロン過剰により、高血圧、浮腫、不整脈など。	
	間質性肺炎	インターフェロンとの併用で肺炎を生じる場合がある。	
	心疾患	動悸、息切れ、疲労感、めまいなどの心不全症状。	
桂皮（けいひ）、桂枝（けいし）	軽い皮膚疾患	皮膚のかゆみ、湿疹が出る場合がある。	安中散、葛根湯、桂枝湯、桂枝加朮附湯、桂枝加竜骨牡蠣湯、桂枝茯苓丸など
柴胡（さいこ）	膀胱炎	頻尿や残尿感といった膀胱炎のような症状があらわれる。	小柴胡湯、大柴胡湯、柴胡加竜骨牡蠣湯、四逆散、柴胡桂枝湯、柴胡桂枝乾姜湯、加味逍遙散、乙字湯など
	間質性肺炎	肺組織が炎症を起こす。進行すると肺が破れて呼吸困難や呼吸不全となり、心不全を発症して死に至るケースもある。	
地黄（じおう）	胃腸障害	胃もたれ、胃痛、胸やけなどが起こる。胃腸虚弱の人は注意。	温清飲、芎帰膠艾湯、牛車腎気丸、四物湯、十全大補湯、疎経活血湯、八味地黄丸など
大黄（だいおう）	下痢	解毒効果があるが、飲みすぎると下痢が起こる場合がある。 ＊妊婦は禁止、胃腸虚弱な人は注意 ＊刺激性下剤併用時は注意	三黄瀉心湯、大黄牡丹皮湯、防風通聖散、大承気湯、桃核承気湯、大黄甘草湯、乙字湯、大柴胡湯など
人参（にんじん）	動悸	血圧上昇による動悸、口の渇き、のぼせ、顔面紅潮など。	人参湯、桂枝人参湯、補中益気湯、六君子湯、十全大補湯、柴胡桂枝湯、小柴胡湯、麦門冬湯、帰脾湯など
	興奮	神経の興奮による不眠など	
附子（ぶし）	強い動悸	心悸亢進、のぼせ、吐き気などが生じる場合がある。	桂枝加朮附湯、牛車腎気丸、四逆湯、大黄附子湯、当帰芍薬加附子湯、麻黄附子甘草湯など
麻黄（まおう）	自律神経失調など	不眠、発汗、頻脈、動悸などの自律神経症状 ＊狭心症や心筋梗塞など循環器障害の既往がある場合は禁止 ＊エフェドリンなどの交感刺激剤との併用は注意	葛根湯、麻黄湯、麻黄附子細辛湯、小青竜湯など

第4章 漢方薬の副作用

※上記以外にも、配合すると害になる生薬の組み合わせ「配合禁忌」もある。たとえば、附子と半夏、甘草と甘遂など。ただし、医師や薬剤師が出す漢方薬は、配合禁忌に充分注意しているため、配合禁忌はほとんど見られない。

服用について②
漢方薬の入手方法

漢方薬には、医療機関で処方してもらった医療用漢方製剤と、ドラッグストアなどで手に入る一般用漢方製剤がある。保険の利く漢方薬も148処方あり、西洋薬より安価な場合も。

キーワード 医療用漢方薬、一般用漢方製剤、保険診療、自由診療

❖ 漢方薬の入手方法

漢方薬は大きく、医療用と一般用の2種類ある。**医療用漢方薬**は、西洋医学の病院、漢方専門医院、漢方外来で処方ができる。保険が利くため、費用の負担が少なく、長期的な治療に適しているが、漢方薬の選択の幅に制限がある。漢方薬局やドラッグストアで入手できる**一般用漢方製剤**は、医師の処方箋がなくても気軽に買えるが、医療用より効き目が弱く作られている。

最近は、西洋医学の病院でも漢方薬を処方するが、西洋医師が処方する場合、漢方薬を西洋薬と同様に扱い、証を勘案することなく処方していることもある。一方、一般病院内にある漢方外来は、西洋、東洋医学のどちらにも精通した医師がおり、四診など東洋医学的な診断に加え、血液検査や心電図といった検査も受けられる。

漢方専門病院では、症状によっては**自由診療***（保険外診療）を行う場合も多い。未認可の生薬や保険適用疾患以外の漢方薬の利用も可能なため、患者の証に合わせた本来の治療が行える。

❖ 保険診療について

西洋医学の一般的な病院や漢方外来、漢方専門病院であれば、健康保険が適用される医療用漢方薬を希望できる。現在、**エキス剤、煎じ薬**を含む、**148処方が保険対象**だ。これらの漢方薬を処方してもらうときは、原則1～3割の患者負担ですむ。

漢方専門医院や漢方薬局で自由診療を受ける場合は、健康保険が利かないので、全額患者負担になる。ドラッグストアで購入できる一般用漢方製剤は保険の適用がされない。

漢方薬は高いイメージがあるが、ケースによっては同じ病気でも西洋薬より安価で、日数が短くすむこともある（下グラフ参照）。

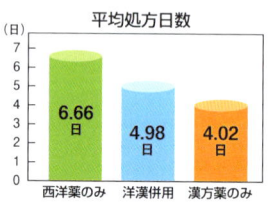

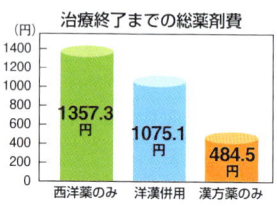

平均処方日数（日）
- 西洋薬のみ: 6.66日
- 洋漢併用: 4.98日
- 漢方薬のみ: 4.02日

治療終了までの総薬剤費（円）
- 西洋薬のみ: 1357.3円
- 洋漢併用: 1075.1円
- 漢方薬のみ: 484.5円

出典：日本漢方生薬製剤協会発行「漢方薬との上手なおつきあい」

用語解説 **「自由診療」**…漢方診療を専門におこなう漢方専門病院などで多い。漢方治療の多くは保険で行えるが、病名ごとに使用できる漢方薬が保険診療では制限されるため、個々の体質、病状に合わせた診療を行おうとすると保険診療はなじまない。

病院と漢方薬局、一般薬局の特徴

	診断を行う人	診療内容	処方薬	保険、費用
病院（一般外来）	一般的な西洋医師	西洋医学的な検査（心電図や血液検査など）と診察	漢方薬（医療用のエキス製剤）、西洋薬	保険適用可
病院（漢方外来）	西洋、東洋医学の両方に精通した西洋医師	四診、症状に応じて、西洋医学的な検査・診療	漢方薬を処方（医療用のエキス剤、煎じ薬）	基本は保険適用。漢方薬によっては保険適用外
漢方薬局	漢方薬に詳しい薬剤師	脈診、腹診以外の四診	漢方薬を処方（エキス剤、煎じ薬）	保険適用外
一般薬局	一般の薬剤師	なし	一般用漢方薬	医療用よりは高いが、自由診療の薬よりは安価

第4章　漢方薬の入手方法

保険診療*と自由診療の違い

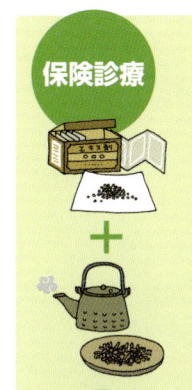

保険診療　　　　　　　　　　　　　　　　　　　　　**自由診療**

処方の種類
- **148処方**　※厚生労働省に承認された148処方の医療用漢方製剤（2013年現在）
- **458処方**　※『中華人民共和国薬典』（2000年版）の収載数

処方の特徴
- **セミオーダー方式**：規定の148処方のなかから、患者の症状に近い漢方処方を選ぶ。
- **フルオーダー方式**：患者の症状・体質に合わせ、生薬の配合を替え、量の加減を行う。

注意点
- 症状が複数の場合、各症状に合わせて処方されるため、生薬が重複する場合がある。
- 保険適用外のため全額自己負担。品質が一定ではない。漢方医の経験・知識が必要。

保険診療：生薬 + 煎じ → 148処方

日本で認可を受けた生薬は約200種だが、中国では花や樹皮などのほか、動物性の生薬も使う。

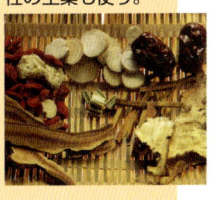

ポイント！
漢方薬が入手できるのは、病院、漢方薬局、一般薬局。保険の利く医療用漢方薬を処方してもらうこともできる。

用語解説　「保険診療」…「初診から治療終了までの診療行為中、保険適用の診療行為と保険不適用の診療行為を混在させてはならない」という混合診療禁止ルールがある。自由診療が一部でもある場合は、すべてを自由診療にする必要がある。

服用について③
漢方薬の服用方法

漢方薬の正しい効果を得るためには、服用方法が重要だ。特に、煎じ薬は煎じ方や保存方法、服用するタイミングなどによって、その効果のほどが変わることもある。

キーワード 煎じ薬、エキス剤、食間、温服、涼服

❖ 漢方薬の飲み方

漢方薬は、<u>煎じ薬</u>が基本だが、煎じてから1日以上経つと、成分が変化してしまうこともあり、作り置きはできない。面倒でも、1日分ずつ煎じて2～3回に分けて服用する。

煎じるには、まず1日分の漢方薬と水を土瓶または耐熱ガラス、ほうろうの容器などに入れ、強火にかける。沸騰したら弱火にし、水が約半量になるまで煮詰め、煎じ終わったらすぐに漉す（→右上図参照）。なお、生薬によって久煎＊する場合もある。すぐに飲まない場合は、冷蔵庫や涼しい場所に保管し、飲むときに温め直すとよい。

<u>エキス剤</u>は粉末タイプが多いが、水でなく、白湯に溶いて服用すると吸収がよくなる。またお湯に溶くことで得られる香りにも治療効果があると考えられている。

漢方薬は苦いものが多いので、苦手という人も多いが、味に慣れるまでは、オブラートで包んで水と一緒に飲んでもよい。まずは決められた量を飲むことが大切だ。ただし、お茶やジュースなどと混ぜると効果が低下するといわれているので注意しよう。

❖ 服用の注意点

漢方薬は、食前や食間の服用が一般的。これは空腹時に飲むほうが、有効成分が吸収されやすいためだ。食前に服用する場合は食事の約30分前、食間に服用の場合は、食後2～3時間後がベスト。煎じ薬と食べ物が一緒に胃に入ると、腸に到達するまでに時間がかかり、身体への吸収が悪くなるので注意したい。ただし、漢方薬のなかには食後の服用で効果が出るものもある。漢方薬の種類に関係なく、飲み忘れた場合でも、2回分を1回で飲むことはしないように。飲む時間を決めてしまうのが飲み忘れを防ぐコツだ。

漢方薬を飲む際には、人肌くらいに温める（<u>温服</u>）のがよい。なかには冷まして服用する涼服のものもあるが、その場合、室温程度に冷ましてから服用する。いずれにせよ、医師や薬剤師による服用の指示に必ず従うことが重要だ。もし、西洋薬を服用している場合は、必ず医師に相談すること。

用語解説 「久煎」…長時間煎じること。附子（ぶす）、商陸（しょうりく）など、毒性が高い生薬は、久煎によりその毒性を抑制、分解できる。附子は久煎により毒性を抑えられるほか、強心作用が強まる。反対に久煎すると効果がなくなる生薬もある。

煎じ薬の煎じ方と飲み方

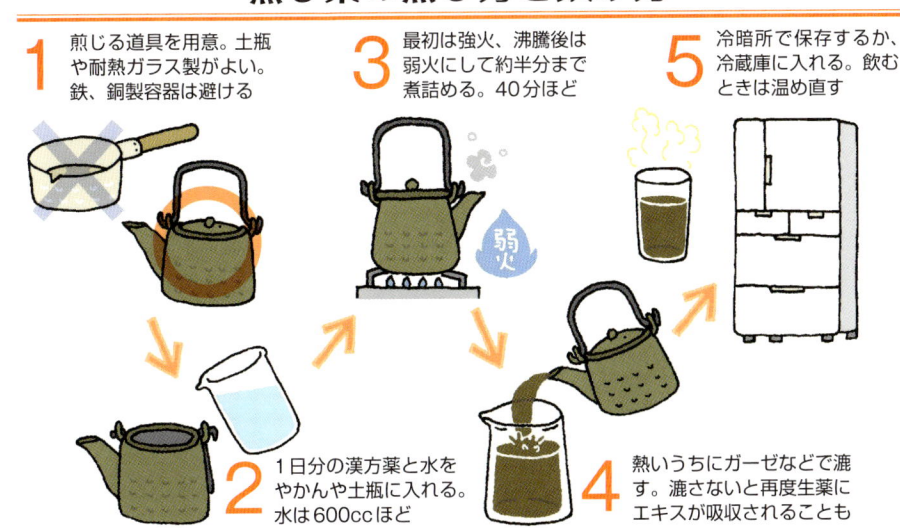

1. 煎じる道具を用意。土瓶や耐熱ガラス製がよい。鉄、銅製容器は避ける

2. 1日分の漢方薬と水をやかんや土瓶に入れる。水は600ccほど

3. 最初は強火、沸騰後は弱火にして約半分まで煮詰める。40分ほど

4. 熱いうちにガーゼなどで漉す。漉さないと再度生薬にエキスが吸収されることも

5. 冷暗所で保存するか、冷蔵庫に入れる。飲むときは温め直す

服用の重要なポイント

西洋薬との併用

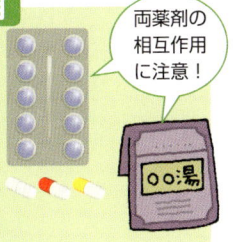

西洋薬の副作用や毒性を抑えるなど、漢方薬との相互作用が注目されている。組み合わせによって副作用もあるので、併用薬がある場合は医師に相談をすること。

両薬剤の相互作用に注意！

飲むタイミング

食前 or 食間

食前、食間が一般的。食前の場合、食事の約30分前。食間の場合、食後2〜3時間。食間とは食事中に飲むことではなく、食事と次の食事の間に服用すること。

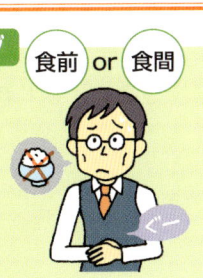

保存方法

煎じる前の生薬は冷暗所で、1日分の煎じ薬は冷蔵庫で保管する。エキス剤は吸湿しやすいので、密封容器に入れ、冷蔵庫で保管をすること。

煎じ薬、エキス剤は冷蔵庫へ

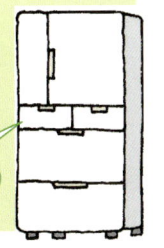

温めて飲む

吸収力が上がるため、人肌に温めて飲むとよい。コップに半分（150ccくらい）が1回分になる。煎じる途中の香りも効果のひとつ。

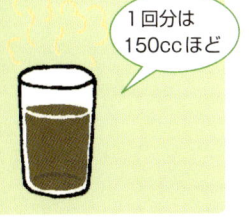

1回分は150ccほど

ポイント!
煎じ薬もエキス剤もお湯に溶いての服用が効果的。西洋薬と漢方薬の併用には特に注意したい。

第4章 漢方薬の服用方法

漢方治療の症例①

食欲不振

梅雨や盛夏の頃、湿気が多い環境でよくあらわれるのが食欲不振。気血の源である脾胃の働きを阻害し、全身の倦怠感といった深刻な症状を引き起こす。

患者：46歳女性
体重：42kg
身長：158cm
職業：会社員
主訴 食欲不振、胸焼け、四肢のだるさ

- 梅雨や夏になると食欲が落ち、体重が激減。体力も落ちるため、梅雨前に体調を整えたい。
- 食後はいつも眠くなる。
- 胃腸虚弱で下痢しやすい。
- 常に体力がなく疲れやすい。四肢の重だるさを感じている。
- 水を取りすぎると胃もたれする。

STEP 1 診察を行う（四診）

望診 痩せ気味で顔色が白くツヤがない。
　[舌診] 舌質：淡で気血不足の徴候。
　　　　舌苔：白苔。

切診 [脈診] 沈脈（深部にあり感じにくい）、無力。
　[腹診] 腹壁が薄く、力がない（脾胃気虚）。ポチャポチャした水音が感じられる。

問診
- 梅雨から食欲が低下し、夏には体重が37kgくらいまで落ちる。
- 食べ過ぎると腹が張って苦しくなるため、食べる量は少なめ。食後はきまって、眠くなる。
- ストレスやイライラなど、精神的な症状は特にない。
- 軟便ぎみ。
- 体力がない。手足のだるさや全身の倦怠感を感じている。

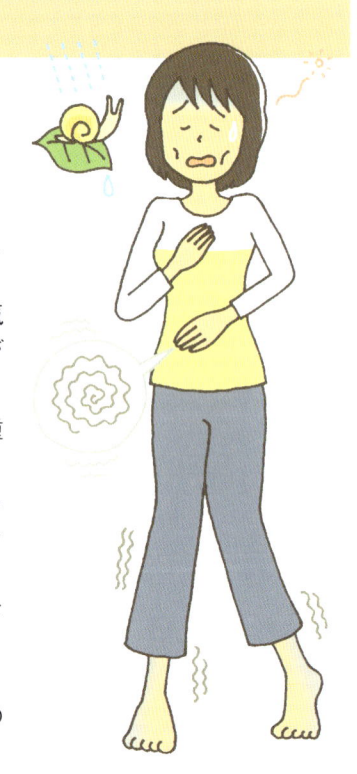

STEP 2　処方を決める思考（弁証論治）

　食欲不振は、脾胃が原因であることが多い。精神情緒をつかさどる肝が原因の場合もあるが、今回は精神的な症状が見られないため、脾胃の失調と限定できる。

　舌質は淡で舌苔は白い。淡は気血不足（気虚）を、白苔は胃腸の状態が悪く、冷えが強いことを示す。脈診は沈・無力で、気虚をあらわしている。顔色も白く、ツヤがなく、軟便といった症状や、腹診において腹壁が薄く、手応えの無い点からも、脾胃気虚であることが確認できる。

　また、過食後の腹部の張りや、眠くなるのは気滞の典型的な症状だ。食後の眠気は脾胃の働きが弱い場合、食物の消化吸収（運化）に脾胃を消耗するために起こる。さらに腹部のポチャポチャした水音は、湿が滞っていることを示している。

　すなわち、梅雨などが原因で脾胃が湿邪に冒されると、湿の停滞を生み、脾胃の消化機能が低下する。気血生成の不調となり、気虚の症状があらわれ、湿が気の運行を妨げた結果、全身の倦怠感という悪循環を生んだと考えられる。

　治法としては、脾胃の気虚を改善し、気を巡らせることで、脾の運化機能を高める「六君子湯」に香蘇散を合わせた漢方薬を処方する。脾胃に停滞している湿を取り除く健脾化痰の効果もある。

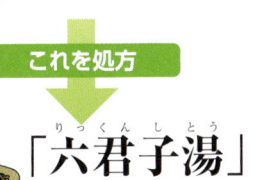

第4章　漢方治療の症例①〜食欲不振〜

STEP 3　漢方処方を行う

これを処方
「六君子湯」（りっくんしとう）

●漢方処方
脾胃の気を補い、消化吸収力を高め、湿を取り除くなど、代表的な健脾薬（けんぴやく）（→P.169）。湿を除く茯苓（ぶくりょう）、吐き気を抑える半夏などが症状を改善する。六君子湯に、胃気を巡らせて化湿する香蘇散を合わせてもよい。

●養生
梅雨や夏など、季節的に湿が高くなる前に、健脾作用のあるヤマイモやナツメなどで脾胃の働きを高めておくとよい。また身体の余分な湿を排泄するには、ジャスミン茶やハトムギ茶、香味野菜などが効果がある。

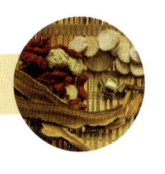

漢方治療の症例②

不眠

現代医学では、不眠は精神症状として、身体とは別の治療をされるが、中医学では五臓六腑の失調が原因とし、気血バランスを整えることを目指す。

患者	：46歳女性
体重	：50kg
身長	：158cm
職業	：会社員（経理事務）
主訴	不眠

- 疲労しやすく横になっても眠れない。ウトウトと眠気を覚える頃には、明け方になってしまう。
- かぜを引いたあと、妙なだるさが続き、咳や痰も3週間ほど続いた。その間、微熱も出ていたが、仕事は無理して続けていた。
- だるさが取れず、気力もわかない。食事を作ることもできず、家族に申し訳ないと感じている。

STEP 1 診察を行う（四診）

望診 顔面は蒼白ぎみ。
舌診 舌質は淡舌で淡白な状態。

切診 脈微細。

問診
- 体力に自信がなく、だるい。現状、生活は気力でカバーしている状態。
- 胃腸が丈夫ではなく、食欲がわかない。食べてもすぐに満腹になり小食。
- 冷え性だが、幼少期からの体質なので、冷えで辛いということはない。
- 眠りにつこうとしても、あれこれと考えてしまい、朝まで眠れない。
- 最近は少しのことで不安になり、頻繁に動悸するようになった。
- 大学生の長男の就職で悩んでいる。また夫が単身赴任となり心細い。
- 46歳で更年期の症状も感じている。

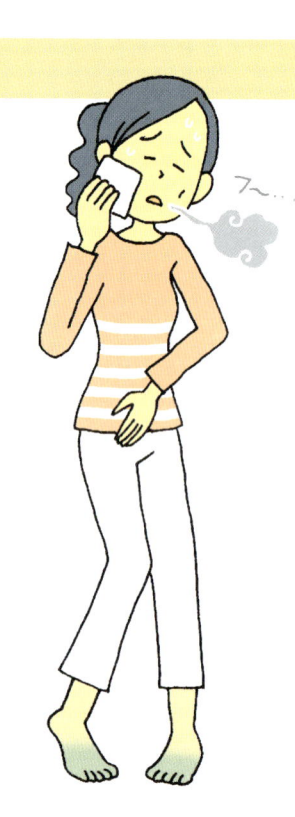

STEP 2 処方を決める思考（弁証論治）

中医学では、精神症状は身体症状と別のものとは捉えず、精神と肉体を同様に考える。たとえば「イライラする」という精神症状も、「頭痛がする」といった身体症状と同じように発現すると考える。また、病因は身体の中からの変調、たとえば感情の起伏からも生じるとされ、「怒り」の感情は、肝の働きを乱し、血圧が上がるといった症状を生じさせる。ほか、「思い悩む」感情が続くと、脾の働きを低下させる。脾の機能低下は、気血のバランス変調や食欲不振を生む。

問診によると、患者は気・血を生む源である脾が体質的に弱く、気（精神エネルギー）と血（栄養源）の両虚である。さらに、心労が脾の機能を低下させ、だるさ、やる気がおきないといった神経症を引き起こした。かぜも重なり、気血の消耗状態となっていると診断される。

人の精神活動をつかさどるのは、心の「神」であり、これは心血が不足すると不安定になり、睡眠障害を生む。不眠の治療には、まずは脾を強化して気を補い、心血を増強して心神を安定させる必要がある。かぜがきっかけになる今回のようなケースもあるが、脾胃が弱い体質で、心労などもある場合は、内因による症状と考えて治療をしていく。

治療は、脾気を充実させ、心の血を補充する「帰脾湯」を処方した。

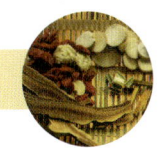

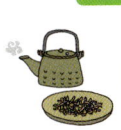

STEP 3 漢方処方を行う

これを処方
→「帰脾湯」

●漢方処方

心脾両虚の効能をもち、不眠や不安などに効果がある帰脾湯を処方。滋養強壮のほか、血虚、脾胃を強化する生薬も含む。帰脾湯を飲んだ結果、主訴である不眠は解決し、全身が快調になったとのこと。主訴が改善してからは、湯液に代えてエキス剤を飲み続けている。

●養生

体力を早く回復するため、食事の度に義務的に一生懸命お腹に詰め込もうとしていたが、これもまたストレスとなる。食事の養生としては脾を養うために、粥やご飯などの穀物を中心に、好物で消化のいいものを、少しずつおいしく食べるように心掛けることが重要だ。

漢方治療の症例③

花粉症

花粉症とは植物の花粉に対して、過剰な免疫反応を示すアレルギー症状。東洋医学的には、花粉を外邪と捉え、体質の改善と併せて治療していく。

患者	24歳女性
体重	45kg
身長	162cm
職業	会社員
主訴	花粉症の予防

- 花粉症歴が10年近く、軽～重度と症状はさまざまだが、毎年症状に悩まされる。予防のために漢方薬を飲んでおきたい。
- 冬は手足が冷え、時々風邪を引く。
- 胃腸は丈夫でなく、時々下痢も生じる。
- 食事はパンに野菜サラダといったものが中心。毎朝牛乳を飲んでいる。

STEP 1 診察を行う（四診）

望診 〔舌診〕舌質：白っぽい淡舌で、多少胖大ぎみ。
舌苔：苔の厚さは普通。薄白苔。

切診 〔脈診〕脈はやや細、弱い。

問診
- 夏でもエアコンが効いたオフィスで仕事をしており、冷えを感じる。特に冬は手足が冷える。
- 胃腸が弱く、よく下痢をする。
- 食事は、パンに野菜サラダといった軽い食事が中心で、量は少なめ。
- 毎朝牛乳を飲む。冬でも冷たい飲み物を好む。
- 月経周期は定期的。月経は重い。
- 冬でも薄着のことが多い。花粉症以外は異常がなく、既往症もなし。

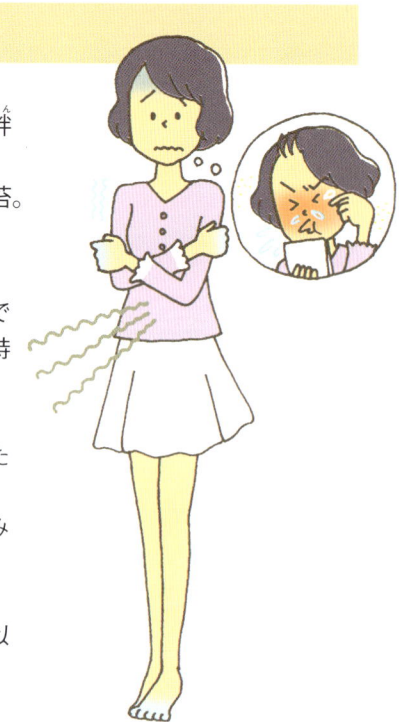

STEP 2　処方を決める思考（弁証論治）

　現代医学では、花粉症は植物の花粉に対して、過剰な免疫反応を示すアレルギー症状と考えており、その予防には、たとえば減感作療法など、もっぱら花粉が身体に反応しない対策に目を向ける。一方、東洋医学では、同じ環境下にありながら、花粉症になる人とならない人がいることに着目。花粉症の原因は、❶身体に働きかける環境因子（病邪）が原因で発病し、多くは風や暑さ、寒さ、湿気などの外邪の異常が身体を障害している、❷五臓六腑や気血の巡りの不調などによる「抵抗力不足」。これらの2点を要因としている。

　多くのアレルギーでは、おもに胃腸（脾）の弱い人と、もうひとつ生命力をつかさどる腎が弱まっている人という2つのタイプに分けられる。

　今回の患者を診察すると、たびたびの下痢もあり、胃腸が弱い体質といえる。また、舌診では、淡舌は気血不足、胖大ぎみは脾や腎の陽虚を示すが、舌苔は正常である。これは病邪はそれほど旺盛ではないことを示しており、病邪を排除するより、気血を強化して冷えを改善し、抵抗力を養うという治療を試みた。

　治法は、当帰芍薬散と帰脾湯などを花粉の時期まで飲み、脾胃を補い、気血の巡りを整えることが有効と考えられる。また、体質改善は薬だけではなく、冷えへの備えという養生を行う必要がある。

STEP 3　漢方処方を行う

これを処方

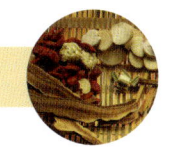

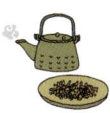

「当帰芍薬散」

●漢方処方

脾胃が弱く、気血の働きに弱点がある場合、当帰芍薬散（または帰脾湯）で血行を促し、身体を温める。症状が出始めた際は、鼻の通りを改善する防風や辛夷、目の炎症に対しては菊花という生薬を加えた。

●養生

物理的に冷えない服装をするほか、冷たい物の飲食は避け、野菜や果物も旬のものを選ぶ。また豆、穀類などの「種」もの、イモ類、根菜類を摂取し、米食中心にするとよい。冷え性の人に牛乳はあまり向かない。

第4章　漢方治療の症例③　〜花粉症〜

漢方治療の症例④

アトピー性皮膚炎

アレルギー体質の人などに、かゆみを伴う湿疹があらわれるアトピー性皮膚炎。東洋医学的には気血の乱れや内臓機能の失調などが原因と考えられる。

患者：24歳女性
体重：48kg
身長：160㎝
職業：会社員
主訴　かゆみ、痛みを伴う湿疹。食欲不振や下痢などの胃腸障害。

- 幼少期からアトピー性皮膚炎を発症。かゆみの伴う湿疹の回復と悪化を繰り返していたが、塗り薬で対症療法的に治療していた。
- 勤務先の激務により症状が悪化。湿疹がひどく、家にこもるようになり、体力も低下ぎみ。
- 食事を玄米菜食に切り替えるが、食欲不振、体重減少、下痢などの胃腸障害が続いている。

STEP 1　診察を行う（四診）

望診　皮膚が赤く腫れていて、かゆみ、痛みを伴う。
　　　[舌診] 赤みが薄い淡舌。舌苔が白っぽい。

切診　脈が弱くて細い。

問診
- アトピー性皮膚炎の治療で、幼少時から通院している。普段はステロイド外用薬の塗布により、治療している。
- 身体に冷えがあり、寒けを感じる。
- 食欲不振が続き、下痢がち。体重も低下し、胃腸障害が続いている。
- 体力低下がひどく、付き添いがないと外出も困難な状態。
- 皮膚炎の悪化により、食事を玄米と菜食に切り替えた。

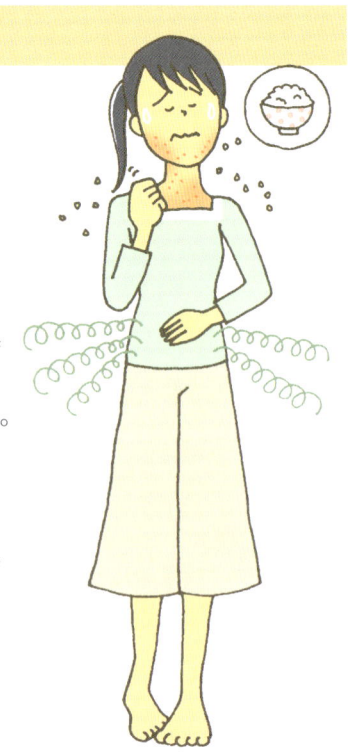

STEP 2　処方を決める思考（弁証論治）

　アトピー性皮膚炎のタイプは、2つに大別できる。ひとつは、胃腸が弱く飲食物の影響を受けやすいタイプで、子どもに多い。胃腸に湿熱が停滞し、ジュクジュクとした湿疹が下肢の膝裏や鼠径部にあらわれる。

　一方、思春期以降の患者の場合は、ストレスがおもな原因となる。イライラや不安、怒りなどが、心・肝の火を生み、症状を悪化させる。肝火や心火などの「火」は、上に昇る性質をもつため、顔や首など上半身に症状が出やすいのが特徴である。

　患者を診察すると、皮膚は赤く腫れているが、ジュクジュクしてはおらず、乾燥している。これは身体を潤す血が不足しているためである。舌診では淡舌苔白で、陽気虚弱や気血不足であり、身体を温める方がよいと判断する。また、弱くて細い脈は、気血不足を示している。胃腸障害を取り除き、身体に気血を補う必要がある。これらの状態から判断すると、ストレスにより発生した肝火が上炎して皮膚を乾燥させたことが悪化の原因と考えられる。肝を補い、気の巡りを整えて不安感を解消し、肝火を除く治療を行う。

　治法としては、脾胃を温め、気血の生成を助け、肝気の巡りを調節する黄耆建中湯を処方する。ステロイド外用薬も併用するように指導した。なお玄米菜食は胃腸に負担をかけやすく、中止を指示した。

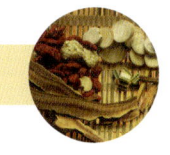

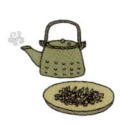

STEP 3　漢方処方を行う

これを処方
「黄耆建中湯」

●漢方処方

黄耆建中湯は、大建中湯や小建中湯などに代表される「建中湯」類のひとつ。中（胃）を建て直すという意味で、胃腸を補う働きがある。黄耆は滋養効果があり、皮膚の栄養を高め、アトピー性皮膚炎の乾燥治療に効果的。

●経過

黄耆建中湯をベースとした煎じ薬と、ステロイド剤の併用。約1カ月半後に大幅な改善が見られた。その後、胃腸を整える補中益気湯や六君子湯を処方し、脾胃の状態も回復。合計1年半ほどで、症状がほぼ改善された。

漢方方剤リスト

湯液治療の現場でよく使用される58種類の漢方処方を紹介する。漢方薬の効能は、漢字2文字を組み合わせて記載されることが多いため、その用語と意味も併記している。

凡例
- 漢方薬名：漢方薬（漢方処方）名称
- 構成生薬：漢方処方に含まれる生薬
- 主治：漢方処方によって、治療できるおもな病症
- 効能：漢方処方の効能。*付きの用語は欄外解説を参照

漢方薬名	構成生薬	主治	効能
安中散（あんちゅうさん）	桂皮、延胡索、牡蛎、茴香、甘草、縮砂、良姜	神経性胃炎、急性・慢性胃炎、胃アトニー・胃下垂、胃・十二指腸潰瘍、過敏性腸症候群など	・温中散寒* ・止痛
茵蔯蒿湯（いんちんこうとう）	山梔子、大黄、茵蔯蒿	黄疸、急性・慢性肝炎、胆石症、胆嚢炎、ネフローゼ、蕁麻疹、自律神経失調症	・清熱（肝、胆）* ・利湿（肝、胆）*
温経湯（うんけいとう）	麦門冬、半夏、当帰、甘草、桂皮、芍薬、川芎、人参、牡丹皮、阿膠、呉茱萸、生姜	月経異常、月経困難症、不妊症、習慣性流産、不正子宮出血、更年期障害、足腰の冷えなど	・温経散寒* ・養血活血
温清飲（うんせいいん）	地黄、芍薬、川芎、当帰、黄芩、黄柏、黄連、山梔子	月経異常、更年期障害、神経症、皮膚掻痒症、喀血、高血圧症、アレルギー体質の改善など	・清熱涼血 ・養血
黄連解毒湯（おうれんげどくとう）	黄芩、山梔子、黄連、黄柏	吐血、喀血、鼻出血、めまい、心悸亢進、精神不安、神経症、胃炎、不眠症、皮膚掻痒症など	・清熱（心、胃） ・涼血*
葛根湯（かっこんとう）	葛根、大棗、麻黄、甘草、桂皮、芍薬、生姜	感冒、鼻カゼ、扁桃腺炎、リンパ腺炎、肩こり、片頭痛、気管支炎、耳下腺炎、じんま疹、湿疹など	・疏散風寒* ・解肌*
加味逍遙散（かみしょうようさん）	柴胡、芍薬、蒼朮、当帰、茯苓、山梔子、牡丹皮、甘草、生姜、薄荷	冷え性、月経異常、更年期障害、老人性膣炎、神経症、不眠症、虚弱体質、慢性肝炎など	・疏肝* ・養血
帰脾湯（きひとう）	黄耆、酸棗仁、人参、白朮、茯苓、竜眼肉、遠志、大棗、当帰、甘草、生姜、木香	下血、吐血、鼻出血、貧血、不眠症、神経性心悸亢進症、健忘症、神経衰弱、ヒステリーなど	・補気（脾）* ・養血
芎帰膠艾湯（きゅうききょうがいとう）	地黄、芍薬、当帰、甘草、川芎、艾葉、阿膠	痔出血、産後出血、機能性子宮出血、月経異常、腸出血、血尿、貧血、紫斑病など	・養血 ・止血
銀翹散（ぎんぎょうさん）	金銀花、連翹、荊芥、淡豆豉、牛蒡子、桔梗、淡竹葉、甘草、薄荷、芦根	発熱、頭痛、口渇、咳嗽、咽痛など	・疏散風熱* ・利咽*
桂枝加朮附湯（けいしかじゅつぶとう）	桂皮、芍薬、蒼朮、大棗、甘草、生姜、附子	肋間神経痛、変形性膝関節症、三叉神経痛、急性・慢性関節炎、慢性関節リウマチなど	・疏散風寒 ・去湿*
桂枝湯（けいしとう）	桂皮、芍薬、大棗、甘草、生姜	感冒、頭痛、寒冷による腹痛、微熱、虚弱児の体質改善神経痛、神経衰弱など	・疏散風寒
桂枝人参湯（けいしにんじんとう）	桂皮、甘草、蒼朮、人参、乾姜	慢性頭痛、胃アトニー、急性・慢性胃腸炎、感冒性下痢、神経性心悸亢進症など	・補陽（心、脾）* ・補気（心、脾）

用語解説　「温中散寒」…脾胃を温め、寒邪を取り除き、脾陽虚を改善　「清熱」…熱邪を取り除く　「利湿」…湿邪を尿とともに排泄　「温経散寒」…経絡を温通し、肝邪を取り除く。衝・任脈を温通し月経不順や困難を改善　「養血」…補血、生血ともいい、血の不足を補う　「活血」…行血、化瘀ともいい、血流を改善し、瘀血を取り除く　「涼血」…血の熱邪を取り除く　「疏散風寒」…表にある風寒の邪を取り除く　「解肌」…げき。軽い発汗で、表の邪を取り除く

第4章 漢方方剤リスト

漢方薬名	構成生薬	主治	効能
桂枝伏苓丸（けいしぶくりょうがん）	桂皮、芍薬、桃仁、茯苓、牡丹皮	月経異常、更年期障害、自律神経失調症、冷え性、不妊症、慢性肝炎、高血圧症など	・活血*
血府逐瘀湯（けっぷちくおとう）	桃仁、当帰、生地黄、紅花、赤芍、枳殻、川芎、柴胡、甘草、牛膝、桔梗	胸痛、頭痛、寝つけない、寝つきが悪いなど	・活血 ・理気*
香蘇散（こうそさん）	香附子、陳皮、蘇葉、甘草、生姜	感冒、胃腸型感冒、アレルギー性鼻炎、蓄膿症、頭痛、神経症、更年期障害、食中毒など	・疏肝理気 ・疏散風寒
牛車腎気丸（ごしゃじんきがん）	地黄、牛膝、山茱萸、山薬、車前子、沢瀉、茯苓、牡丹皮、桂皮、附子	腰痛、しびれ、坐骨神経痛、腎炎、排尿困難、頻尿、むくみ、糖尿病、高血圧症、白内障など	・補陽（腎）* ・利湿
五淋散（ごりんさん）	茯苓、黄芩、甘草、地黄、車前子、沢瀉、木通、滑石、当帰、芍薬、山梔子	頻尿、排尿痛、排尿異常、残尿感膀胱炎尿道炎、尿管結石、膀胱結石、腎臓結石、虫垂炎など	・清熱利湿（膀胱） ・涼血
柴胡加竜骨牡蛎湯（さいこかりゅうこつぼれいとう）	柴胡、半夏、桂皮、茯苓、黄芩、大棗、人参、牡蛎、竜骨、生姜	神経性心悸亢進症、てんかん、ヒステリー、夜啼症、不眠症、神経症、高血圧症など	・安神* ・疏肝
酸棗仁湯（さんそうにんとう）	酸棗仁、茯苓、知母、川芎、甘草	不眠症、嗜眠、神経症、自律神経失調症など	・安神 ・養血（心、肝）
四逆散（しぎゃくさん）	柴胡、芍薬、枳実、甘草	胆のう炎、胆石症、肝炎、急性・慢性胃炎、消化性潰瘍、鼻炎、気管支炎、喘息など	・疏肝理気
四君子湯（しくんしとう）	蒼朮、人参、茯苓、甘草、生姜、大棗	慢性胃炎、下痢、胃下垂、胃アトニーなど	・補気
四物湯（しもつとう）	地黄、芍薬、川芎、当帰	産後・流産後の疲労回復、月経異常、更年期障害、貧血症、高血圧症、乾燥性の皮膚病など	・養血（心、肝）
十全大補湯（じゅうぜんだいほとう）	黄耆、桂皮、地黄、芍薬、川芎、蒼朮、当帰、人参、茯苓、甘草	消耗性疾患（悪性腫瘍、結核、膠原病など）、手術による衰弱、産後衰弱、慢性化膿性炎症など	・補気 ・養血
潤腸湯（じゅんちょうとう）	地黄、当帰、黄芩、枳実、杏仁、厚朴、大黄、桃仁、麻子仁、甘草	習慣性の便秘、高齢者のコロコロ便など乾燥性の便秘	・潤腸通便* ・滋陰*養血
小青竜湯（しょうせいりゅうとう）	半夏、甘草、桂皮、五味子、細辛、芍薬、麻黄、乾姜	急性気管支炎、鼻水、痰を伴う咳、鼻炎、急性の浮腫、急性・慢性腎炎、結膜炎、関節炎など	・疏散風寒 ・温肺
清心蓮子飲（せいしんれんしいん）	麦門冬、茯苓、蓮肉、車前子、人参、黄芩、黄耆、地骨皮、甘草	急性・慢性膀胱炎、前立腺肥大、排尿障害性的神経衰弱、インポテンツ、糖尿病、口内炎など	・清熱利湿 ・補気滋陰
桑菊飲（そうぎくいん）	桑葉、菊花、桔梗、杏仁、薄荷、連翹、芦根、甘草	咳嗽、身微熱、口微渇など	・疏散風寒 ・宣肺*

用語解説
「疏肝」…肝の疏泄失調を取り除く **「補気」**…益気ともいい、気の不足を補う **「疏散風熱」**…表にある風熱の邪を取り除く
「利咽」…りいん。咽頭部の痛みや異物感を和らげる **「去湿」**…湿邪を取り除く **「補陽」**…気の温煦作用を促進
「理気」…気の流れを調節し、気滞を開闢 **「安神」**…精神を安定させ、動悸、不安感、不眠を解消 **「潤腸通便」**…腸を潤し、便を促して便秘を改善 **「滋陰」**…補陰、養血、益陰ともいい、陰液を補う **「宣肺」**…肺の宣散の失調を整える

165

漢方薬名	構成生薬	主治	効能
大黄牡丹皮湯（だいおうぼたんぴとう）	冬瓜子、牡丹皮、桃仁、大黄、芒硝	黄疸、急性・慢性肝炎、胆石症、胆嚢炎、ネフローゼ、蕁麻疹、自律神経失調症など	・清熱涼血 ・活気
大建中湯（だいけんちゅうとう）	乾姜、人参、山椒	胃下垂、胃アトニー、弛緩性下痢、便秘、腹痛、腸内ガスによる腹痛、腎結石、胆石症など	・温中散寒 ・降逆止嘔*
大柴胡湯（だいさいことう）	柴胡、半夏、黄芩、芍薬、大棗、枳実、生姜、大黄	胆石症、胆のう炎、黄疸、肝硬変、膵臓炎、胃・十二指腸潰瘍、悪心、嘔吐、食欲不振など	・清熱（肝、胆） ・瀉下*
大承気湯（だいじょうきとう）	厚朴、枳実、大黄、芒硝	便秘、高血圧症、神経症、食あたり、小児のひきつけ、尿閉、痔疾、頭痛、急性肺炎など	・瀉熱通便
調胃承気湯（ちょういじょうきとう）	大黄、甘草、芒硝	便秘、食あたり、歯痛、歯齦痛など	・瀉熱通便
釣藤散（ちょうとうさん）	石膏、陳皮、麦門冬、半夏、茯苓、釣藤鈎、防風、菊花、人参、甘草、生姜	神経症、めまい、メニエール症候群、肩こり、更年期障害、高血圧、動脈硬化など	・平肝熄風* ・健脾
猪苓湯（ちょれいとう）	沢瀉、猪苓、茯苓、阿膠、滑石	尿道炎、排尿痛、血尿、残尿感、腎炎、腎結石、尿管結石、不眠症、ひきつけなど	・利湿 ・清熱
通導散（つうどうさん）	枳実、大黄、当帰、甘草、紅花、厚朴、陳皮、木通、蘇木、芒硝	月経不順、月経痛、更年期障害、便秘、不妊症、腰痛、打撲傷、頭痛、めまい、肩こりなど	・活気 ・理気
桃核承気湯（とうかくじょうきとう）	桃仁、桂皮、大黄、甘草、芒硝	月経不順、月経時や産後の精神不安、不妊症、腰痛、頭痛、めまい、肩こり、常習性便秘など	・活血 ・瀉下
当帰飲子（とうきいんし）	当帰、地黄、芍薬、川芎、防風、蒺藜子、何首烏、黄耆、荊芥、甘草	慢性湿疹、皮膚掻痒症、尋常性乾癬皮膚炎、じんま疹など	・養血 ・止痒*
当帰芍薬散（とうきしゃくやくさん）	芍薬、蒼朮、沢瀉、茯苓、川芎、当帰	倦怠感、冷え症、更年期障害、月経不順、つわり、不妊症、子宮内膜炎、自律神経失調症など	・補結調肝 ・運脾除湿
二陳湯（にちんとう）	半夏、茯苓、陳皮、甘草、生姜	悪心、嘔吐、慢性頭痛、めまい、つわり、胃下垂二日酔い、痰の多い咳、気うつなど	・化痰* ・理気
人参湯（にんじんとう）	人参、甘草、蒼朮、乾姜	胃腸炎や胃下垂、慢性下痢、食欲不振、胃潰瘍、貧血症、喘息、糖尿病、アレルギー性鼻炎など	・補気 ・養気
人参養栄湯（にんじんようえいとう）	地黄、当帰、白朮、茯苓、人参、桂皮、遠志、芍薬、陳皮、黄耆、甘草、五味子	易疲労、食欲不振、寝汗、手足の冷え、貧血、病後または産後の体力低下、胃腸カタルなど	・補気 ・養気
麦門冬湯（ばくもんどうとう）	麦門冬、半夏、粳米、大棗、人参、甘草	気管支炎、気管支喘息、慢性気管支炎、百日咳、嗄声、咽頭炎、肺炎の解熱後の咳など	・滋陰（肺、胃） ・止咳*

用語解説　「降逆止嘔」…吐き気を止める　「瀉下」…大便を排泄させることで腸胃の邪気を取り除く　「熄風」…めまい、痙攣、震えなどの内風症状を鎮静　「止痒」…かゆみを止める　「化痰」…痰を取り除く　「止咳」…咳を止める

第4章 漢方方剤リスト

漢方薬名	構成生薬	主治	効能
八味地黄丸（はちみじおうがん）	地黄、山茱萸、山薬、沢瀉、茯苓、牡丹皮、桂皮、附子	糖尿病、精力減退、排尿困難、頻尿、高血圧症、口渇、ネフローゼ、浮腫、湿疹など	・補陽（腎）
半夏厚朴湯（はんげこうぼくとう）	半夏、茯苓、厚朴、蘇葉、生姜	不安神経症、心臓神経症、喉頭・食道神経症、神経性胃炎、浮腫、気管支炎、心臓喘息など	・理気 ・化痰
半夏白朮天麻湯（はんげはくじゅつてんまとう）	陳皮、半夏、白朮、茯苓、天麻、麦芽、人参、沢瀉、黄耆、乾姜、黄柏、生姜	胃腸虚弱、胃下垂、胃アトニー神経症、低血圧症、蓄膿症、頭痛、メニエール症候群など	・化痰 ・補気
平胃散（へいいさん）	蒼朮、厚朴、陳皮、大棗、甘草、生姜	急性・慢性腎炎、胃アトニー、消化不良、食欲不振、口内炎など	・化湿 ・健脾
防已黄耆湯（ぼういおうぎとう）	黄耆、防已、蒼朮、大棗、甘草、生姜	慢性腎炎、肥満症、多汗症、月経不順、変形性膝関節炎、じんま疹、慢性関節炎など	・益気去風 ・健脾利水
防風通聖散（ぼうふうつうしょうさん）	滑石、黄芩、甘草、桔梗、石膏、白朮、大黄、荊芥、山梔子、芍薬、川芎、当帰、薄荷、防風、麻黄、連翹、芒硝、生姜	高血圧症、動脈硬化症、肥満症、糖尿病、むくみ、便秘、肩こり、痔疾、慢性腎炎など	・疏風解表 ・瀉熱通便
補中益気湯（ほちゅうえっきとう）	黄耆、蒼朮、人参、当帰、柴胡、大棗、陳皮、甘草、升麻、生姜	夏やせ、病後の体力低下、食欲不振、痔、子宮下垂、虚弱体質、慢性気管支炎、慢性肺炎など	・補気 ・昇提*
麻黄湯（まおうとう）	杏仁、麻黄、桂皮、甘草	感冒、インフルエンザ（初期のもの）、鼻カゼ、夜尿症、関節痛、腰痛など	・疏散風寒 ・発汗
麻黄附子細辛湯（まおうぶしさいしんとう）	麻黄、附子、細辛	感冒、気管支炎、咳、流感、気管支喘息、蓄膿症、アレルギー性鼻炎、神経痛など	・疏散風寒 ・補陽
麻杏甘石湯（まきょうかんせきとう）	石膏、杏仁、麻黄、甘草	小児喘息、気管支喘息、気管支炎、百日咳、感冒、痔核、睾丸炎など	・清熱（肺） ・止咳
麻子仁丸（ましにんがん）	麻子仁、大黄、杏仁、厚朴、芍薬、枳実	常習性便秘、急性便秘、病後の便秘、便秘に伴う症核など	・潤腸通便
薏苡仁湯（よくいにんとう）	薏苡仁、蒼朮、当帰、麻黄、桂皮、芍薬、甘草	関節痛、慢性関節リウマチなど	・通陽利水 ・活血止痙
抑肝散（よくかんさん）	蒼朮、茯苓、川芎、当帰、釣藤鉤、柴胡、甘草	神経症、不眠症、夜泣き、小児カン症、歯ぎしり、てんかん、更年期障害、神経性斜頸など	・平胆熄風 ・気血双補*
六君子湯（りっくんしとう）	蒼朮、人参、半夏、茯苓、大棗、陳皮、甘草、生姜	慢性胃炎、胃下垂、消化不良、食欲不振、嘔吐、胃潰瘍、潰瘍性大腸炎、嘔吐、術後の胃腸障害など	・補気健脾 ・理気化痰
六味丸（ろくみがん）	地黄、山茱萸、山薬、沢瀉、茯苓、牡丹皮	排尿困難、排尿異常、むくみ、夜尿症、慢性腎炎、下肢の脱力感、腰痛、しびれなど	・益精（腎）* ・滋陰（腎）

用語解説　「昇提」…脾の昇提作用を高める　「気血双補」…気血のどちらも補う　「益精」…精を補填する

コラム 漢方治療の最前線

漢方薬が、未病や体質改善などに効くことは広く知られるようになってきた。さらに昨今、ガンや認知症などの難病、手術後の副作用緩和などにも用いられている。エビデンス（科学的根拠）の解明も進み、その有用性が明らかになっている。

case 1 認知症の周辺症状に効く抑肝散（よくかんさん）

認知症は中核的な症状である記憶障害以外に、幻覚、不安、抑鬱、妄想といった心理異常、攻撃的行動や徘徊、興奮などの行動異常といった周辺症状（**BPSD**）を起こすことが知られている。従来は、抗精神病薬が症状緩和に用いられてきたが、高齢の認知症患者には副作用が出やすく、2005年には米国食品医薬品局（FDA）から、投与への警告が発せられ、症状に対する治療薬がない状況であった。

そこで脚光を浴びたのが**抑肝散**。もともと、子どもの疳の虫（ヒステリー症状）の特効薬として用いられており、副作用も少ないことから、認知症患者に投与されるようになった。6週間の投与で、明らかに激しい興奮や怒りといった症状への緩和が見られた。現在はBPSDへの有効な手段として、抑肝散が一般医療施設でもよく用いられている。

認知症のBPSDを悪化させる要因は、もともとの性格や環境のほか、脳神経系の異常が関係することが分かっている。脳内の信号伝達に関わる物質セロトニン、および、神経細胞の7〜8割に用いられているグルタミン酸の過剰な放出が発生した場合、脳は異常に亢進した状態に陥ってしまう。これがBPSDの原因となる。

抑肝散は神経の高ぶりを抑える蒼朮（そうじゅつ）、茯苓（ぶくりょう）をはじめ、7種の生薬を配合する漢方薬だが、セロトニンやグルタミン酸の機能異常を改善する釣藤鉤（ちょうとうこう）、甘草（かんぞう）も含まれている。抑肝散はこれらの生薬の相乗効果により、脳内の神経伝達の調整機能を果たし、過剰な興奮を抑制していると推察されている。

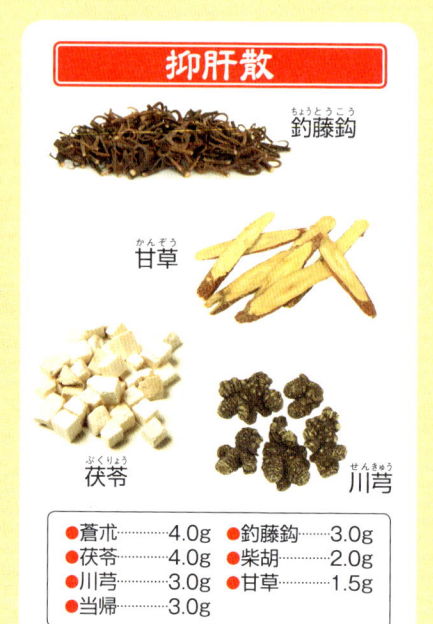

抑肝散

釣藤鉤（ちょうとうこう）
甘草（かんぞう）
茯苓（ぶくりょう）
川芎（せんきゅう）

●蒼朮	4.0g	●釣藤鉤	3.0g
●茯苓	4.0g	●柴胡	2.0g
●川芎	3.0g	●甘草	1.5g
●当帰	3.0g		

体力中等度をめやすとして、神経がたかぶり、怒りやすい、イライラなどがあるものの次の諸症に効果がある。
●神経症、不眠症、小児夜泣き、小児疳（かん）症（神経過敏）、歯ぎしり、更年期障害

case 2 手術の術後管理に貢献する大建中湯（だいけんちゅうとう）

　漢方薬は内科治療に用いることが多かったが、最近は外科治療にも積極的に取り入れられている。なかでも、消化器官への作用で知られる**大建中湯**はその代表的な漢方薬だ。

　たとえば大腸がんの切除手術後には、胃腸運動や消化吸収機能が減退し、イレウス（腸閉塞）を起こすことがあるが、大建中湯を処方すると、イレウスなどが起こりにくく、再発しにくいことが判明している。また、術後の感染症が大きな死亡原因となっている肝移植では、手術の前後に大建中湯を処方し、患者の体を管理することで感染症を防いでいる。今や手術の前後には大建中湯が欠かせないものとして、普及している。

大建中湯

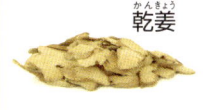

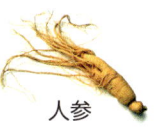

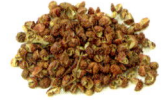

乾姜（かんきょう）
人参
山椒

- 乾姜……5.0g
- 人参……3.0g
- 山椒……2.0g
- 膠飴（コウイ）……2.0g

体力虚弱で、腹が冷えて痛むものの次の諸症に効果がある。
- 下腹部痛、腹部膨満感

case 3 機能性ディスペプシアを改善する六君子湯（りっくんしとう）

　食後の胃もたれ、みぞおちの痛みや灼熱感、膨満感など、上腹部に不快な症状があるが、検査では異常が認められない病態を**機能性ディスペプシア**（FD）といい、日本人の4人にひとりはFDを持っているともいわれる。その原因は、心的ストレス、胃の運動機能の低下など多岐にわたるが、治療には食欲を増進させる物質・グレリンの分泌や感受性を上げることが重要であることが分かってきた。**六君子湯**は8種類の生薬を含む漢方薬だが、そのうちの蒼朮（そうじゅつ）、生姜（しょうが）、陳皮（ちんぴ）は、グレリンに対して重要な働きをもつ。陳皮はグレリンの分泌を促進し、蒼朮は神経組織のグレリン受容体を増強、最後に生姜がグレリンの分解酵素の成分を抑制する。これら3段階のアプローチにより、FDを改善する。

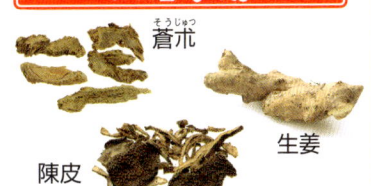

六君子湯

蒼朮（そうじゅつ）
生姜
陳皮

- 蒼朮……4.0g
- 人参……4.0g
- 半夏……4.0g
- 茯苓……4.0g
- 大棗……2.0g
- 陳皮……2.0g
- 甘草……1.0g
- 生姜……0.5g

体力中等度以下で、胃腸が弱く、食欲がなく、みぞおちがつかえ、疲れやすく、貧血症で手足が冷えやすいものの次の諸症に効果がある。
- 胃炎、胃腸虚弱、胃下垂、消化不良、食欲不振、胃痛、嘔吐

第4章　漢方治療の最前線

※生薬画像協力：株式会社ツムラ

薬膳概論①

薬膳とは何か？

薬食同源という理念をもとに考えられた膳のことを一般的に薬膳という。厳密には食用、食養、食療、薬膳という風に分かれるが、どれも健康を維持するための食事療法を指す。

キーワード 薬食同源、中薬、生薬、食用、食養、食療、五性、五味

❖ 中医学理論に基づいた食事 "薬膳"

中国では薬食同源として、薬とは食事から生まれるものと考えてきた。原始時代は、食中毒がよく発生し、それを治療すべく鍼灸、漢方薬などが発達した（→P.34）が、同時に食物の研究も発達を遂げた。『素問』（臓気法時論篇）では、「五穀（穀類）は五臓を養い、五果（果物）は五臓の働きを助ける。五畜（肉類）は五臓を補い、五菜（野菜）は五臓を充実させる。このように多くの食材を組み合わせ、陰陽バランスを考えて食し、身体の精気を補うことができる」と、薬膳の作用を明確に解説している。最近は、身体に有効な食事を、すべて薬膳という場合が多いが、厳密には食用、食養、食療、薬膳という4種に分類される。

食用とは、季節や場所、環境などに応じて、栄養バランスのとれた食事を選択すること。食養は美肌、老化防止など、目的をもった食事を意味する。食療は不調の改善を目的とした食事で、弁証論治に基づいて、五性や五味を考慮し、不調や体質改善へ効果が期待されるような食材を多めに用いる。薬膳は食療の状態から、さらに生薬を加えて作った病気を治すための食事で、食療よりも強い効果が期待できる。

❖ 食材のもつ基本的な性質

『素問』では、体内に正気を蓄え、邪気を排除し、陰陽の調和を図ることにより、病気を予防できるとされ、毎日の食事で、身体を養う食養は、優先的・日常的に行うべきとされる。

食養では食物の性質、五性（四気）、五味（六味）、陰陽バランスについて知ることが重要となる。食材の五性とは寒性、涼性、温性、熱性、平性という寒熱に関する分類を指す。五味（→P.172）は酸味、苦味、甘味、辛味、鹹味のことで、それぞれの味が違った働きをもち、五臓六腑や気・血・津液に異なる作用をもたらす。また、天人合一（→P.44）の理論から、人間は自然と呼応しながら生活する存在であり、体内環境を自然変化に順応させて健康を保つ。そのため、五季の変化への配慮が必要になる。身体の体質と食材のバランスも重要なポイントとなる。

用語解説 「薬膳」…膳の月偏は肉を意味し、古代中国において、最も重要な食料とされ、財産でもあった「羊肉」を指す。薬は草かんむりに楽（癒やす）で「癒やす草」。つまり、おいしい食事と薬を合わせたものが、薬膳である。

食養、食療、薬膳の違いについて

食養
体質・季節などに配慮

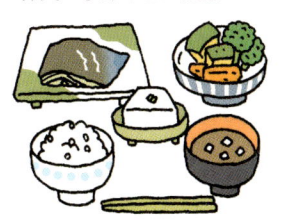

身体を養う食養生のこと。
美肌、ダイエット、老化防止などの目的で、補養作用がある食事を取り込むことも含まれる。

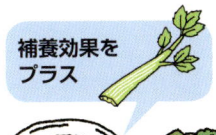

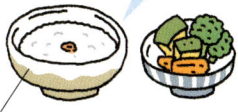

食療
補養効果をプラス

疾病を治療、あるいは治療を補佐。
中医学理論に従い、弁証論治に基づいた膳食。病中、虚弱時、病気の回復食。

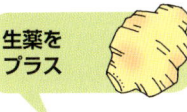

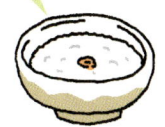

薬膳
生薬をプラス

お粥は代表的な食療

食療＋生薬（生薬）の病気治療食。
治療効果は生薬が出す。健康維持、病気の予防・治療効果がある膳食を薬膳と呼ぶ。

薬膳理論の重要なポイント

Point1 五性を考える
身体を温める食材か、反対に冷やすものか？

熱性　温性　平性　涼性　寒性

Point2 五味を考える
気・血・津液への影響、五臓六腑を養う食材は？

酸　苦　甘　辛　鹹

Point3 陰陽を考える
身体の陰陽のバランスを調和させる食べ物は？

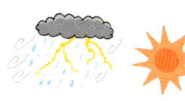

Point4 季節を考慮する
四季と長夏とのバランスをとる食べ物は何か？

春　夏　長夏　秋　冬

Point5 体質を把握する
暑がり、寒がりなど、自分の体質に合う食材は？

気滞　陽盛　血瘀

食材について知り（POINT 1～3）、季節に配慮し（POINT 4）、体質（POINT 5）に合わせて食事をするのが薬膳を組み立てる基本となる。

中医学の理論がベースとなる
- 陰陽論（→P.38）
- 五行論（→P.40）
- 蔵象学説（→P.64）
- 四気・五味（→P.132）
- 帰経（→P.132）
- 昇降浮沈（→P.132）

ポイント！

薬膳とは厳密には食用、食養、食療、薬膳の４種に分類される。食材の性質、季節、体質を知ることが重要。

第４章　薬膳とは何か？

薬膳概論②
食材の特性

食材や生薬には、五性（四気）と五味という基本的な特性があり、それらを知ることが重要となる。季節や体質などと合わせ、身体のバランス調和を図りたい。

キーワード 五味、五性、熱性、温性、涼性、寒性、平性、昇降浮沈

❖ 食材には生薬同様、五性五味がある

食材は中薬と同じように五性（四気）、五味の作用をもっており（→P.132）、身体を温める度合いによって**熱性、温性、涼性、寒性、平性**の５つに分類される。

温性と熱性（温熱性）の食べ物は、身体を温める、痛みを止める、気と血の巡りを促す作用のほか、**昇・浮**（上昇・発散）の傾向があり、精神を陽気にしたり、風邪や寒気を取り除く作用もある。代表的な食材には、アジ、エビ、ショウガ、唐辛子などがある。

寒性と涼性（寒涼性）の食材は、身体を冷やすほか、毒を排除し、身体を潤す作用がある。また、**降・沈**（下降、泄利*）の傾向があり、頭に上った熱を下げ、咳を止める、精神安定の作用ももつ。代表的な食材には、キュウリやトマト、ゴーヤ、アサリなど、夏に食べられる食材が多い。上記に属さない平性は、食材のなかで一番多い。

五味は五行理論に基づく。**酸味**は肝に入って収斂、固渋させ、**苦味**は心に入って解毒や燥湿、**甘味**は脾に入って緩和、和中させ、**辛味**は肺に入って気血を整え、**鹹味**は腎に入って堅い物を柔軟にさせる作用をもつ。たとえば五味子という生薬は、酸味が強いため、肝と肝経に入りやすい。筋肉を収斂し、多汗や頻尿、下痢などを固渋（固める）させ、身体の排出機能の不調を調整する。

五性五味の考え方は、生薬と同様だが、その作用は生薬ほど強くはない。しかし、日々の食事によって、正気を蓄え、陰陽バランスを保つことで、未病のうちに治療することができる。

❖ 陰陽のバランスを食事で図る

『素問』蔵気法時論篇によれば、「気味*を調和させ服用すれば、補精益気できる」とある。**陰陽**を調和させる食生活を行えば、気と精を補えるという意味だが、年齢や季節、環境の変化により、身体の陰陽バランスは常に変化し、調節する必要がある。たとえば暑がりの**陽盛**体質の人は、ハクサイやセロリ、トマトといった、清熱作用のある食材を取り入れる。反対に寒がりの**陽虚**体質の人は、ショウガやネギ、シシトウ、紫蘇などを用いるとよい。

用語解説 「泄利」…下痢をすること、または稀薄な糞便を下す病証。／「気味」…ここでいう気は陽、味は陰を指す。「補精益気」の益気は陽、補精は陰を指す。すなわち、食物の陰陽属性を知ることの重要性を説いている。

食材に関する五性(四気)の分類

← 冷やす　　　どちらでもない　　　温める →

性質	寒性	涼性	平性	温性	熱性
作用	体を強く冷やし、熱邪を取り除く。	体を冷やし、熱邪を取り除く。	温める作用も冷やす作用ももたない。	体の冷えを温める。	体の冷えを強く温める。
代表食材	ニガウリ、スイカ、豆腐、レンコン、空心菜、タケノコなど	大根、キュウリ、セロリ、ホウレン草、緑豆など	ハトムギ、小豆、キャベツ、トウモロコシなど	生姜、栗、エビ、羊肉、鶏肉、カラシ菜、カボチャなど	山椒、唐辛子、コショウ、クルミなど
適応証	熱証(陽盛)	熱証(陽盛、陰虚)	各証	寒証、気虚証、血瘀証、痰湿証など	寒証(陽虚)

食材に関する五味(六味)の効能

伝統的には五味というが、実際には辛、甘、酸、苦、鹹、淡*の六味ある。

五味	酸(酸っぱい)	苦(苦い)	甘(甘い)	辛(辛い)	鹹(塩辛い)	淡(ほぼ無味)
五臓	肝	心	脾	肺	腎	脾・五臓
作用	収斂(しゅうれん)(引き締める) 固渋(こじゅう)(固める)	瀉火・清熱(しゃか・せいねつ)(熱邪を取り除く) 燥湿(湿邪を取り除く)	滋養(じよう)(補う、潤す) 中和(調和させる)	行気・活血(こうき・かっけつ)(気・血を巡らせる) 発散(外邪を散らす)	瀉下(しゃげ)(下す) 軟化(しこりを解消)	滲泄(しんせつ)(湿を取り除く) 健脾(脾の働きを促進)
代表食材	アンズ、ザクロ、酢、	ニガウリ、チシャ、茶葉、	穀物、果物、ハチミツ、砂糖、枸杞子など	生姜、ネギ、ニンニク、コショウ、唐辛子など	昆布、ノリ、海草、塩、エビなど	ハトムギ、冬瓜、白菜など
適応症状	多汗、慢性下痢、頻尿、慢性の咳、心悸*、遺精*など	発熱、ニキビ、胃のもたれ、食欲不振、便秘など	慢性疲労、虚弱、疼痛など	カゼ、冷え、瘀血、疼痛、鬱証など	血虚、便秘、腫塊など	小便不利*、浮腫、下痢、腹脹など

*淡……ほぼ無味のため、主要な薬味には含まれない。淡味薬には除湿、利尿作用がある。

> **ポイント!**
> 食材、生薬はそれぞれ五味、五性をもっている。食材の性質と薬効によって食材を組み合わせる必要がある。

第4章　食材の特性

用語解説　「心悸(しんき)」…心臓の拍動が亢進し、不安になること。／「遺精(いせい)」…夢の中で無意識に精液を漏らすこと。
「小便不利」…小便の量が減少して排出困難となる病証。

薬膳治療①

薬膳処方の立て方

薬膳は、食材や中薬を用い、補虚、瀉実、調和という一定の原則に従って調理されたものを指す。素材の組み合わせ方によっても、効果が異なってくるので、注意したい。

キーワード 補虚、補法、食薬、平補法、清補法、温補法、峻補法、配伍七情

❖ 薬膳の治療方法について

「薬になる膳＝薬膳」であるため、その処方は、生薬と同様に一定の原則に沿って作られ、治療効果を前提としている。基本原則となるのは、補虚、瀉実、調和という3つの方法だ。

補虚は虚弱を補うこと。30歳を超えると男女ともに身体機能が低下し、それを補う食事（**補法**）が必要になるが、平性の食薬による**平補法**、寒涼性食薬で身体の熱を取り除く**清補法**、温性食薬により身体を温める**温補法**、熱性食薬により身体を熱くさせる**峻補法**の4種類が一般的。それぞれ補気、助陽、滋陰、養血、生津、添精*といった作用のある食薬（食事に使える生薬）により、虚弱証を補益する。

瀉実は邪気を取り除く意味で去邪ともいう。邪気の侵入による臓腑の機能低下、発熱、頭痛といった実証の病気に対して行うのが**去邪法**だ。解表、清熱、瀉火、行気、活血、化瘀、涼血、去痰、燥湿、去風湿、解毒、瀉下、利尿*効果のある食薬を利用する。

調和には、季節と身体の陰陽調和を行ったり、臓腑や気・血・津液を調和させたりする方法がある。

❖ 食材の組み合わせのポイント

薬膳の処方は、目的の違いにより食薬や生薬の組み合わせが異なる。

食養は基本的に健康な人向けの食事であるため、食材を用いて健康増進、老化防止などの目的を実現する。

食療は病気の治療を目的としており、おもに薬効の高い食材（食薬）を用いる。たとえば、生姜入り粥などはその代表例だ。一方、**薬膳**の場合は、病気治療のため、食材に生薬を加えて処方することが多い。食材に比べ、中薬の薬理効果は大きいため、病状によって使い分けるとよい。

なお、実際に食材や生薬を使う場合、単品で用いることはほとんどなく、基本的に2品以上を組み合わせる。その組み合わせのルールを**配伍七情**という。『神農本草経』に示された六種類の配合の仕方に、一品だけで構成する単行を加えた七情とする。組み合わせ方によって、薬効が増加したり、反対に消滅したりするので注意が必要だ。

用語解説 「補気」…気を補う／「助陽」…陽気の生長を補助／「滋陰」…陰液や陰気の生長を補助／「養血」…血の機能を高める／「生津」…津液の機能を高め生長を補助／「添精」…精を補充／「解表」…発汗で邪気を排除／「清熱」…熱を取り除く／「瀉火」…火熱を下げる／「行気」…気の巡りを促進／「活血」…血流をよくする

補法と去邪法の具体例

		作用	食材	生薬
補法	平補法（へいほほう）	平性の食材や中薬によって、補気、補血、滋陰する	米、大麦、トウモロコシ、長イモ、黒ゴマ、卵、牛乳、豚肉など	枸杞子、百合、麦門冬、玉竹など
	清補法（せいほほう）	寒涼性の食材と中薬によって、身体の熱をとる（滋陰）	あわ、トマト、キュウリ、スイカ、リンゴ、ナシ、マテ貝など	沙参、亀板、鼈甲など
	温補法（おんほほう）	温性の食材、中薬により身体を温める（補気、助陽）	モチ米、クルミ、竜眼肉、鶏肉、アユ、スズキ、エビ、ウナギなど	朝鮮人参、黄耆、蓮子、大棗
	峻補法（しゅんほほう）	熱性の食材と中薬により身体を熱くさせる（助陽）	クルミ、羊肉、鹿肉、スッポン、マス、ナマコなど	鹿茸、紫河車、冬虫夏草など
去邪法	解表法（かいひょうほう）	発汗、発表による解熱により、体表部の症状を改善	ネギ、ショウガなど	桂枝、紫蘇葉、細辛、防風など
	清熱法（せいねつほう）	体内の熱を取り除く。臓腑の熱、血熱、湿熱を取り除く	ハクサイ、セリ、大麦、トウモロコシなど	石膏・知母、生地黄、牡丹皮、黄芩、黄連など
	疏肝理気法（そかんりきほう）	ストレスによる気滞を排除する作用	ミカン、ジャスミン	薄荷、陳皮、枳実、香附子など
	活血化瘀法（かっけつかおほう）	瘀血やドロドロ血を改善させる作用	チンゲンサイ、タラ、酢など	当帰、川芎、丹参、紅花など

第4章 薬膳処方の立て方

生薬・食材の配合方法（配伍七情）

伍配	内容	組み合わせ例
① 単行（たんこう）	単味の食材、中薬を使用する	朝鮮人参のみ、真珠粉のみ
② 相須（そうす）	同じ効能の食材、中薬を使い、効果を倍増させる。	米とヤマイモ（補気×補気で、気を補う）
③ 相使（そうし）	一方を主、他方を補とし、主薬の効果を増加させる。	黄耆（健脾利水）と冬瓜皮（利尿）で、利尿作用を増加
④ 相殺（そうさい）	ある食薬が他の食薬の副作用を消去、軽減させること。	大葉が刺身の身体を冷やす作用を消去
⑤ 相畏（そうい）	ある食薬の毒性反応、副作用が他の食薬により、消去、軽減、緩和される。	生の刺身がもつ身体を冷やす作用が、大葉・ワサビの芳香と温性で抑えられる
⑥ 相反（そうはん）	2種類以上の食材、中薬を合わせることで副作用が生じる。	柿とお茶（一緒に取ると便秘になる）
⑦ 相悪（そうお）	2種類以上の食材、中薬を合わせることで、作用が低減し、無効になる。	大根（気を散らす）と鶏肉（気を補う）で、作用が相殺される。

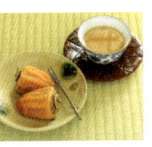

カキとお茶の併用で、便が出にくくなる（相反）

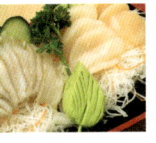

刺身がもつ身体を冷やす作用を、ワサビの温める作用が抑える（相畏）

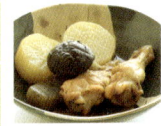

鶏肉の補気と大根の気を散らす効果が拮抗し、どちらの作用も無効に（相悪）

ポイント！

薬膳を組み立てる原則は、薬膳の目的に合わせ、補法、瀉実、調和の3つがある。配伍七情にも注意したい。

用語解説 「化瘀」…滞った血流をよくし、血の固まりを取り除く／「涼血」…血熱を下げる／「去痰」…痰を取り除く／「燥湿」…去湿法のひとつで、湿邪を排除／「去風湿」…関節・筋肉に侵入した風湿や邪気を除去する／「解毒」…毒を排除／「瀉下」…便通をよくする／「利尿」…尿の出をよくする

薬膳治療②

季節に合わせた薬膳

「冬至にカボチャを食べる」など、昔から季節に合わせて食事し、五臓六腑を調節する習慣がある。四季の変化を捉え、補養すべき五臓を養うのが薬膳の基本となる。

キーワード 天人合一思想、長夏、二十四節気、五臓、五季

❖ 五季による陰陽、五臓の変化

中医学では**天人合一思想**に基づき、自然界の陰陽の変化に従って身体の陰陽も変化していくと考える。そのため、季節により、適した食材も変化する。

1年は通常、春・夏・秋・冬の四季に分けられるが、中医学では五行理論に基づいて**長夏***を加えた**五季**に分類する。五季はさらに**二十四節気**（旧暦における四季の気候変化の分類）に分けられ、立春～立夏が春、立夏～大暑が夏、大暑～白露が長夏、白露～立冬が秋、立冬～立春が冬となる。

陰陽のバランスや五臓の働きも五季に合わせて変化する。陰陽バランスは、晩春から長夏は陽が強く、秋から早春までは陰が強い。また五臓の働きは、春は肝、夏は心、長夏は脾、秋は肺、冬は腎が活発となる。季節により、不足した陰陽を補い、活発になる五臓を保養することがポイントとなる。

❖ 五季に合わせた食養について

五臓は五季と関連しており、春は肝の機能が、夏は心、長夏は脾、秋は肺、冬は腎が活性化する。五季の変化は、五臓に直接的な影響を与え、間接的に各器官の作用に変化をもたらす。

春は陽気が強まり、精神が高揚気味になる。また春先は風が強く、外邪が身体に入りやすいため、肝を補養し、気の流れを促進、興奮を静め、外邪を防ぐ食材選びが重要となる。

夏は1年で最も暑く、雨も多いため、万物の生長が見られる。その変化に呼応し、身体の陽気も旺盛になる。拍動や発汗量が増え、心の機能も活発化するため、寒涼性で酸味・苦味の食材で心を養うようにする。

長夏は長雨により、内湿がたまるため、脾を損ないやすい。湿を排出させ、脾の気を巡らせる必要がある。温性、甘味の食材で益気健脾を促すとよい。

初秋は残暑と乾燥の影響により、津液不足となるため、涼性で甘味・苦味の食材で滋潤させる。晩秋には温性で辛味・酸味で温肺滋陰作用の食材を用い、肺を補養するとよい。

冬は腎の機能が盛んになる。涼・平性、および甘・酸・鹹味の食材は、腎陰を補い、腎を補養する作用をもつ。

用語解説 **「長夏」**…旧暦の6月。約小暑、大暑、立秋、処暑の4つの節気を指す。雨が多く暑いため、植物が成長著しい時期でもある。ただしこれは黄河流域を指す。

季節に合わせた食材と生薬

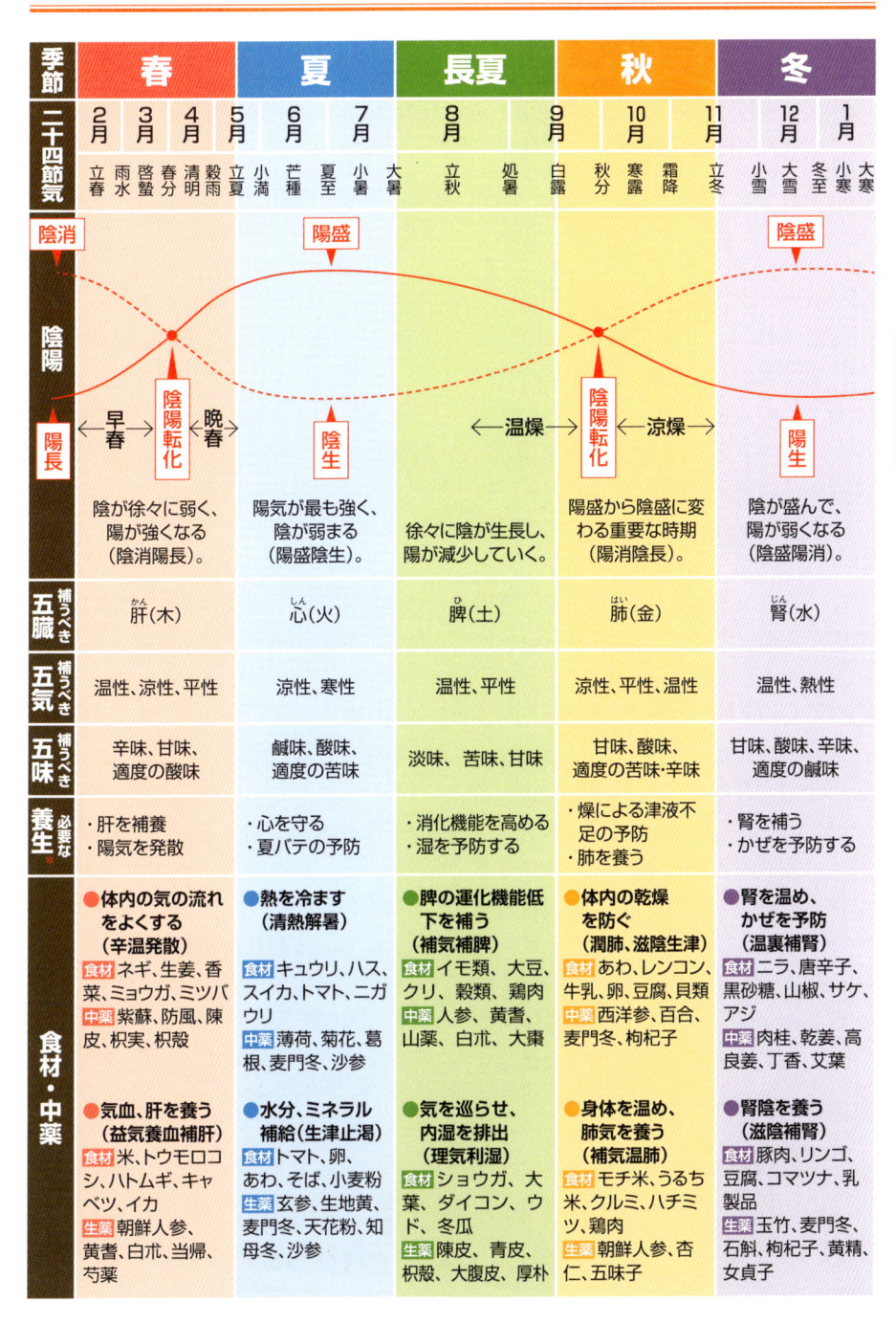

季節	春	夏	長夏	秋	冬
月	2月・3月・4月	5月・6月・7月	8月	9月・10月・11月	12月・1月
二十四節気	立春・雨水・啓蟄・春分・清明・穀雨	立夏・小満・芒種・夏至・小暑・大暑	立秋・処暑	白露・秋分・寒露・霜降・立冬	小雪・大雪・冬至・小寒・大寒
陰陽	陰消／早春←陰陽転化→晩春／陽長	陽盛／陰生	←温燥→	陰陽転化／←涼燥→	陰盛／陽生
	陰が徐々に弱く、陽が強くなる（陰消陽長）。	陽気が最も強く、陰が弱まる（陽盛陰生）。	徐々に陰が生長し、陽が減少していく。	陽盛から陰盛に変わる重要な時期（陽消陰長）。	陰が盛んで、陽が弱くなる（陰盛陽消）。
五臓（補うべき）	肝(木)	心(火)	脾(土)	肺(金)	腎(水)
五気（補うべき）	温性、涼性、平性	涼性、寒性	温性、平性	涼性、平性、温性	温性、熱性
五味（補うべき）	辛味、甘味、適度の酸味	鹹味、酸味、適度の苦味	淡味、苦味、甘味	甘味、酸味、適度の苦味・辛味	甘味、酸味、辛味、適度の鹹味
養生（必要な）	・肝を補養 ・陽気を発散	・心を守る ・夏バテの予防	・消化機能を高める ・湿を予防する	・燥による津液不足の予防 ・肺を養う	・腎を補う ・かぜを予防する
食材・中薬	●体内の気の流れをよくする（辛温発散） 食材 ネギ、生姜、香菜、ミョウガ、ミツバ 中薬 紫蘇、防風、陳皮、枳実、枳殻 ●気血、肝を養う（益気養血補肝） 食材 米、トウモロコシ、ハトムギ、キャベツ、イカ 生薬 朝鮮人参、黄耆、白朮、当帰、芍薬	●熱を冷ます（清熱解暑） 食材 キュウリ、ハス、スイカ、トマト、ニガウリ 中薬 薄荷、菊花、葛根、麦門冬、沙参 ●水分、ミネラル補給（生津止渇） 食材 トマト、卵、あわ、そば、小麦粉 生薬 玄参、生地黄、麦門冬、天花粉、知母冬、沙参	●脾の運化機能低下を補う（補気補脾） 食材 イモ類、大豆、クリ、穀類、鶏肉 中薬 人参、黄耆、山薬、白朮、大棗 ●気を巡らせ、内湿を排出（理気利湿） 食材 ショウガ、大葉、ダイコン、ウド、冬瓜 生薬 陳皮、青皮、枳殻、大腹皮、厚朴	●体内の乾燥を防ぐ（潤肺、滋陰生津） 食材 あわ、レンコン、牛乳、卵、豆腐、貝類 中薬 西洋参、百合、麦門冬、枸杞子 ●身体を温め、肺気を養う（補気温肺） 食材 モチ米、うるち米、クルミ、ハチミツ、鶏肉 生薬 朝鮮人参、杏仁、五味子	●腎を温め、かぜを予防（温裏補腎） 食材 ニラ、唐辛子、黒砂糖、山椒、サケ、アジ 中薬 肉桂、乾姜、高良姜、丁香、艾葉 ●腎陰を養う（滋陰補腎） 食材 豚肉、リンゴ、豆腐、コマツナ、乳製品 生薬 玉竹、麦門冬、石斛、枸杞子、黄精、女貞子

第4章　季節に合わせた薬膳

用語解説　「養生」…中国の思想で人間の身体を整えること。現代では健康を保つことや、傷病を治癒するために保養すること。季節に影響され変化する人体は、季節ごとの養生を行うことで、健康に近づくことができると考えられている。

薬膳治療③

体質に合わせた薬膳

薬膳を作る際には、体質を理解し、環境や個人差を加味したうえで運用するとよい。中医学的には不健康な体質には8種類あり、長期的な食養により症状を改善することもできる。

キーワード 先天の精、陰虚、陽虚、血虚、気虚、気滞、血瘀、痰湿、陽盛

❖ 体質を改善する食べ物

　基本的体質は、**先天の精**（→P.60）として両親から受け継ぐ、生来のものであり、変えられないと考えられているが、成長過程の食事や環境により、体質を改善することは可能だ。

　中医学では陰陽、気血、津液の盛衰によって体質を分けることが多く、気血などに虚（不足）がある**陰虚、陽虚、血虚、気虚**、滞りがある**気滞（気鬱）**、**血瘀、痰湿**、気血などが過剰な**陽盛**という8種類のタイプに分類する。

　体質に大きく影響を与えるものは住環境とそれに伴う食生活だ。たとえば、北方の砂漠地域に住む人々は、乳製品や肉類を食すため、身体が丈夫で陽盛体質が多い。また女性は月経、出産など常に血液不足の状態になりがちで、血虚、気虚が多いとされる。

❖ 同じ症状でも食材選びは異なる

　食材選びには、季節と体質のバランスを考慮することが重要となる。人には暑がり（熱性）、寒がり（寒性）など、体質の違いがあり、単純に夏は身体を冷やす寒涼性の食品、冬は温める温熱性というように食材を選ぶことは、症状の悪化にもつながりかねない。普段から身体が冷えがちという**陽虚**体質の人は、1年を通じて、寒涼性の食材を避けるといった調整が必要だ。

　また同じ症状でも、体質により適した食材は異なる場合がある。たとえば、冷え性の場合、陽気不足による**陽虚**体質の人と、気の滞りにより手足が冷える**気滞**体質の人では適した食材や生薬が異なる。陽虚は甘味や熱性の食材で脾や腎を補養し、気滞は辛味や温性の食材で肝を補養することが重要となる。症状を改善するため、正しい効果を得るには、自身の体質への理解が必須だ。

> **ポイント！**
> 基本的体質も食養により、変えることができる。同じ症状でも体質によって適した食材が異なるので注意したい。

用語解説　(P.179より)「**滋陰清熱**」…陰液（津液）を補って身体を潤し、寒涼性の食材を用いて熱を下げる／「**温補陽気**」…身体を温める陽気を補う／「**養血補虚**」…造血し血を増やす／「**益気補虚**」…気を補充し、不足を補う

体質別の適応食材

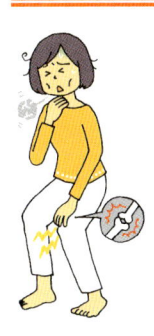

陰虚(内燥)体質 →P.59
津液や陰血が不足しているタイプ。痩せている人に多く、のどの渇きや空咳、不眠、ほてりなどの症状がある。便は乾燥している。

体質に合う食材
・涼性、平性、甘味、鹹味、酸味の食材
・滋陰清熱*
・ネギや生姜など辛味に注意
メニュー例 生ガキのレモンがけ

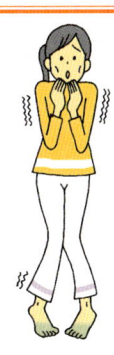

陽虚体質 →P.148
陽気不足で全身が冷え、脾や腎の機能が衰える。顔色は白く、むくみがち。症状は冷え、下痢、温めると生理が楽になるなどの症状がある。

体質に合う食材
・温性、熱性、甘味、辛味
・温補陽気*
・ニガウリなど苦味は注意
メニュー例 エビとクリの炒め物

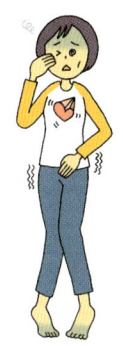

血虚体質 →P.55
血量、または血の機能が不足している。顔色は蒼白か黄色。手足のひきつり、しびれ、不眠やめまい、便秘、経血量が少ないなどの症状がある。

体質に合う食材
・平性、甘味、鹹味、酸味
・養血補虚*
・ニガウリなど苦味は注意
メニュー例 木の実と雑穀の粥

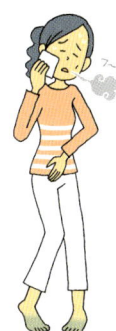

気虚体質 →P.51
気の不足により臓腑機能が低下したタイプ。肥満気味、むくみがある。疲れやすく、息切れ、多汗、身体のだるさなどの症状が見られる。

体質に合う食材
・温性、平性、甘味、辛味
・益気補虚*
・生もの、脂っぽい物は注意
メニュー例 スズキの生姜焼き

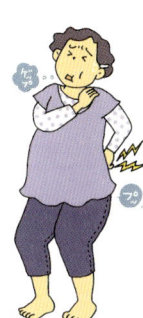

気滞体質 →P.51
気の巡りが滞っているタイプ。太り気味で顔色が暗い。症状は、イライラや精神の抑うつ、食欲不振、PMS(月経前症候群)などがある。

体質に合う食材
・温性、辛味、苦味、酸味
・行気解鬱*
・消化しにくい物は注意
メニュー例 鶏手羽のラベンダー焼き

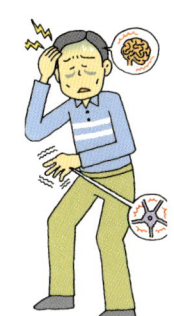

血瘀体質 →P.55
血が滞って色が黒く、塊のようになった状態。顔色は暗く、目の下にクマができる。疼痛がある。肌が乾燥気味で、大便が黒い。舌が紫暗。

体質に合う食材
・温性、辛味
・活血化瘀*
・ニガウリなど苦味、寒涼性には注意
メニュー例 山査子とミカンの皮茶

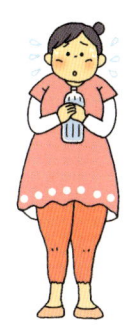

痰湿体質 →P.58
津液の流れや代謝に異常があり痰湿がたまっている。肥満でむくみがあり、顔色は黄色い。痰や疲労、眠さ、身体のだるさなどの症状。

体質に合う食材
・平性、温性、辛味、苦味、淡味
・燥湿化痰*
・脂っぽい物、甘い物は注意
メニュー例 大根、クラゲ、昆布の酢の物

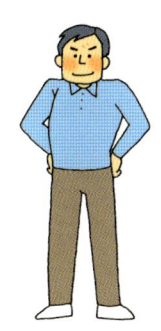

陽盛体質 →P.114
身体が強く、臓腑機能が高ぶる体質。赤ら顔で、声が高く、呼吸が荒い。のどの渇き、多汗、食欲旺盛など。

体質に合う食材
・涼性、寒性、苦味、甘味
・清熱瀉火*
・辛味食材は避ける
メニュー例 セロリとコンニャクの炒め物

第4章 体質に合わせた薬膳

用語解説 「行気解鬱」…気の流れを促し、鬱を取り除く／「活血化瘀」…血の流れをよくし、血瘀を解消する／「燥湿化痰」…身体の湿、痰を取り除く／「清熱瀉火」…寒涼性の食材で、熱を下げ、火熱症状を緩和する

179

> 薬膳治療の症例

高血圧

高血圧は自覚症状がないままに動脈硬化を進行させ、めまい・頭痛などの症状や心筋梗塞などの病態を引き起こす。食薬を用いた薬膳で、高血圧に伴う不調改善を試みた。

患者：56歳女性
体重：62kg
身長：157cm
職業：会社員

主訴：めまい、頭痛、耳鳴り

- 現代医学的診断：高血圧と診断。治療歴は6年。
- 普段、よくめまいがする。時々、頭痛、耳鳴りなどが起きる。寝汗、口渇、心煩などが生じる。顔面の熱感。便秘ぎみで尿の色が濃い。
- 睡眠：問題なし。
- その他：喫煙歴なし。食欲は旺盛。体温の平熱は36℃以上。

STEP 1　診察を行う（四診）

望診　顔色が赤く、白目も赤い。
　[舌診]　舌質：紅舌。
　　　　　舌苔：舌苔が剥脱しており、苔色は黄色。

切診　脈弦数（弦脈、数脈）。

問診
- 高血圧症での通院が6年を超え、治療中。更年期を過ぎている。
- よくめまいがあり、午後になると悪化。時々、頭痛や耳鳴りも起こる。
- 寝汗など、発汗が多い。
- 眼の乾燥や口渇など、乾燥している。
- 胸がざわざわと、胸苦しさを感じる時がある。足腰のだるさや疲れがある。
- 体温は高めで36度以上あり、暑がり。大きな病気にはかかったことはない。家族病歴に特記事項なし。

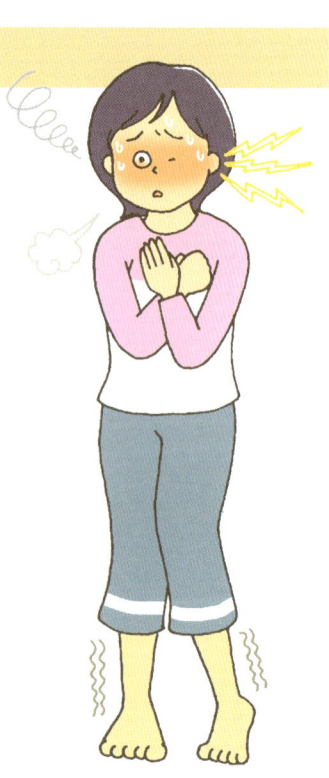

180

STEP 2 処方を決める思考（弁証論治）

　舌診においては、体内の実熱あるいは陰虚による内熱を示す紅舌であった。裏熱証を示す黄苔、また舌苔の剝脱も見られ、いずれも体内に熱がたまっていることを示している。

　脈診は**脈弦数**であった。弦脈は肝の機能が不調で、気機の運行が滞っていると考えられる。一方、脈拍が極めて速い数脈があらわれるのは、実の熱か、あるいは、虚弱な熱証の症候であることを示す。

　病因病機は、直接的には更年期を過ぎ、腎機能が衰え、腎陰が不足し、肝陽・心火が旺盛となったことが考えられる。結果、**陰虚陽亢**（陰陽のバランスが崩れて陰虚と陽亢が生じること）となり、経絡に沿って、熱が頭部に上がる症状があらわれた。さらに、**陰虚火旺**（陰の消耗によって相対的に陽が亢進して発生する熱）によって、顔色が赤くなり、津液が消耗されて、発汗、口渇、心煩、尿の色が濃くなるといった症状も見られるようになった。

　弁証は「陰虚陽亢証」とし、①陰虚を正す滋陰潜陽（不足した陰を補い、高ぶった陽を鎮める）、②平肝瀉火（肝陽の亢盛を鎮め、火熱症状を鎮める）という治法を行うこととした。

STEP 3 薬膳治療を行う

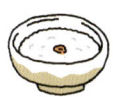

これを食す

「決明子粥」

● 生薬
① 決明子 12 g…肝熱によるめまい、頭痛などを改善する食薬。
② 白菊花 9 g…疏肝を促し、熱を冷ます。頭痛、めまいに効果がある。
③ 干荷葉 6 g…ハスの葉。熱による頭痛、胸悶、口渇などを治療する。
④ 玉子 1 個…消耗した陰を滋養し、発汗、口渇、心煩などを改善する。
⑤ 粳米 50 g…粳米も生薬。健脾和胃、補中益気の働きがある。

● 簡単な作り方
1　鍋に生薬の決明子、白菊花、干荷葉を入れ、800ccの水を注いで、約30分間漬けておく。
2　中火で1を沸騰させてから、弱火で約20分間煎じる。網などで濾して、薬汁を取る。
3　粳米、2の薬汁で粥を炊き、でき上がる時に、かき混ぜた玉子を入れて、塩少々で調味する。

食材リスト

自分の身体に合った食材選びには、その性質を知ることが第一歩。五性（四気）、五味（六味）、効能やその日に合わせて選んでみよう。どこでも手に入る一般的な食材を解説します。

凡例
- **食材**：食薬の名称
- **性／味**：五性／五味→P.132
- **関連臓器**：薬効が向かう臓腑
- **効能**：おもな食材の働き
- **適応**：効き目のある症状

野菜類

食材	性／味	関連臓器	効能	適応
ショウガ	微温／辛	肺、脾	発汗解表、温胃止嘔	・風寒かぜや咳 ・胃の冷えによる嘔吐など
ニンニク	温／甘、辛	肺、脾、胃、大腸	散寒健胃、解毒消腫	・食欲不振や下痢 ・かゆみや化膿症、皮膚炎症
ミョウガ	温／辛	肺、大腸、膀胱	発汗解表、散寒通陽	・風寒かぜ ・口内炎
ダイコン	涼性／甘、辛	肺、胃	順気消食*、清化熱痰	・膨満感や吐き気・下痢・便秘 ・鼻血などの出血など
カブ	平／辛、甘、苦	心、肺、脾、胃	下気寛中、清利湿熱	・消化不良や腹の張り、食欲不振 ・黄疸
ニンジン	微温・平／甘	肺、脾、胃、肝	養血明目、健脾化滞	・目のかすみ、夜盲症、ドライアイ ・咳、気管支炎、消化不良など
レンコン	寒／甘	心、脾、胃	生：涼血散瘀*、熟：健胃開胃	・目の充血や痛み ・食欲不振、下痢、疲労など
ネギ	温／辛	肺、胃	発汗解表、散寒通陽*	・風寒かぜ ・脾・胃の冷えによる腹痛
大葉（紫蘇）	温／辛	肺、脾	発表散寒、行気寛中	・風寒かぜや咳 ・脾胃気滞、胸悶、嘔吐
ニラ	温性／辛	肝、胃、腎	温養解毒、下気散血	・腹部の冷え、食欲不振 ・出血
春菊	平性／辛、甘	肺、胃	清肺化痰、疏肝和胃	・痰や痰のからむ咳、胸脇の張り ・大小便が出にくい
チンゲンサイ	涼性／辛、甘	肺、肝、脾	散結消腫、清熱解毒	・出血 ・瘀血
キャベツ	平性／甘	胃、腎	補中益気	・脾胃虚弱 ・疲労
ハクサイ	平／甘	胃、大腸	清熱除煩、通利腸胃	・手足のほてり、のどの渇き ・便秘、膨満感など
ホウレンソウ	涼／甘	胃、大腸、膀胱	養血止血、斂陰潤燥*	・血虚、貧血、出血 ・便秘など

用語解説　「順気消食」…胃気の流れを下に降ろすよう整え、膨満感やもたれ、吐き気、便秘などを解消する方法／「涼血散瘀」…血にある熱邪を取り除き、瘀血を散らす方法／「通陽」…陽気の阻滞や衰退を治療する方法／「斂陰潤燥」…滋潤剤を用いて燥証を治療する方法。

第4章 食材リスト

野菜類

食材	性味	帰経	効能	適応
冬瓜	微寒／甘、淡	肺、大腸、小腸、膀胱	清熱解毒、利尿	・熱中症、むくみ、尿量が少ない ・のどの渇き
カボチャ	温性／甘	脾、胃	補気、健脾	・脾気虚、吐き気、悪心など ・便秘
タケノコ	寒性／甘	胃、大腸	清熱化痰、滑腸通便	・痰と痰のからむ咳 ・便秘
トマト	微寒／甘、酸	肝、脾、胃	生津止乾、健胃消食	・熱による乾き ・食欲不振など
ナス	涼性／甘	脾、胃、大腸	清熱止血、消腫利尿	・熱による出血、鼻血 ・水腫
ニガウリ	寒性／苦	心、脾、胃	清暑止渇、清肝明目	・熱射病や熱病による煩渇 ・目の充血
キュウリ	涼／甘	脾、胃、大腸	清熱解毒、利水消腫	・熱による乾き、のどの腫れや痛み ・皮膚の乾燥や赤みなど

果実類

食材	性味	帰経	効能	適応
スイカ	寒／甘	心、胃、膀胱	清熱解暑、利尿	・暑熱による汗、目の充血や腫れ ・イライラ感、口内炎、口渇
リンゴ	涼／甘、微酸	脾、胃、心	清熱生津、止瀉通便	・暑熱による発熱、二日酔い ・下痢、消化不良、便秘
ナシ	涼／甘、微酸	肺、胃	清熱化痰、生津潤燥	・痰や痰のからむ咳 ・乾燥、のどの痛み、便秘など
柿	寒／甘、渋（酸）	心、肺、大腸	清熱潤肺、生津止渇	・咳、便秘、口の渇き ・便秘、二日酔い
桃	温性／甘、酸	肺、肝、胃、大腸	補気養血、生津潤燥	・気血両虚の顔色の悪さ ・便秘
ビワ	涼性／甘、酸	肺、胃、脾、肝	潤肺止咳、生津止渇	・肺の乾燥による咳、喀血 ・口渇、しゃっくり
ブドウ	平性／甘、酸	脾、肺、腎	補気養血、利尿	・気血虚弱 ・水腫
ミカン	温／甘・酸	肺、脾	理気健胃、燥湿化痰*	・膨満感、嘔吐、食欲不振 ・のどの渇き、咳、痰など

種・乾菓類

食材	性味	帰経	効能	適応
ハスの実	平性／甘、渋	脾、腎、心	補脾止瀉、益腎固精	・長期の下痢、食欲不振など ・腎虚、遺精、帯下など
ぎんなん	平性／甘、苦、渋い（小毒）	肺、腎	斂肺定喘*、収斂止帯	・肺不足の呼吸困難、慢性喘息 ・帯下、遺精、頻尿
黒ゴマ	平性／甘	肝、腎	滋補肝腎、養血益精	・肝腎不足 ・白髪、めまい
白ゴマ	寒性／甘	肺、脾、大腸	清熱滑腸、行気通脈	・皮膚乾燥、便秘 ・筋肉の無力、めまい

用語解説 「燥湿化痰」…燥湿《袪湿法のひとつで、中焦にある湿邪、痰を薬物を用いて除去する方法／「斂肺定喘」…肺気を収斂させ、肺腎不足の呼吸困難、慢性咳嗽、喘息などの症状を改善する。

	食材	性／味	関連臓器	効能	適応
魚介類	アジ	温／甘	胃	温胃和中	・胃の冷えや疼痛、しもやけ ・月経痛
	サバ	平／甘	胃、肺	補肺健脾	・肺の虚弱、咳 ・腹部、四肢の膨満感
	タラ	平(温)／鹹	肝、腎、脾	補益気血、活血化瘀*、止血	・息切れ、疲れ、めまいなど ・瘀血、脚気、吐血
	イカ	平／鹹	肝、腎	養血滋陰	・貧血、血虚による閉経 ・おりものなど
	タコ	寒／甘、鹹	脾、肝	養血益気、収斂、生津	・気血虚弱、疲れ、息切れ ・産後血虚、母乳欠乏症
	カキ	平／甘、鹹	肝、腎	滋陰養血、寧心安神*	・血虚、ほてり、のぼせ、空咳 ・イライラ、不眠、精神不安
肉類、卵	豚肉	平／甘、鹹	脾、胃、腎	滋陰、潤燥	・陰虚、空咳 ・熱による乾き、便秘
	牛肉	平／甘	脾、胃	益気補脾、養血強壮	・脾胃の虚弱 ・血虚
	鶏肉	平(温)／甘	脾、胃	補中益気、補精益髄	・脾胃虚弱、食欲不振 ・精気の不足、虚弱体質
	鶏卵	平／甘	肺、心、脾、肝、腎	滋陰潤燥、清咽開音、養血安神	・乾燥による咳、のどの痛み ・イライラや精神不安
	牛乳	平／甘	心、肺、胃	補肺益胃、生津潤腸	・虚弱、疲れ、皮膚の乾燥 ・のどの渇き、便秘
イモ類	ヤマイモ、ナガイモ	平／甘	脾、肺、腎	補益脾肺	・脾胃虚弱、小食、冷痛 ・腎気虚、頻尿、おりもの
	ジャガイモ	平／甘	胃、大腸	補気健胃	・脾胃の虚弱、胃痛、嘔吐 ・便秘
豆類	大豆	平／甘	脾、胃、大腸	健脾益胃、潤燥利尿	・胃の虚弱、疲れ ・むくみ、妊娠中毒症
	豆腐	寒／甘	脾、胃、大腸	益気和中*、清熱解毒	・消化器官の虚弱、咳 ・むくみ、じんましん
	小豆	平／甘、酸	心、小腸	利水除湿、解毒排膿	・むくみ、腹水、脚気 ・熱をもった瘡瘍（おでき）
穀物類	うるち米	平／甘	脾、胃	補中益気、健脾和胃	・脾胃の虚弱、めまい、疲れ ・精神不安、イライラ
	そば	涼／甘	脾、胃、大腸	開胃寛腸*、下気消積	・食べ過ぎ、胃腸の停滞 ・胃もたれ、吐き気、下痢
	小麦	涼／甘	心、脾	養心安神、補益脾胃	・イライラ、熱、精神不安 ・脾胃の不調、食欲不振

184 用語解説 「化瘀」…滞った血流をよくし、血の固まりを取り除く／「寧心安心」…精神を落ち着かせ安定させること
「和中」…脾胃を養い安定させる／「開胃寛腸」…食欲を回復させ、整腸作用をもつ／「瀉下」…便通をよくする

第5章

鍼灸の基礎知識

第5章では、治療法のひとつ「鍼灸治療」について学ぶ。経脈にある経穴への刺激を用いた鍼と灸による治療は、古くは腰痛や肩こりといった治療に用いられていたが、最近では難病治療にも積極的に取り入れられている。按摩など手技治療についても解説する。

経絡概論①

経絡とは？

経絡とは、気と血、津液の通路のことで、身体のすみずみを巡り、身体のすべての機能を調整、維持している。鍼灸などの治療には、経絡上にある経穴（ツボ）を用いる。

キーワード 経脈、絡脈、正経十二経脈、奇経八脈、経穴、脾の大絡

❖ 身体を結ぶ通路 "経絡"

経絡は生きていくうえで重要とされる気と血の通路の総称として位置づけられており、身体の内（五臓六腑*）と外（頭、体幹、四肢、体表）を結んでいる。気と血、津液は経絡を通って臓腑、組織、筋肉、皮膚など身体の中を循環して身体に栄養を与え、その機能を調節する。また、各臓腑にある気も経絡を通って循環するため、臓腑に変調があるときはその反応が経絡上にあらわれる。このように、身体の内と外を結ぶ経絡があるため、身体内部の臓腑の異常を把握し、鍼灸などで治療することが可能になっている。

経絡の経は経脈のことで、「縦糸」を意味し、人体を縦方向に走行している。経脈には正経十二経脈と十二経別、奇経八脈があり、正経十二経脈と奇経八脈の督脈、任脈は固有の経穴（ツボ）をもつ。また、十二経別は、正経十二経脈の走行を補う。一方、経絡の絡は経脈の支流である絡脈を指す。絡とは「つながる」「まとう」などの意味をもち、絡脈も経脈と経脈を結んでいる。経脈から別れる絡脈と脾経の大包穴から分かれ出る脾の大絡を合わせた15本の絡脈を十五大絡といい、そこから分かれた支流を孫絡という。

❖ 経絡のさまざまな機能

東洋医学では、身体の中の組織や器官に気と血、津液を行き渡らせるのが経絡の役割とされる。臓腑や筋肉、皮膚などは気と血、津液が十分に巡ることで健全に機能する。一方で経絡の中で気や血が停滞したり、過不足が起きたりすると、身体に変調が起きる。

経絡の絡脈には防御作用のある衛気が集まり、外邪の侵入を防いでいる。しかし、いったん外邪の侵入を許すと、外邪は経絡を伝わって身体の奥深くまで入り込むため、ある臓腑が病気にかかると、経絡でつながっている他の臓腑も病気になりやすい。一方で経絡は身体の表面ともつながっており、体表部などに異常があらわれた場合は、その異常な部分と経絡でつながっている臓腑に変調が起きていると推測して、状態を把握し、経絡や経絡上の経穴を用いて、治療を施すこともできる。

用語解説　「五臓六腑」…通常、臓腑のことを五臓六腑というが、経絡を考える場合は五臓に心包（心を包む膜）が加わって、六臓六腑という。心包と対応する腑は三焦となる。12本ある正経十二経脈はそれぞれ臓腑とのつながりをもつ。

全身の調節機能をになう経絡

経絡の仕組み

経絡が身体の内外を連絡することで、全身に気血を巡らせ、生理活動を維持している。

経絡は身体の内（五臓六腑）と外（外部環境）を結ぶルート

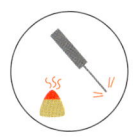

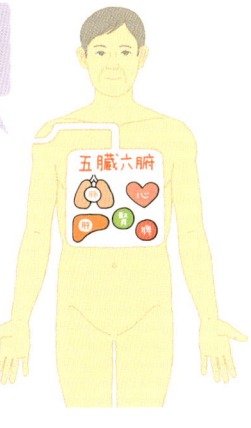

鍼灸で疾病の治療、予防が可能なのは、経絡を通じて鍼灸の刺激を伝え、臓腑の状態を調整する作用があるため

経絡の種類

経絡は、正経十二経脈、十二経別、奇経八脈、絡脈、十五大絡、孫絡により構成される。

正経六陰経から分かれ出て表裏する正経六陽経脈へ（六陰の経別）

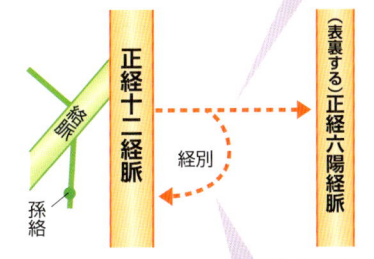

正経十二経脈 ←経別→ （表裏する）正経六陽経脈

絡脈／孫絡

経絡は臓腑、四肢、関節などを連絡し、体内のすべての機能を調節している

正経六陽経脈から分かれ出て、再び同じ正経六陽経脈に戻る（六陽の経別）

第5章 経絡とは？

経絡のおもな働きは3つある

1.人体の健全な活動を維持する

経絡は、その経絡上にある臓腑や皮膚、筋肉、骨などに気や血、津液を巡らせ、人体の健全な生理活動を維持する。また、防衛作用のある衛気が絡脈に集まることで、外邪の侵入を防ぐ。

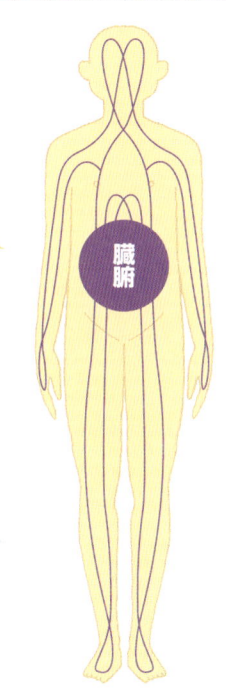

2.外邪の侵入など、疾病に関与する

外邪は体内に侵入すると、経絡を伝って身体の奥深くまで入り込む。また経絡内での気や血、津液の過不足は、身体に変調をきたす。このように、経絡は病気の発生にも関与する。

3.病態に応じて治療を施す

体表部などにあらわれた異常反応から、臓腑の変調を推測し、その状態を把握できる。また、経絡や経絡上の経穴を使って、外部から身体内部の治療を施すこともできる。

ポイント！

経絡の仕組みと働きを理解することで、鍼灸治療の効果を、より高めることができる。

経絡概論②

おもな経絡

経絡には、3つの陽と3つの陰（三陰三陽）の名を冠し、六臓六腑とつながる正経十二経脈と、これを補佐する奇経八脈、その支流である絡脈や孫脈などがある。

キーワード 陰経、陽経、三陰、三陽、督脈、任脈

❖ 主要な経絡の構成

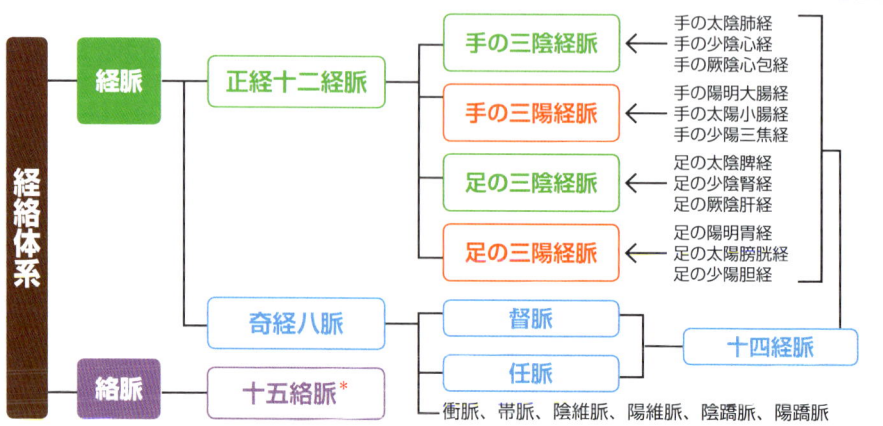

経脈は、**正経十二経脈**と**奇経八脈**に大別される。12本の経脈はそれぞれ特定の臓腑（**六臓六腑**）と関係し、六臓は3つの**陰経**（三陰＝太陰、少陰、厥陰）に、六腑は3つの**陽経**（三陽＝陽明、太陽、少陽）につながり、関連した経脈名が付いている。たとえば、手を通る肺経は肺という「臓」に属する陰経なので、「手の太陰肺経」となる。

奇経八脈は**督脈、任脈、陰蹻脈、陽蹻脈、陰維脈、陽維脈、衝脈、帯脈**の8脈のこと。正経十二経脈のように陰陽経で表裏をなす配属関係がないので奇経と呼ばれる。陽経を統括する督脈と、陰経を統括する任脈はとくに重要とされ、正経十二経脈と合わせて**十四経脈**と呼ばれる。また、奇経八脈は気血の量を調整する働きをになう。

また、人間の身体は両手両足を地面につけて四つん這いになったとき、日光が当たる側が陽、当たらない側が陰と考えられており、身体に走る経脈もその影響を受ける。陽の側を走る経脈は陽経、陰の側を走る経脈は、陰経とされる。

経絡の分類

経絡体系
- 経脈
  - 正経十二経脈
    - 手の三陰経脈 ← 手の太陰肺経／手の少陰心経／手の厥陰心包経
    - 手の三陽経脈 ← 手の陽明大腸経／手の太陽小腸経／手の少陽三焦経
    - 足の三陰経脈 ← 足の太陰脾経／足の少陰腎経／足の厥陰肝経
    - 足の三陽経脈 ← 足の陽明胃経／足の太陽膀胱経／足の少陽胆経
  - 奇経八脈
    - 督脈
    - 任脈
    - 衝脈、帯脈、陰維脈、陽維脈、陰蹻脈、陽蹻脈
- 絡脈
  - 十五絡脈*

（十四経脈＝正経十二経脈＋督脈＋任脈）

用語解説　「十五絡脈」…十四経脈（十二経脈・任脈・督脈）から分かれた絡脈と、脾の大絡を加えた合計15本の絡脈のこと。臓と腑、および陰経と陽経の表裏関係を連絡し合い、強化する働きをになっている。

正経十二経脈と奇経八脈

正経十二経脈において、手の陰経は手の太陰肺経、手の少陰心経、手の厥陰心包経、陽経は手の陽明大腸経、手の太陽小腸経、手の少陽三焦経。足の陰経は足の太陰脾経、足の少陰腎経、足の厥陰肝経、陽経は足の陽明胃経、足の太陽膀胱経、足の少陽胆経で構成される。経脈の長さ*は、各経脈によってそれぞれ異なる。

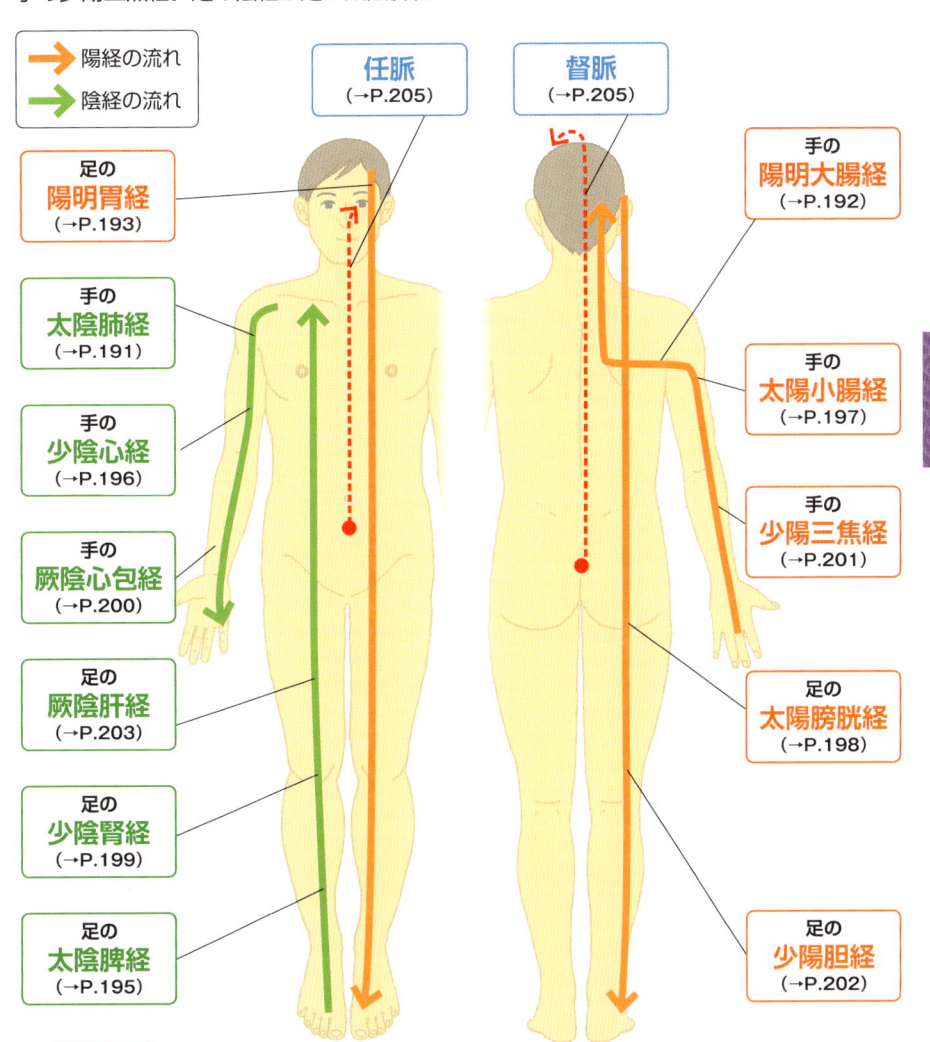

→ 陽経の流れ
→ 陰経の流れ

任脈（→P.205）
督脈（→P.205）

足の陽明胃経（→P.193）
手の太陰肺経（→P.191）
手の少陰心経（→P.196）
手の厥陰心包経（→P.200）
足の厥陰肝経（→P.203）
足の少陰腎経（→P.199）
足の太陰脾経（→P.195）

手の陽明大腸経（→P.192）
手の太陽小腸経（→P.197）
手の少陽三焦経（→P.201）
足の太陽膀胱経（→P.198）
足の少陽胆経（→P.202）

ポイント！

陰経と陽経、手と足、という別々の観点を組み合わせることで、経絡の流れが見えてくる。

用語解説 「経脈の長さ」…足の三陽が一番長く、次いで足の三陰、手の三陽、手の三陰の順となっている。また、各経脈の太さや深さが異なるため、鍼の刺入深度も異なる。最も深く刺入するのが足の陽明経で、浅く刺入するのが足の厥陰経といわれる。

経絡概論③

正経十二経脈

正経十二経脈は手部と足部に3つの陰経と3つの陽経（三陰三陽）が流れている。各経脈は特定の臓腑につながっており、治療に用いられる。

キーワード 中焦、鼻翼、心中、胸中、内眼角、外眼角

❖ 流注とその特徴

　正経十二経脈の気血の流れには規則性があり、その流れを**流注**という。流れ込むを意味する東洋医学用語である。経脈は中焦の手の太陰肺経から始まり、正経十二経脈が順番に連絡し合って足の厥陰肝経で一巡、再び中焦に戻る（→右図）。

　手の三陰経（手の太陰肺経、手の少陰心経、手の厥陰心包経）は、胸から手部に流れて手の三陽経（手の陽明大腸経、手の太陽小腸経、手の少陽三焦経）に連結し、手の三陽経は手から頭・顔面部に流れて足の三陽経（足の陽明胃経、足の太陽膀胱経、足の少陽胆経）に連結する。足の三陽経は頭・顔面部から足部に流れて足の三陰経（足の太陰脾経、足の少陰腎経、足の厥陰肝経）に連結し、足の三陰経は足部から胸腹部に流れ、最後に足の厥陰肝経が手の太陰肺経に連結する。

　また、正経十二経脈は血液の運行をつかさどるため、経脈内に流れる営気（→P.48）の運行も正経十二経脈の血液と同じ流れになっている。その気と血の流れは、奇経八脈の督脈、任脈とも通じている。

正経十二経脈の流れ

肺中
中焦
⑫足の厥陰肝経 ← ①手の太陰肺経
　　　　　　　　　　手の示指*
足の第1指の外側端　（人差し指）の末端
⑪足の少陽胆経 　②手の陽明大腸経
外眼角Ⓔ　　　　　鼻翼外方Ⓐ
⑩手の少陽三焦経 　③足の陽明胃経
手の薬指の末端　　足の第1指の内側端
⑨手の厥陰心包経 　④足の太陰脾経
胸中Ⓓ　　　　　　心中Ⓑ
⑧足の少陰腎経 　⑤手の少陰心経
足の第5指の末端　手の小指の末端
⑦足の太陽膀胱経 ⑥手の太陽小腸経
内眼角Ⓒ

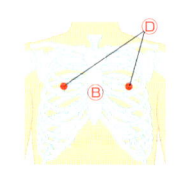

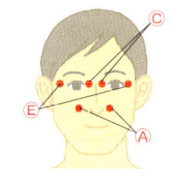

190　**用語解説**　「手の示指」…手指と足指は独自の名称で呼ばれる。手指の場合、母指（親指）、示指（人差し指）、中指、薬指、小指。足指（趾）の場合、第1指（親指）、第2指（人差し指）、第3指（中指）、第4指（薬指）、第5指（小指）。

①手の太陰肺経

重要経穴の骨度法

【中府】…第1肋間と同じ高さ、前正中線（身体の前・背面の中央を縦に通る線）の外方6寸
【尺沢】…肘窩*横紋上、上腕二頭筋腱外方の陥凹部
【列欠】…手関節掌側横紋の上方1寸5分
【太淵】…手関節前面横紋上、橈骨動脈拍動部

手の太陰肺経は中焦から起こり、下って大腸を、戻って胃の上口（噴門）を巡り、横隔膜を通って肺に入る。肺から気管、のどを巡り、腋の下に出て上腕を下り、肘窩（尺沢）、前腕、手関節前面の動脈拍動部（太淵）、母指（魚際）に行き、母指端に出る。前腕の下部で分かれた支脈は示指の端で手の陽明大腸経と連結。11の経穴をもち、肺に関わる症状の治療などに使われる。

→ 陰経の流れ

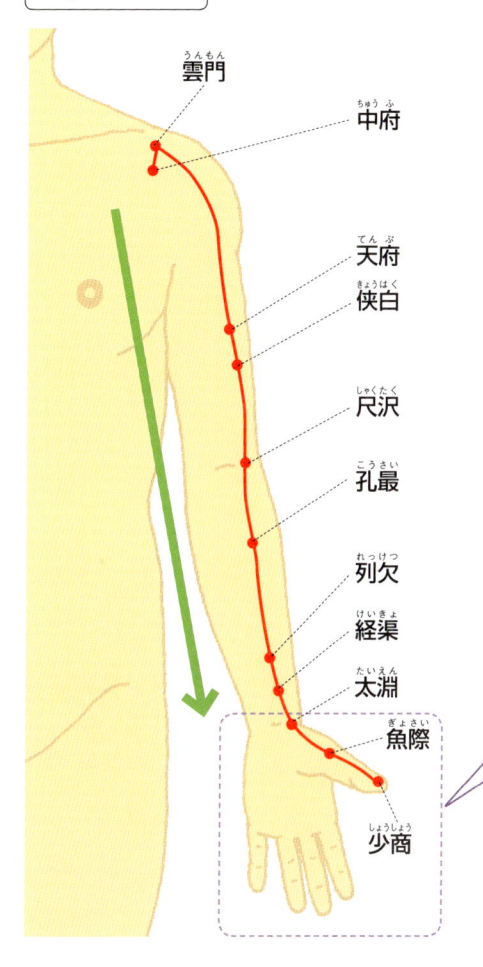

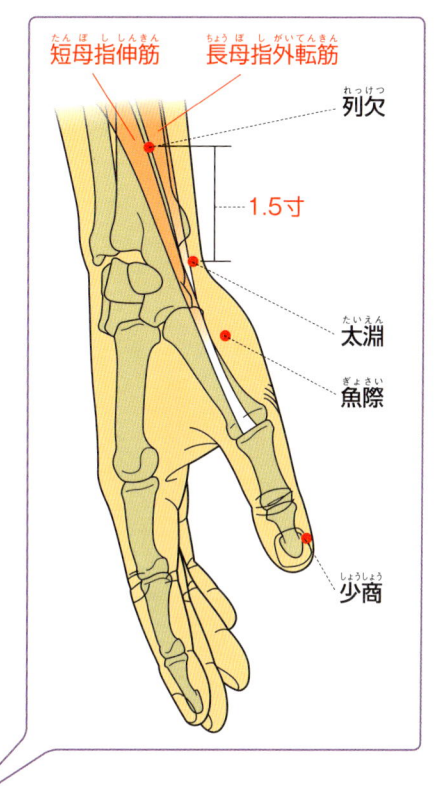

雲門
中府
天府
侠白
尺沢
孔最
列欠
経渠
太淵
魚際
少商

短母指伸筋
長母指外転筋
列欠
1.5寸
太淵
魚際
少商

第5章 正経十二経脈①手の太陰肺経

用語解説　「窩」…表面のくぼんだ部位のこと。足の陽明胃経の経穴・欠盆は大鎖骨上窩にある。ほか腋窩、膝窩、肘窩、腸骨窩など、窩は取穴の目安としてよく使われる。ほか陥凹部を示す用語には、折痕（せっこん）、裂、孔、溝、管などがある。

②手の陽明大腸経

重要経穴の骨度法
- 【合谷】…手背、第2中手骨中点の橈側*
- 【偏歴】…陽渓と曲池を結ぶ線上、手関節背側横紋の上方3寸
- 【温溜】…陽渓と曲池を結ぶ線上、手関節背側横紋の上方5寸
- 【曲池】…肘外側、肘を深く曲げ、肘窩横紋外端の陥凹部

手の陽明大腸経は示指外側端（商陽）から起こり、示指の橈側を上に向かい、手の甲を通過して長・短母指伸筋腱の間（陽渓）に入る。前腕の橈側上縁に沿って肘の外端（曲池）に至り、上腕、肩、頸椎へ出る。さらに大鎖骨上窩（欠盆）を下り、肺に入り、横隔膜を貫き、大腸に属する。支脈は欠盆から頸部を上り、頬から下歯に入り、鼻の両端で足の陽明胃経と連結する。20の経穴をもち、下痢や便秘、五十肩の治療などに使われる。

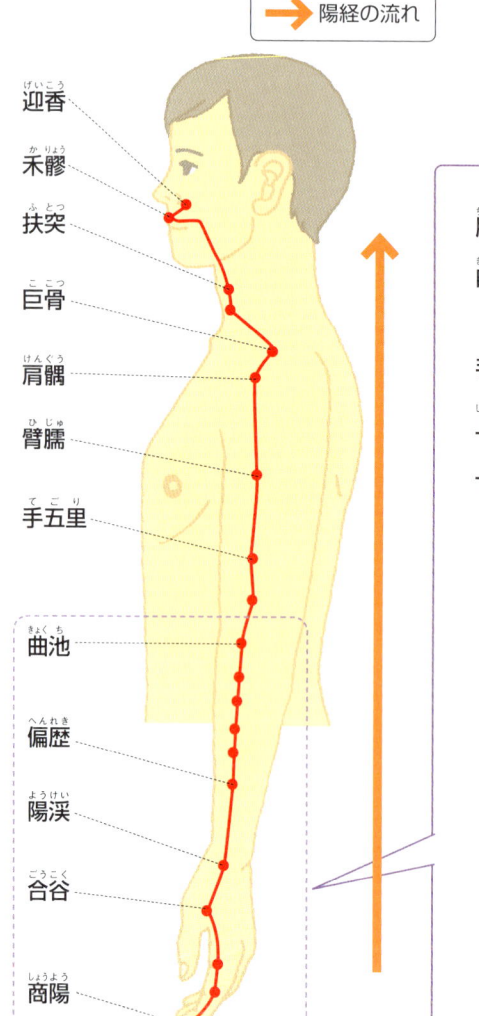

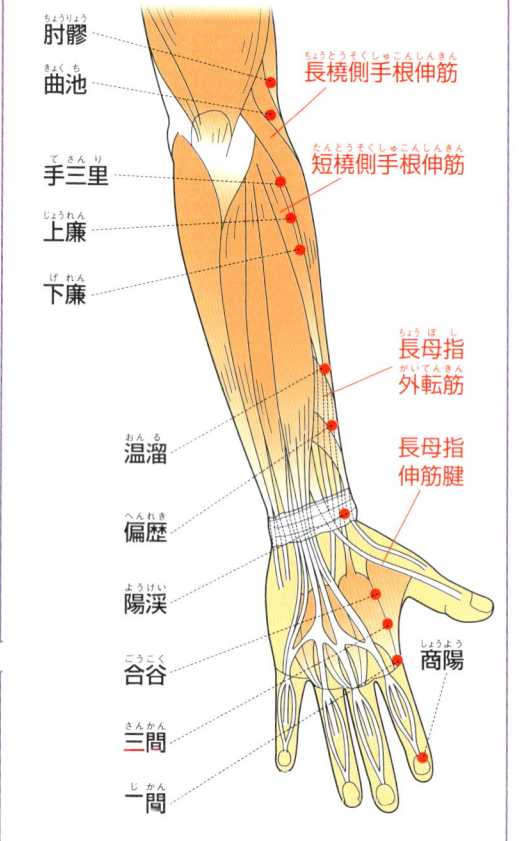

→ 陽経の流れ

経穴（側面図）: 迎香、禾髎、扶突、巨骨、肩髃、臂臑、手五里、曲池、偏歴、陽渓、合谷、商陽

経穴・筋（前腕図）: 肘髎、曲池、手三里、上廉、下廉、温溜、偏歴、陽渓、合谷、商陽、三間、二間
筋: 長橈側手根伸筋、短橈側手根伸筋、長母指外転筋、長母指伸筋腱

「橈側」…部位を示す際、解剖学用語が使われる。前腕の親指側には橈骨（とうこつ）があり、橈骨側を橈側（とうそく）という。尺骨という2本の骨がある小指側は、尺側（しゃくそく）といい、流注の位置を示す際に用いる。

③足の陽明胃経

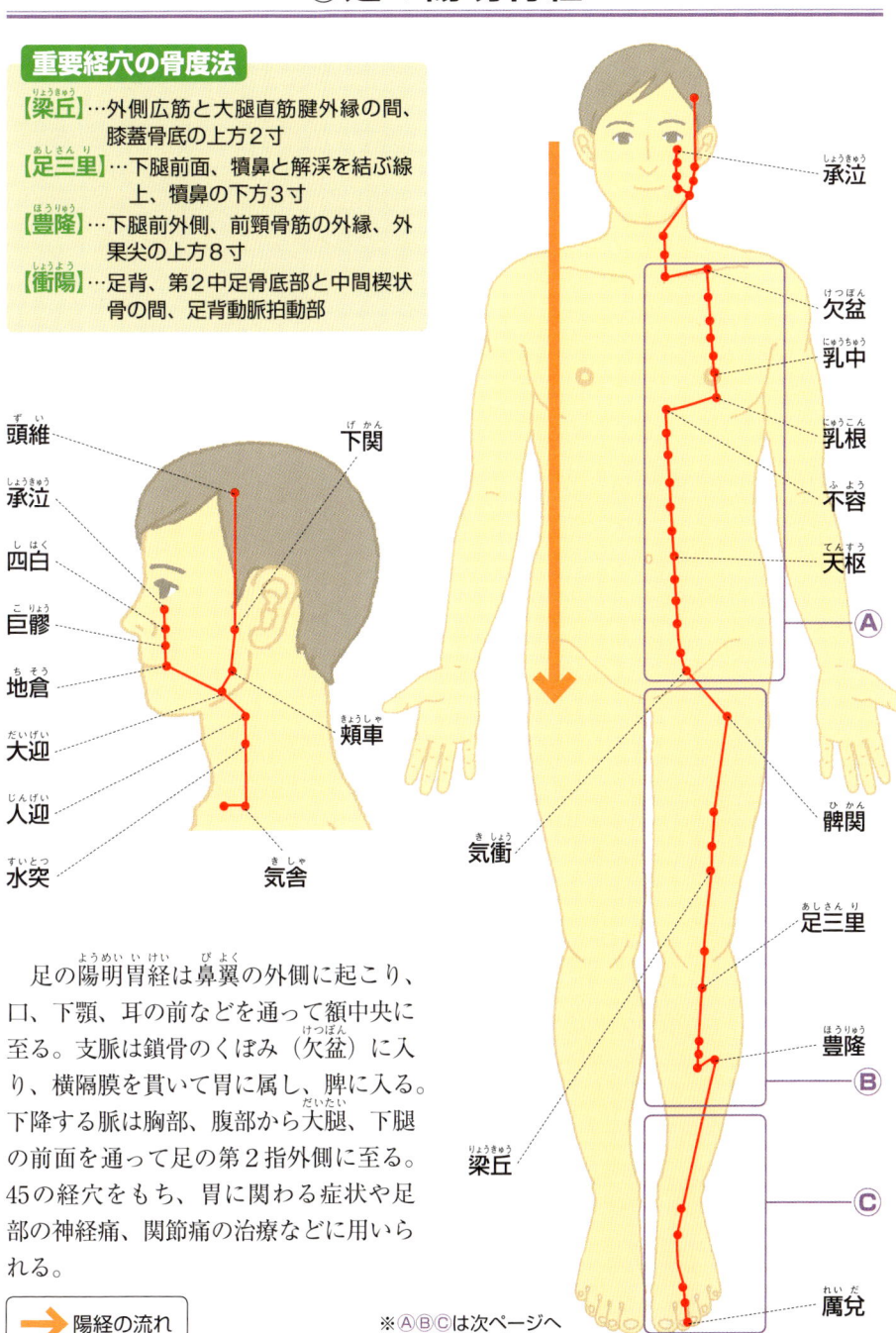

重要経穴の骨度法

- 【梁丘】…外側広筋と大腿直筋腱外縁の間、膝蓋骨底の上方2寸
- 【足三里】…下腿前面、犢鼻と解渓を結ぶ線上、犢鼻の下方3寸
- 【豊隆】…下腿前外側、前脛骨筋の外縁、外果尖の上方8寸
- 【衝陽】…足背、第2中足骨底部と中間楔状骨の間、足背動脈拍動部

頭維
承泣
四白
巨髎
地倉
大迎
人迎
水突
下関
頰車
気舎

承泣
欠盆
乳中
乳根
不容
天枢 Ⓐ
髀関
気衝
足三里
豊隆 Ⓑ
梁丘
厲兌 Ⓒ

足の陽明胃経は鼻翼の外側に起こり、口、下顎、耳の前などを通って額中央に至る。支脈は鎖骨のくぼみ（欠盆）に入り、横隔膜を貫いて胃に属し、脾に入る。下降する脈は胸部、腹部から大腿、下腿の前面を通って足の第2指外側に至る。45の経穴をもち、胃に関わる症状や足部の神経痛、関節痛の治療などに用いられる。

→ 陽経の流れ

※ⒶⒷⒸは次ページへ

第5章 正経十二経脈②手の陽明大腸経、③足の陽明胃経

③足の陽明胃経（続き）

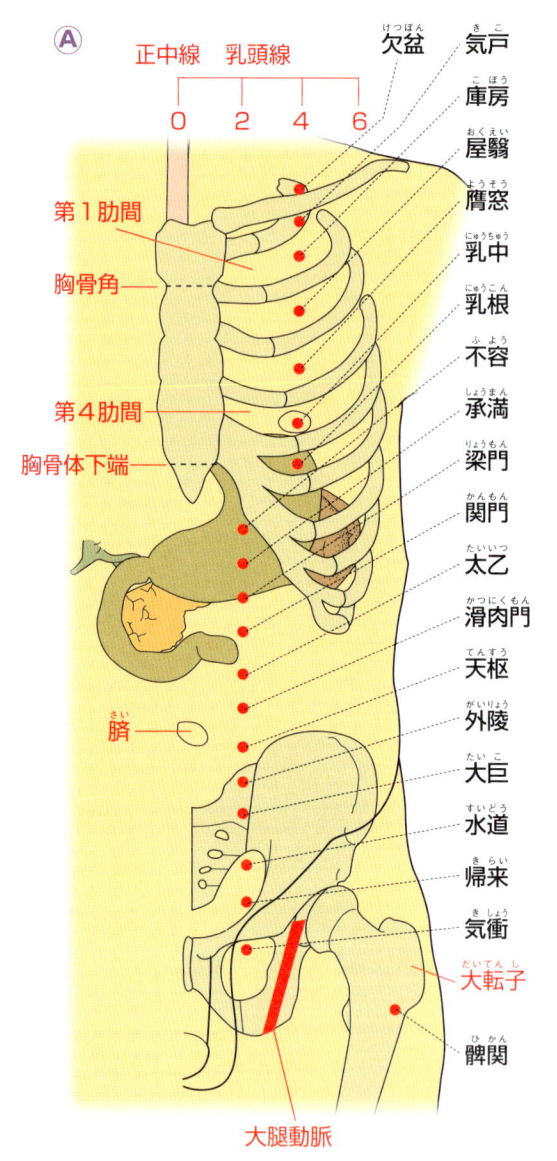

A

正中線　乳頭線
0　2　4　6

- 欠盆（けつぼん）
- 気戸（きこ）
- 庫房（こぼう）
- 屋翳（おくえい）
- 膺窓（ようそう）
- 乳中（にゅうちゅう）
- 乳根（にゅうこん）
- 不容（ふよう）
- 承満（しょうまん）
- 梁門（りょうもん）
- 関門（かんもん）
- 太乙（たいいつ）
- 滑肉門（かつにくもん）
- 天枢（てんすう）
- 外陵（がいりょう）
- 大巨（たいこ）
- 水道（すいどう）
- 帰来（きらい）
- 気衝（きしょう）
- 髀関（ひかん）

第1肋間
胸骨角
第4肋間
胸骨体下端
臍（さい）
大転子（だいてんし）
大腿動脈（だいたいどうみゃく）

B

- 大腿筋膜張筋（だいたいきんまくちょうきん）
- 気衝（きしょう）
- 髀関（ひかん）
- 外側広筋（がいそくこうきん）
- 大腿直筋（だいたいちょっきん）
- 伏兎（ふくと）
- 陰市（いんし）
- 縫工筋（ほうこうきん）
- 梁丘（りょうきゅう）
- 犢鼻（とくび）
- 膝蓋靱帯（しつがいじんたい）
- 足三里（あしさんり）
- 前脛骨筋（ぜんけいこつきん）
- 上巨虚（じょうこきょ）
- 豊隆（ほうりゅう）
- 条口（じょうこう）
- 下巨虚（げこきょ）
- 長指伸筋（ちょうししんきん）
- 解渓（かいけい）

C

- 解渓（かいけい）
- 足背動脈（そくはいどうみゃく）
- 衝陽（しょうよう）
- 陥谷（かんこく）
- 内庭（ないてい）
- 厲兌（れいだ）

重要経穴の骨度法

【欠盆】…大鎖骨上窩、前正中線の外方4寸、鎖骨上方の陥凹部

【天枢】…上腹部、臍中央の外方2寸、腹直筋中

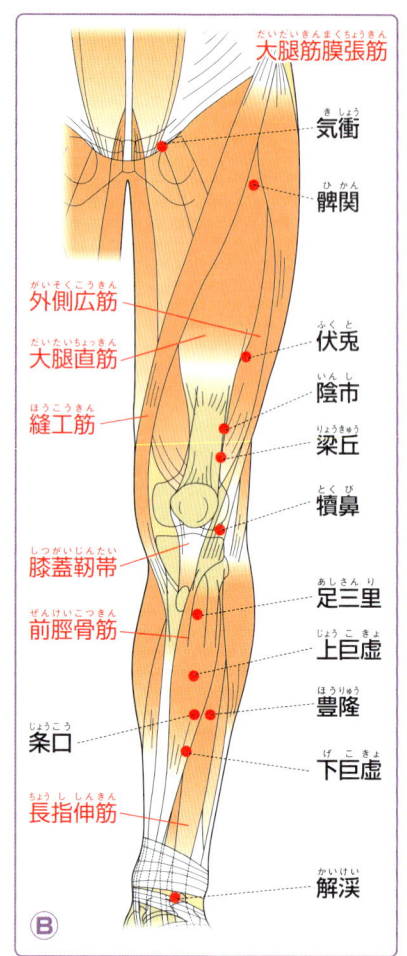

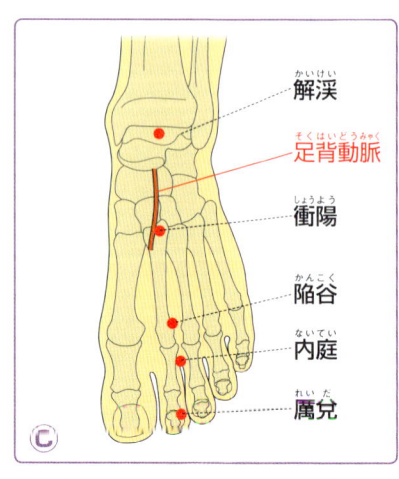

④足の太陰脾経

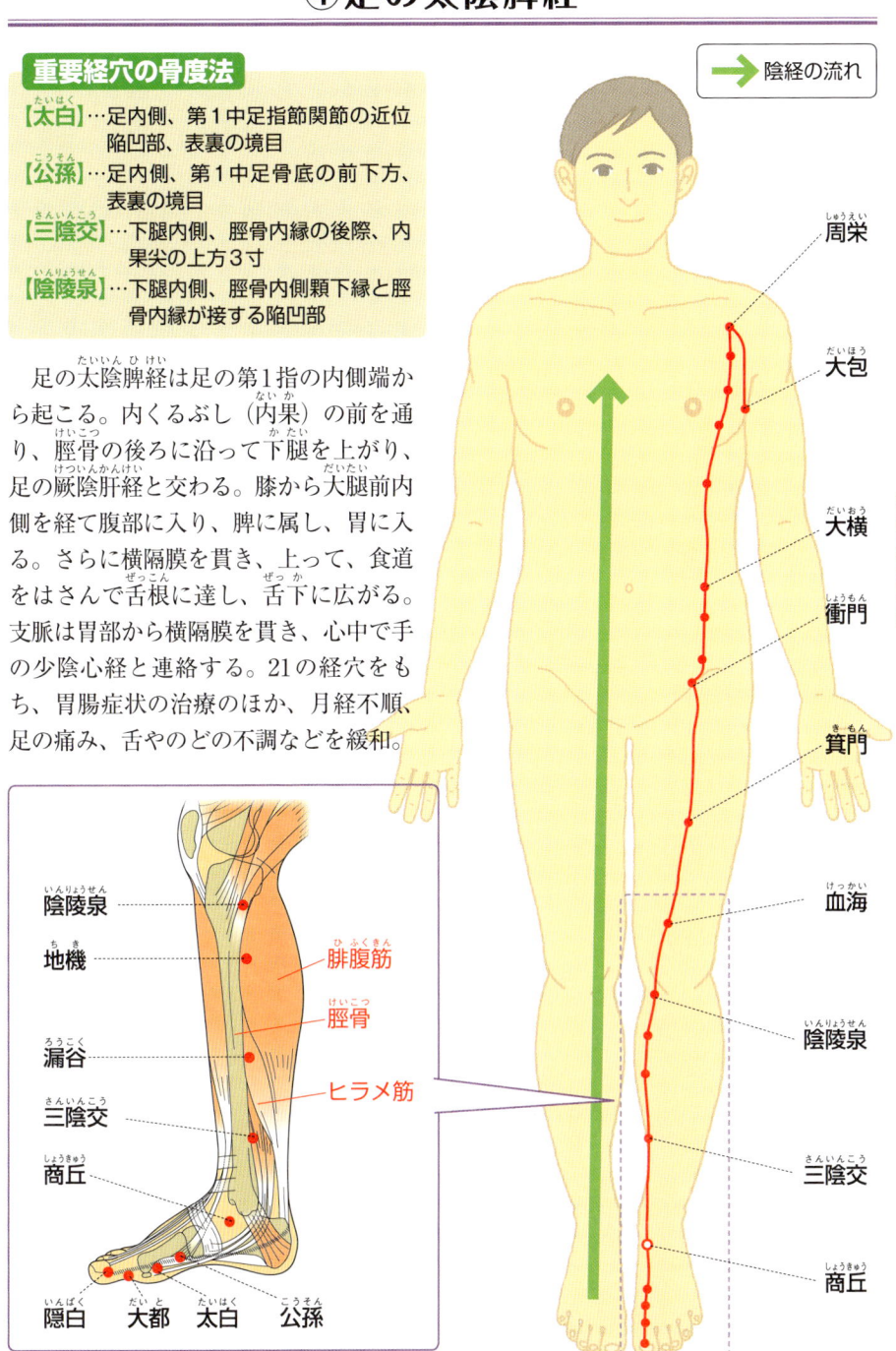

重要経穴の骨度法

【太白】…足内側、第1中足指節関節の近位陥凹部、表裏の境目
【公孫】…足内側、第1中足骨底の前下方、表裏の境目
【三陰交】…下腿内側、脛骨内縁の後際、内果尖の上方3寸
【陰陵泉】…下腿内側、脛骨内側顆下縁と脛骨内縁が接する陥凹部

足の太陰脾経は足の第1指の内側端から起こる。内くるぶし（内果）の前を通り、脛骨の後ろに沿って下腿を上がり、足の厥陰肝経と交わる。膝から大腿前内側を経て腹部に入り、脾に属し、胃に入る。さらに横隔膜を貫き、上って、食道をはさんで舌根に達し、舌下に広がる。支脈は胃部から横隔膜を貫き、心中で手の少陰心経と連絡する。21の経穴をもち、胃腸症状の治療のほか、月経不順、足の痛み、舌やのどの不調などを緩和。

→ 陰経の流れ

周栄
大包
大横
衝門
箕門
血海
陰陵泉
三陰交
商丘

陰陵泉
地機
腓腹筋
脛骨
漏谷
ヒラメ筋
三陰交
商丘
隠白　大都　太白　公孫

第5章　正経十二経脈③足の陽明胃経、④足の太陰脾経

⑤手の少陰心経

重要経穴の骨度法

【少海（しょうかい）】…肘前内側、上腕骨内側上顆の前縁、肘窩横紋と同じ高さ
【通里（つうり）】…前腕前内側、尺側手根屈筋腱の橈側縁、手関節掌側横紋の上方1寸
【陰郄（いんげき）】…前腕前内側、尺側手根屈筋腱の橈側縁、手関節掌側横紋の上方5分
【神門（しんもん）】…手関節前内側、尺側手根屈筋腱の橈側縁、手関節掌側横紋上

手の少陰心経は心中から起こり、心系（心臓や大動脈など、心とその他の臓腑とが連絡している部位）に属し、横隔膜を貫き、小腸に連結する。支脈はのどをはさんで目につながる。直行脈は肺を経て腋の下に出て、上腕の内側、肘窩、前腕の内側を通って小指の末端に達し、手の太陽小腸経と連接する。9つの経穴をもち、心痛、胸痛や息切れなど循環器系の症状を緩和させ、眠れないときに心身をリラックスさせる効果がある。

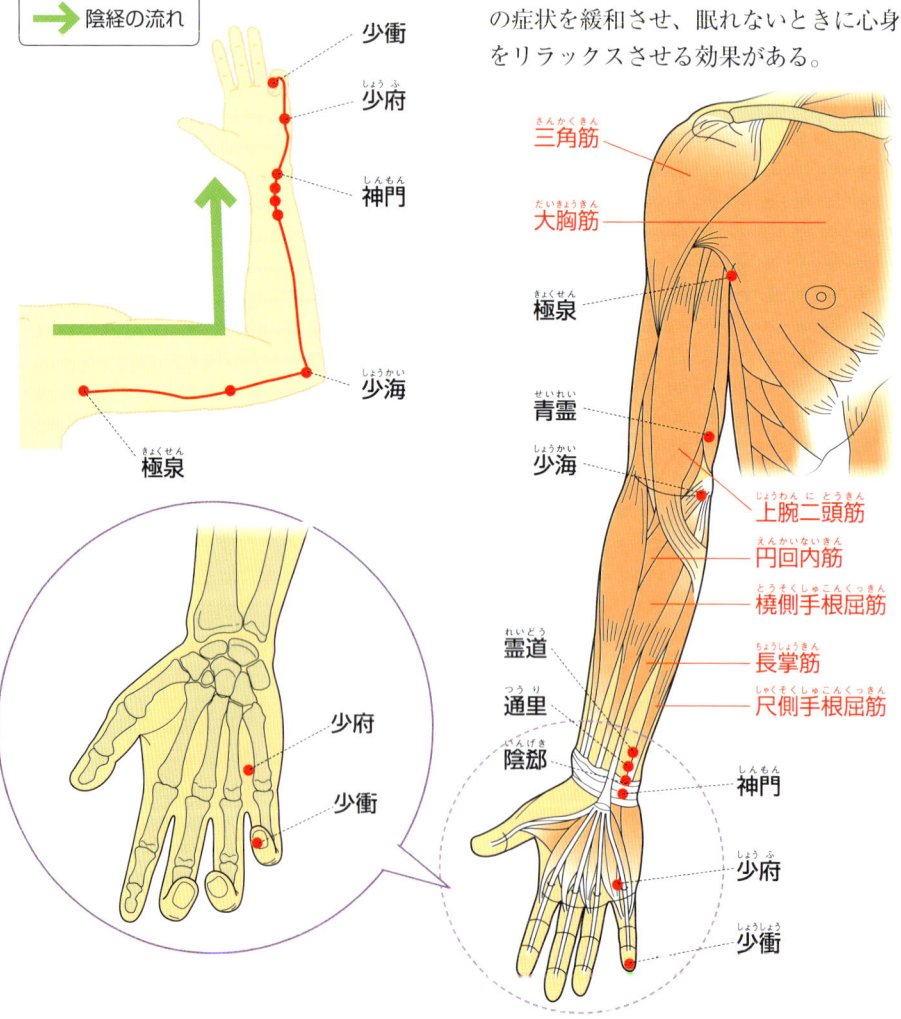

→ 陰経の流れ

少衝（しょうしょう）
少府（しょうふ）
神門（しんもん）
少海（しょうかい）
極泉（きょくせん）

三角筋（さんかくきん）
大胸筋（だいきょうきん）
極泉（きょくせん）
青霊（せいれい）
少海（しょうかい）
上腕二頭筋（じょうわんにとうきん）
円回内筋（えんかいないきん）
橈側手根屈筋（とうそくしゅこんくっきん）
長掌筋（ちょうしょうきん）
尺側手根屈筋（しゃくそくしゅこんくっきん）
霊道（れいどう）
通里（つうり）
陰郄（いんげき）
神門（しんもん）
少府（しょうふ）
少衝（しょうしょう）

⑥手の太陽小腸経

重要経穴の骨度法

【腕骨】…手関節後内側、第5中手骨底部と三角骨の間の陥凹部
【養老】…前腕後内側、尺骨頭橈側の陥凹部、手関節背側横紋の上方1寸
【支正】…尺骨内縁と尺側手根屈筋の間、手関節背側横紋の上方5寸
【小海】…肘後内側、肘頭と上腕骨内側上顆の間の陥凹部

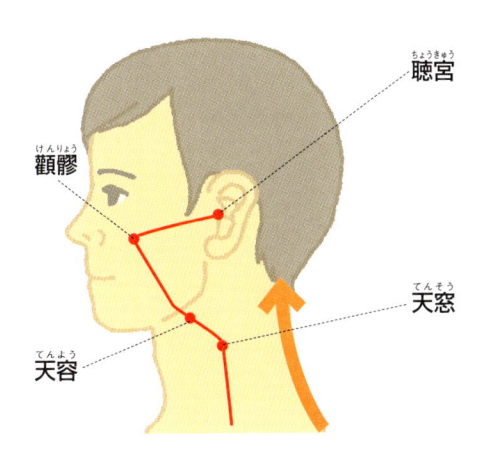

頭部の経穴: 顴髎、聴宮、天窓、天容

上肢・肩部の経穴: 肩中兪、肩外兪、曲垣、秉風、臑兪、肩貞、天宗、小海*、支正、養老、陽谷、腕骨、後渓、少沢、前谷

手の太陽小腸経は小指の内側端にある少沢から起こる。手部から前腕、肘を通って、上腕から肩関節に出る。さらに肩甲骨を巡り、肩上から大鎖骨上窩に入り、下って心に連結。咽喉を巡り、横隔膜を貫き、小腸に属する。大鎖骨上窩で分かれた支脈は頸を巡り、頰に上り、外眼角に至ったのち、耳中に入る。頰から分かれた支脈が鼻から内眼角に至る。19の経穴をもち、胃腸や肩こりなどの治療に効果がある。

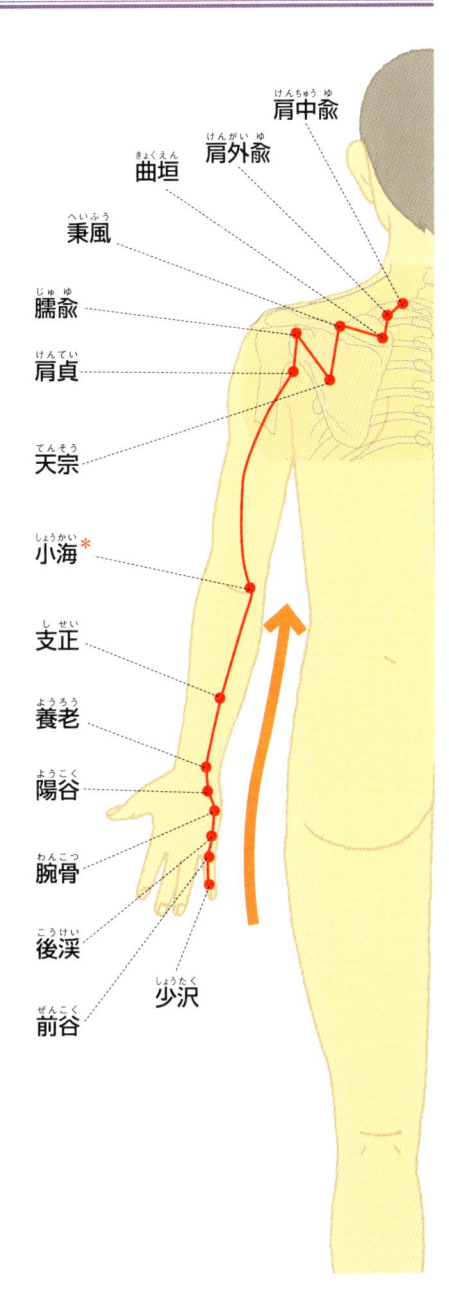

→ 陽経の流れ

第5章 正経十二経脈 ⑤手の少陰心経、⑥手の太陽小腸経

【用語解説】
「小海穴」…前腕骨内側の尺側神経溝にあり、ここを何かにぶつけると尺骨神経を刺激して、手先がしびれたりする。なお、「小海」と手の少陰心経の「少海」は字が似ており、場所も近く間違えやすいので注意が必要である。

⑦足の太陽膀胱経

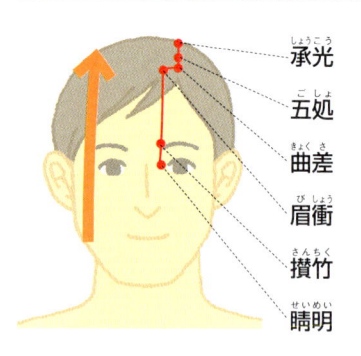

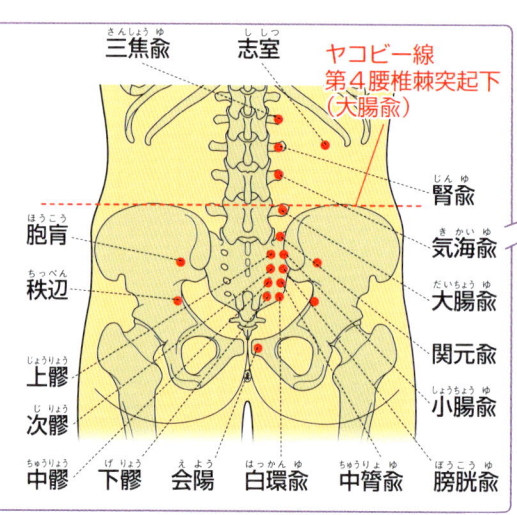

承光（しょうこう）
五処（ごしょ）
曲差（きょくさ）
眉衝（びしょう）
攅竹（さんちく）
睛明（せいめい）

附分（ふぶん）
魄戸（はっこ）
膏肓（こうこう）
神堂（しんどう）
譩譆（いき）
膈関（かくかん）
魂門（こんもん）
陽綱（ようこう）
意舎（いしゃ）
胃倉（いそう）
肓門（こうもん）
志室（ししつ）
胞肓（ほうこう）
秩辺（ちっぺん）
殷門（いんもん）
浮郄（ふげき）
委陽（いよう）
合陽（ごうよう）
承筋（しょうきん）
承山（しょうざん）
飛揚（ひよう）
跗陽（ふよう）

通天（つうてん）
絡却（らっきゃく）

玉枕（ぎょくちん）
天柱（てんちゅう）
大杼（だいじょ）
風門（ふうもん）
肺兪（はいゆ）
厥陰兪（けついんゆ）
心兪（しんゆ）
督兪（とくゆ）
膈兪（かくゆ）
肝兪（かんゆ）
胆兪（たんゆ）
脾兪（ひゆ）
胃兪（いゆ）
三焦兪（さんしょうゆ）
会陽（えよう）
白環兪（はっかんゆ）
承扶（しょうふ）
委中（いちゅう）

三焦兪（さんしょうゆ）
志室（ししつ）
ヤコビー線
第4腰椎棘突起下
（大腸兪）
腎兪（じんゆ）
気海兪（きかいゆ）
大腸兪（だいちょうゆ）
関元兪（かんげんゆ）
小腸兪（しょうちょうゆ）
胞肓（ほうこう）
秩辺（ちっぺん）
上髎（じょうりょう）
次髎（じりょう）
中髎（ちゅうりょう）
下髎（げりょう）
会陽（えよう）
白環兪（はっかんゆ）
中膂兪（ちゅうりょゆ）
膀胱兪（ぼうこうゆ）

重要経穴の骨度法
【委中（いちゅう）】…膝後面、膝窩横紋の中点、膝窩動脈拍動部
【飛揚（ひよう）】…下腿後外側、腓腹筋外側頭下縁とアキレス腱の間、崑崙の上方7寸

崑崙（こんろん）
申脈（しんみゃく）
京骨（けいこつ）
束骨（そっこつ）
僕参（ぼくしん）
金門（きんもん）
足通谷（あしつうこく）
至陰（しいん）

足の太陽膀胱経は内眼角から起こり、上って頭頂部で左右が交わる。脳に入り、項部に下り、肩甲骨の内側と脊柱*の両側を下り、腰部に達する。体内に入り、腎を絡い、膀胱に属する。支脈は後頭部から背部を外果後方まで下り、足の第5指外側の端に至る。67の経穴をもち、腰痛や排尿の異常など膀胱経の症状を治療する際に使われる。

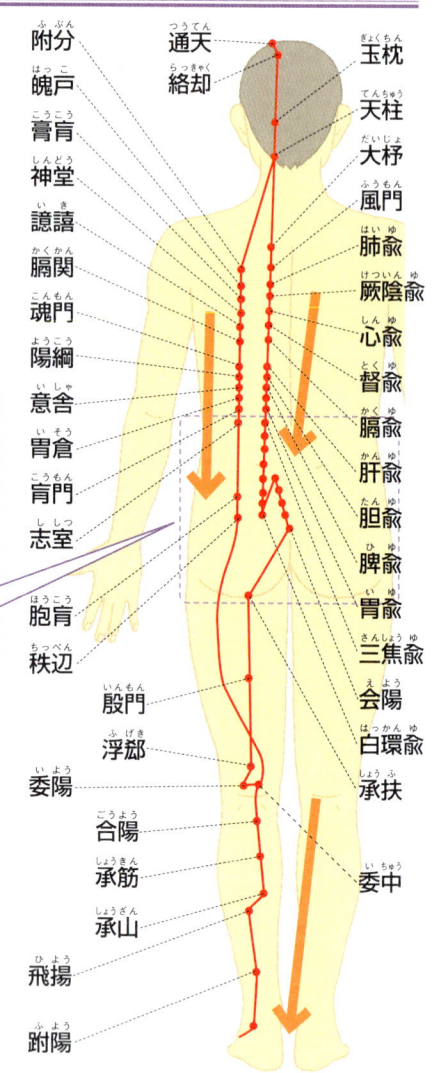

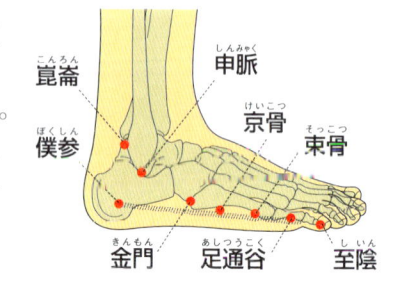

用語解説 「足の太陽膀胱経の脊柱側」…後正中線外方1.5寸を走る線を背部一行線、その外側（同3寸）を走る線を背部二行線という。一行線上には、臓腑の名前を冠した背部兪穴という経穴が多くあり、それぞれの臓腑の治療に使われる。

⑧足の少陰腎経

重要経穴の骨度法

【太渓(たいけい)】…内果*尖とアキレス腱の間の陥凹部、後脛骨動脈拍動部
【大鐘(だいしょう)】…内果後下方、踵骨上方、アキレス腱付着部内側前方の陥凹部
【水泉(すいせん)】…太渓の下方1寸、踵骨隆起前方の陥凹部
【陰谷(いんこく)】…膝後内側、膝窩横紋上、半腱様筋腱の外側縁

足の少陰腎経は足の第5指の下から起こる。足底の中心（湧泉）に向かい、内果を巡って足根から上がり、大腿内側の後方から、脊柱を貫き、腎に属し、膀胱につながる。さらに腎から肝、横隔膜を貫いて肺に入り、気管に沿って舌根部をはさんで終わる。肺からの支脈は胸中で手の厥陰心包経と連なる。27の経穴をもち、腎虚、足関節の痛み、老化などを防ぐ効果がある。

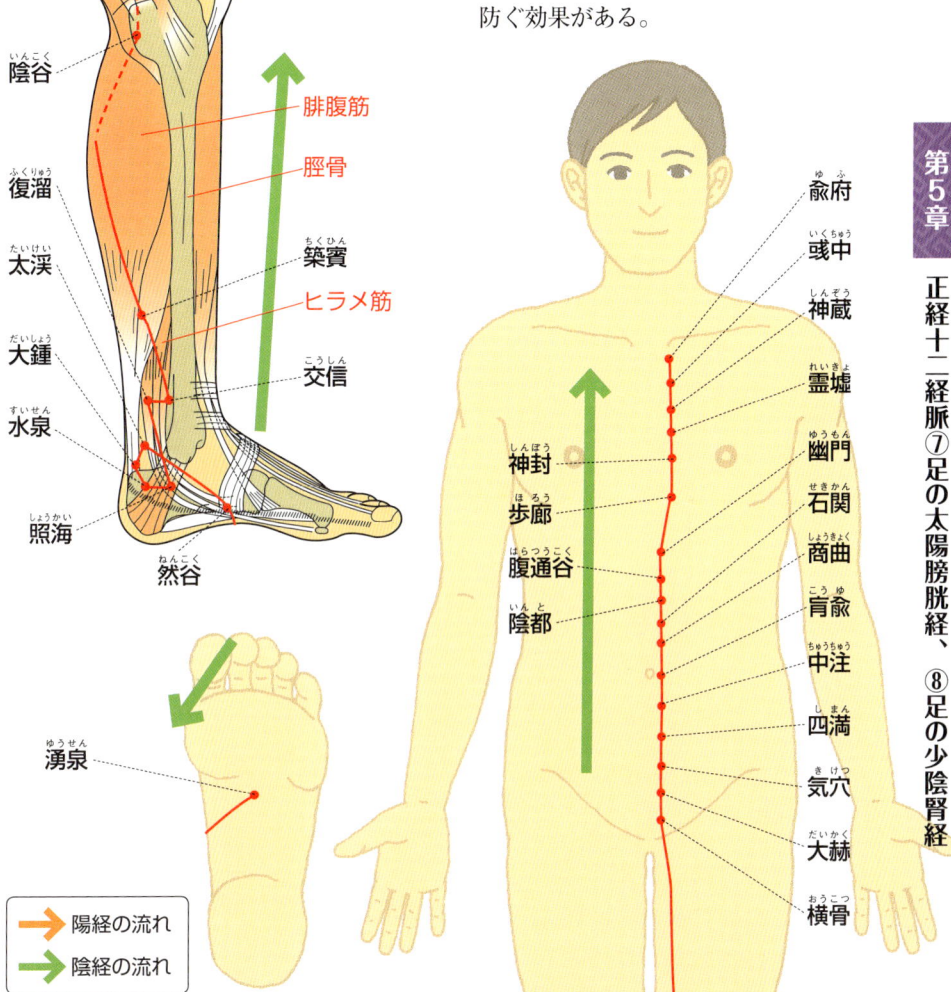

陰谷 / 復溜(ふくりゅう) / 太渓(たいけい) / 大鐘(だいしょう) / 水泉(すいせん) / 照海(しょうかい) / 腓腹筋 / 脛骨 / 築賓(ちくひん) / ヒラメ筋 / 交信(こうしん) / 然谷(ねんこく) / 湧泉(ゆうせん)

兪府(ゆふ) / 彧中(いくちゅう) / 神蔵(しんぞう) / 霊墟(れいきょ) / 幽門(ゆうもん) / 石関(せきかん) / 商曲(しょうきょく) / 肓兪(こうゆ) / 中注(ちゅうちゅう) / 四満(しまん) / 気穴(きけつ) / 大赫(だいかく) / 横骨(おうこつ) / 神封(しんぽう) / 歩廊(ほろう) / 腹通谷(ふくつうこく) / 陰都(いんと)

➡ 陽経の流れ
➡ 陰経の流れ

第5章 正経十二経脈⑦足の太陽膀胱経、⑧足の少陰腎経

用語解説　「内果」…内側のくるぶしのことで、足経の取穴の際によく使われる部位。内果は脛骨（下腿の内側の骨）。外果は外側のくるぶし。腓骨（同じく外側の骨）の一部である。内果、外果の周囲には重要な経穴が集まっている。

199

⑨手の厥陰心包経

　手の厥陰心包経は胸中から起こり、心包に属する。さらに下へ向かって横隔膜を貫き、胸から腹に行き、三焦につながる。支脈は胸中から腋の下に至り、上腕の内側を通って、肘窩、前腕前面の長掌筋腱と橈側手根屈筋腱の間を通って掌中に入り、中指の先端で終わる。また、手掌で分かれた支脈は薬指の末端に至り、手の少陽三焦経と連接する。9の経穴をもち、手の少陰心経と合わせて動悸、胸痛など心の症状の治療に使われる。

重要経穴の骨度法

【郄門】…長掌筋腱と橈側手根屈筋腱の間、手関節掌側横紋の上方5寸

【内関】…長掌筋腱と橈側手根屈筋腱の間、手関節掌側横紋の上方2寸

【大陵】…長掌筋腱と橈側手根屈筋腱の間、手関節掌側横紋上

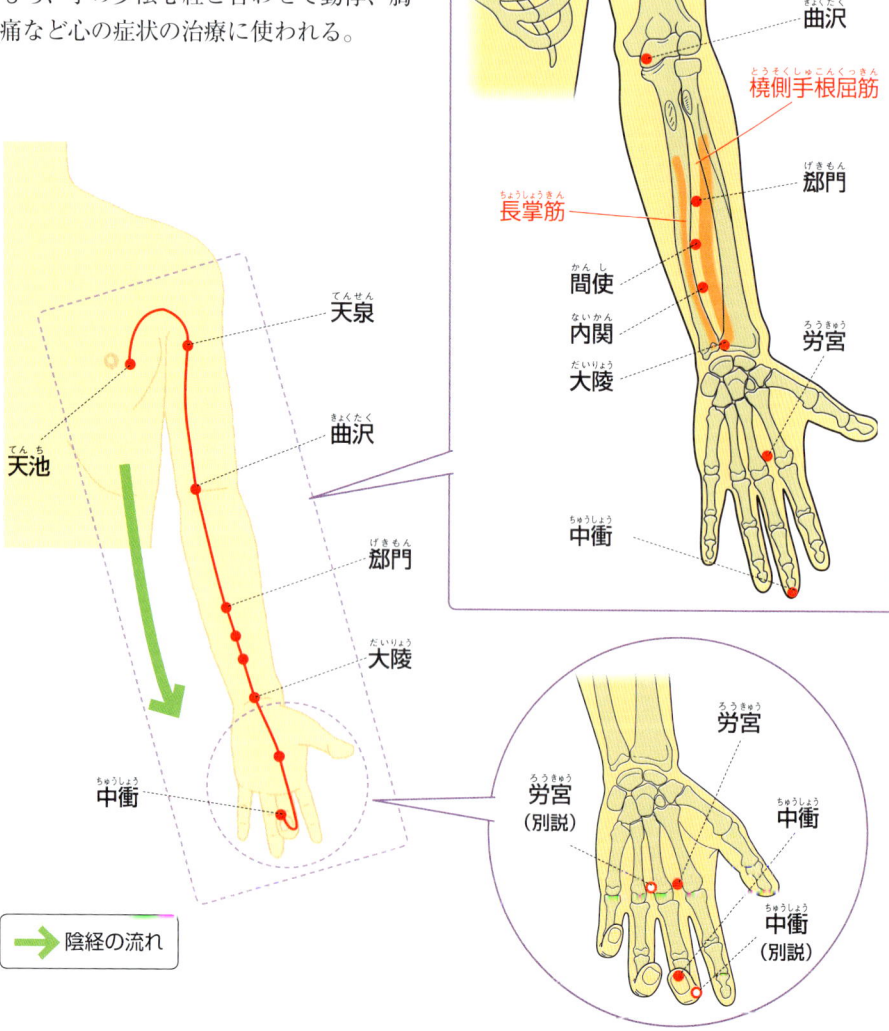

曲沢
橈側手根屈筋
長掌筋
郄門
間使
内関
大陵
労宮
中衝

天泉
曲沢
天池
郄門
大陵
中衝

労宮
労宮（別説）
中衝
中衝（別説）

→ 陰経の流れ

⑩手の少陽三焦経

重要経穴の骨度法

【陽池】…手関節後面、総指伸筋腱の尺側陥凹部、手関節背側横紋上
【外関】…前腕後面、橈骨と尺骨の骨間の中点、手関節背側横紋の上方2寸
【会宗】…前腕後面、尺骨の橈側縁、手関節背側横紋の上方3寸

手の少陽三焦経は薬指の内側端から起こり、手背、前腕後面、肘、上腕と上って肩に至り、足の少陽胆経と交わる。さらに大鎖骨上窩に入り、胸中に広がって心包につながり、横隔膜を貫いて三焦*に属する。胸部で分かれた支脈は上って目の下方へ至り、さらに分かれて耳の後ろから外眼角に至る。23の経穴をもち、排尿障害などの治療に使われる。

→ 陽経の流れ

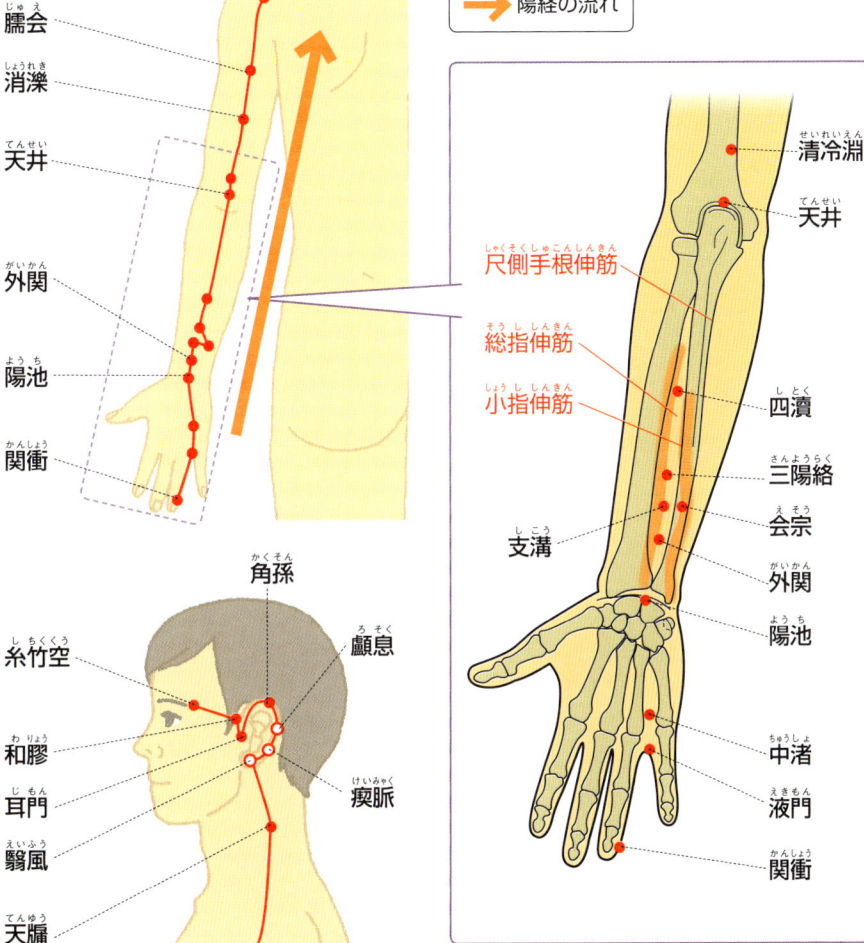

第5章 正経十二経脈 ⑨手の厥陰心包経、⑩手の少陽三焦経

経穴：天髎、肩髎、臑会、消濼、天井、外関、陽池、関衝、清冷淵、四瀆、三陽絡、会宗、支溝、中渚、液門、角孫、顱息、瘈脈、糸竹空、和髎、耳門、翳風、天牖

筋：尺側手根伸筋、総指伸筋、小指伸筋

用語解説 「三焦」…横隔膜から上の「上焦」、横隔膜からへそまでの「中焦」、へそから下部の「下焦」を合わせたもの。特定の器官ではなく、飲食物から得られた気・血・津液を全身に分配し、水分代謝を円滑に行わせる機能のことをいう。

⑪足の少陽胆経

　足の少陽胆経は目の外眼角から起こる。耳の後ろから分かれる支脈は耳中に入り、前に回って外眼角に至る。外眼角からの支脈は、目の下から顎を下り大鎖骨上窩で合流して、胸中に至り、横隔膜を貫き、肝を絡い、胆に属する。支脈は肩から側腹部、股関節、大腿外側を下り、第4指外側端に終わる。44の経穴をもち、頭痛など頭部の症状などの治療に使われる。

重要経穴の骨度法

【陽陵泉】…下腿外側、腓骨頭前下方の陥凹部、長腓骨筋腱の前縁
【外丘】…下腿外側、腓骨の前方、外果尖の上方7寸
【光明】…下腿外側、腓骨の前方、外果尖の上方5寸

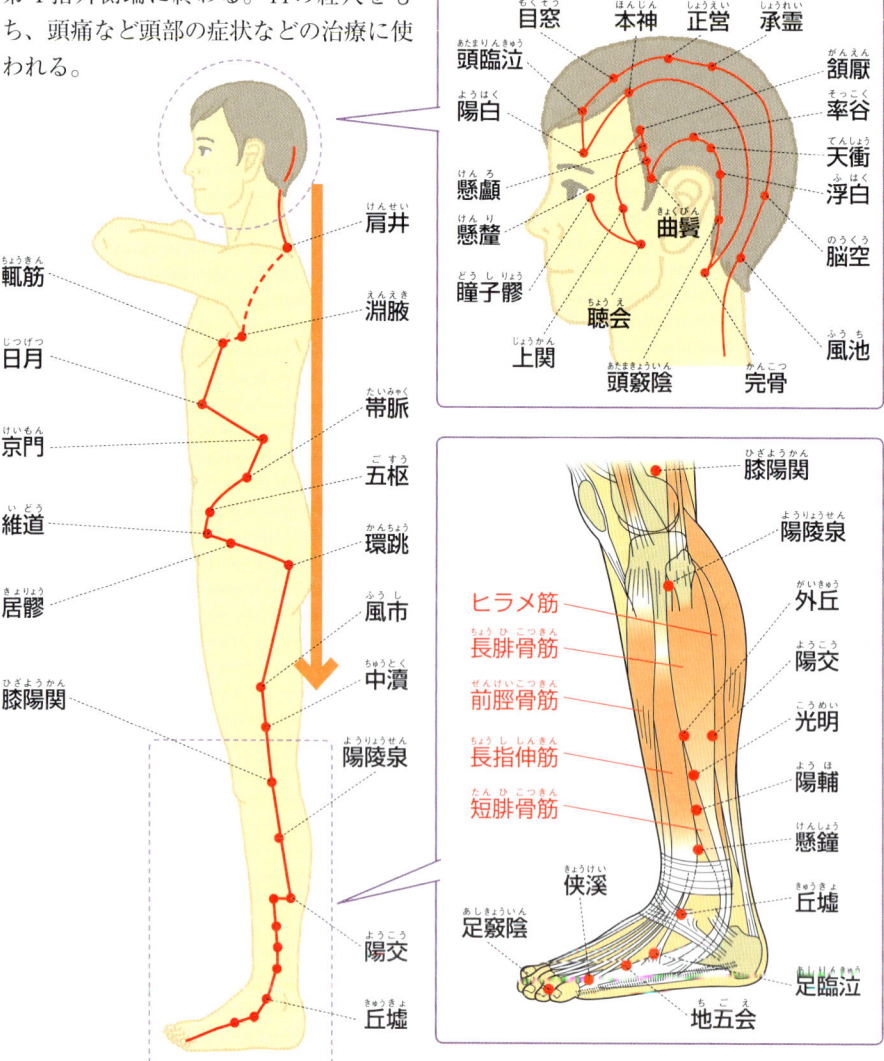

頭部の経穴: 目窓、本神、正営、承霊、頭臨泣、頷厭、陽白、率谷、懸顱、天衝、懸釐、浮白、瞳子髎、曲鬢、脳空、聴会、風池、上関、頭竅陰、完骨

体幹・下肢の経穴: 肩井、輒筋、淵腋、日月、帯脈、京門、五枢、維道、環跳、居髎、風市、膝陽関、中瀆、陽陵泉、陽交、丘墟

下腿部の筋肉: ヒラメ筋、長腓骨筋、前脛骨筋、長指伸筋、短腓骨筋

下腿・足部の経穴: 膝陽関、陽陵泉、外丘、陽交、光明、陽輔、懸鐘、丘墟、足臨泣、地五会、侠渓、足竅陰

⑫ 足の厥陰肝経

重要経穴の骨度法

【太衝】…第1・2中足骨間、中足骨底接合部遠位の陥凹部、足背動脈拍動部
【蠡溝】…下腿前内側、脛骨内側面の中央、内果尖の上方5寸
【中都】…下腿前内側、脛骨内側面の中央、内果尖の上方7寸

足の厥陰肝経*は足の第1指外側端から起こる。足背から下腿の内側を上り、下腹部から側腹部を経て、肝に至り、胆を絡う。さらに、横隔膜を貫き、季肋に広がり、食道・気管、喉頭、目につらなり、頭部に至る。支脈は横隔膜から肺を通り、中焦で手の太陰肺経と連結する。14の経穴をもち、目の症状の治療などに用いられる。

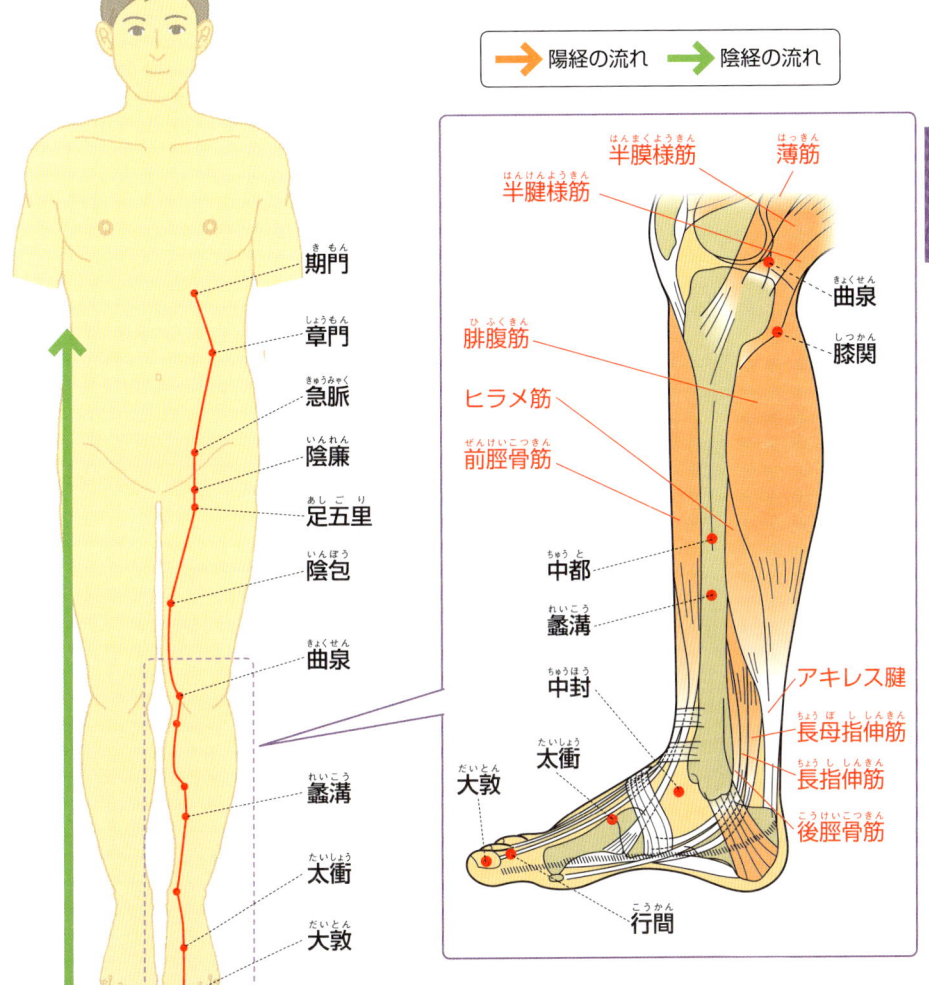

→ 陽経の流れ　→ 陰経の流れ

経穴：期門、章門、急脈、陰廉、足五里、陰包、曲泉、蠡溝、太衝、大敦

筋等：半膜様筋、半腱様筋、薄筋、曲泉、膝関、腓腹筋、ヒラメ筋、前脛骨筋、中都、蠡溝、中封、アキレス腱、長母指伸筋、長指伸筋、後脛骨筋、大敦、太衝、行間

第5章　正経十二経脈⑪足の少陽胆経、⑫足の厥陰肝経

用語解説　「足の厥陰肝経」…肝と関係の深い目の症状（視力減退など）や、爪に異常があるときなどの治療に使われる。その他の正経十二経脈も、基本的には対応する臓腑と関係のある器官（五官＝眼、舌、口唇、鼻、耳）の症状の治療に効果がある。

経絡概論④

奇経八脈

経脈には正経十二経脈のほかに、奇経八脈という8つの経脈がある。気血は正経十二経脈を巡るが、気血が満ちあふれると、奇経八脈に流入してくる。

キーワード 督脈、任脈、衝脈、帯脈、陰蹻脈、陽蹻脈、陰維脈、陽維脈

❖ 奇経八脈とその特徴

奇経八脈は、川の流れが増水したときに、その水が氾濫しあふれないように側溝（奇経）に流すようなものであると考えられている。これらには督脈、任脈のほかに、十二経の気血を調整し「十二経の海」と呼ばれる衝脈、帯状に腰背部を巡り全身を縦走する経脈を束ねる帯脈、左右で対をなし内果・外果から出て頭部・顔面部に至る陰蹻脈・陽蹻脈、全身の陰経を連絡させる陰維脈、陽経を連絡させる陽維脈がある。

正経十二経脈のように、臓腑との属絡関係はなく、陰陽で表裏をなす配属関係がないのも特徴だ。奇経八脈のうち、督脈・任脈は正中の前後を流注し、正経十二経脈と同様に、固有の経穴を持つ。奇経八脈のほかの六脈は固有の経穴を持たず、正経十二経脈の2つ以上の経脈にまたがって経穴を連ねて存在する。また、奇経にはそれぞれ主治穴（八脈交会穴）があるが、その奇経上にある経穴が八脈交会穴とは限らない。

名称	特徴
督脈	督脈は胞中（子宮）から起こり、会陰に出て、脊柱を上り、頭の後ろの風府から脳に入る。さらに頭部の正中線を通って頭頂部、額、鼻を経て上唇小帯に至る。「陽脈の海」ともいわれる。
任脈	任脈も胞中から起こり、会陰、腹部、胸部の正中線に沿って上り、のどに至る。さらに下顎の中央から口唇の周囲を巡り、頬部から眼窩の下に至る。督脈に対して「陰脈の海」とも呼ばれる。
衝脈	衝脈は任脈と同じく胞中から起こり、脊柱の深いところを巡って、前は陰経、後ろは陽経に交わり、「十二正経の海」となる。この経脈が関係する経穴は、腎経の横骨から幽門までの左右それぞれ11穴とする説が一般的。
帯脈	帯脈は、胆経の帯脈穴（側腹部）から、着物の帯を締めるように腰腹部をひとまわりする。この経脈が関係する経穴は、章門（肝経）、帯脈・五枢・維道（胆経）の左右それぞれ4穴、計8穴である。
陽蹻脈	陽蹻脈は膀胱経の別脈ともいわれている。踵から起こり、関係する経穴は、膀胱経の申脈・僕参・跗陽のほか、胆経、小腸経、大腸経、胃経などから左右それぞれ11穴、計22穴。なお、膀胱経の跗陽は陽蹻脈の郄穴にあたる。
陰蹻脈	陰蹻脈は陽蹻脈と同じく踵から起こり、「腎経の別脈」といわれている。関係する経穴は、腎経の然谷・照海・交信、膀胱経の睛明の左右それぞれ4穴、計8穴である。腎経の交信は陰蹻脈の郄穴にあたる。
陽維脈	陽維脈は膀胱経の金門から起こり、すべての陽経脈と連絡している。この経脈が関係する経穴は、膀胱経の金門、胆経の陽交・肩井・陽白・本神・頭臨泣など、計24穴と考えられている。胆経の陽交は陽維脈の郄穴にあたる。
陰維脈	陰維脈は腎経の築賓から起こる。すべての陰経脈と連絡しており、関係する経穴は、腎経の築賓、肝経の期門などの左右それぞれ5穴と任脈の天突・廉泉の計12穴である。なお、腎経の築賓は陰維脈の郄穴にあたる。

督脈／任脈の流注

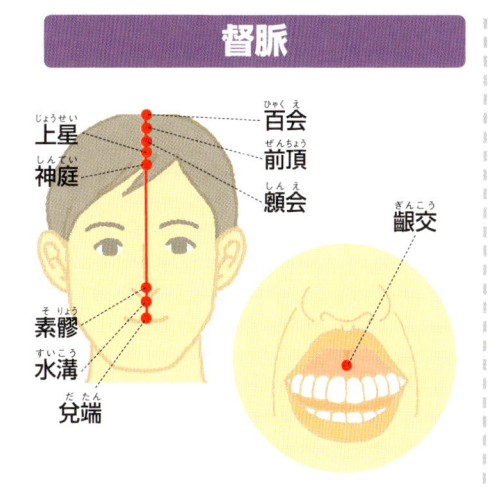

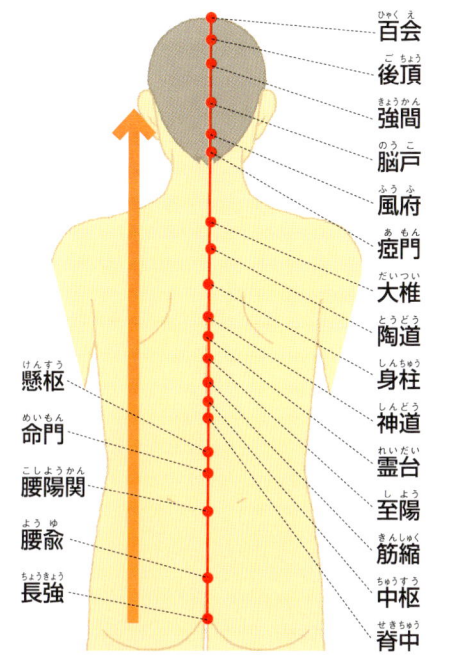

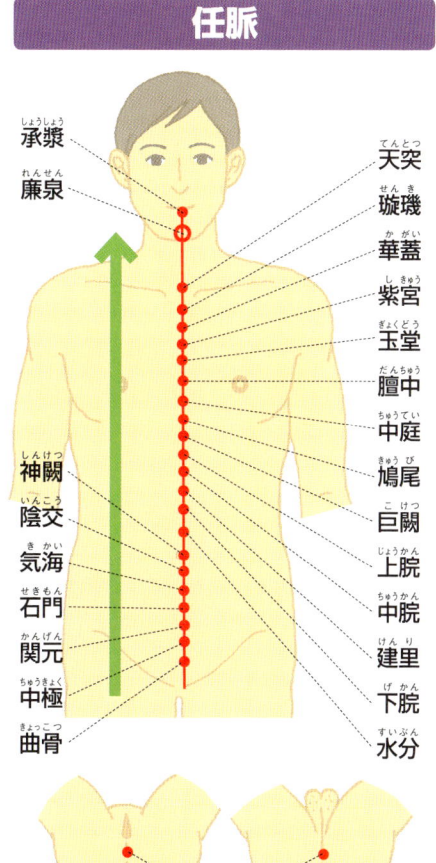

督脈

- 上星（じょうせい）
- 神庭（しんてい）
- 百会（ひゃくえ）
- 前頂（ぜんちょう）
- 顖会（しんえ）
- 素髎（そりょう）
- 水溝（すいこう）
- 兌端（だたん）
- 齦交（ぎんこう）

- 百会（ひゃくえ）
- 後頂（ごちょう）
- 強間（きょうかん）
- 脳戸（のうこ）
- 風府（ふうふ）
- 瘂門（あもん）
- 大椎（だいつい）
- 陶道（とうどう）
- 身柱（しんちゅう）
- 神道（しんどう）
- 霊台（れいだい）
- 至陽（しよう）
- 筋縮（きんしゅく）
- 中枢（ちゅうすう）
- 脊中（せきちゅう）
- 懸枢（けんすう）
- 命門（めいもん）
- 腰陽関（こしようかん）
- 腰兪（ようゆ）
- 長強（ちょうきょう）

任脈

- 承漿（しょうしょう）
- 廉泉（れんせん）
- 天突（てんとつ）
- 璇璣（せんき）
- 華蓋（かがい）
- 紫宮（しきゅう）
- 玉堂（ぎょくどう）
- 膻中（だんちゅう）
- 中庭（ちゅうてい）
- 鳩尾（きゅうび）
- 巨闕（こけつ）
- 上脘（じょうかん）
- 中脘（ちゅうかん）
- 建里（けんり）
- 下脘（げかん）
- 水分（すいぶん）
- 神闕（しんけつ）
- 陰交（いんこう）
- 気海（きかい）
- 石門（せきもん）
- 関元（かんげん）
- 中極（ちゅうきょく）
- 曲骨（きょっこつ）

- 会陰（えいん）

督脈も任脈もともに胞中（子宮）に起こり、会陰部に出る。督脈はそこから後正中線上を上がり、任脈は前正中線上を上っていく。背部を上る督脈は「陽脈の海」、腹部を上る任脈は「陰脈の海」とも呼ばれる。

→ 陽経の流れ　→ 陰経の流れ

第5章　奇経八脈

ポイント！
奇経八脈の特徴と役割、正経十二経脈との違いを理解することで、経絡の概要を網羅することができる。

経穴概論①

経穴（ツボ）とは？

経絡には、気が身体の内外を出入りするツボ（経穴）があり、鍼灸治療はこのツボを使って行われる。ツボへの深い理解は、治療の効果にも影響する。

キーワード 経穴、奇穴、新穴、五要穴、五兪穴

❖ 経絡の要所にあるツボ

経穴（ツボ）には**経穴、奇穴、新穴**があり、経穴は人体に**361個**ある。鍼灸が病気を治療、予防する効果をもつのは、経絡内で気や血、津液の流れが滞ったときにツボを刺激すると、それが経絡に伝わり流れを改善するからだ。また、病気にかかると気や血、津液の不調和や、臓腑の陰陽の偏盛・偏衰が起こり、虚実の証があらわれるが、鍼灸は経穴に適切な刺激を与えることで、臓腑の虚実を調整できる。ツボは体内のさまざまな問題が表出する部位であり、一方で治療効果が上がりやすい部位である。

また、特定の病気の治療点としてよく使われるツボを**要穴**という。要穴には**原穴、郄穴、絡穴、募穴、兪穴**（背部兪穴）のほか、**五兪穴**（五行穴）、**四総穴*、八会穴*、八脈交会穴***（八総穴、八宗穴）、**交会穴*、下合穴***がある。そのうち使用頻度が高い原・郄・絡・募・兪穴を日本では**五要穴**とも呼ぶ。また、五行の性質をもつ五兪穴（五行穴）は、「虚するときはその母を補う」（『難経』六十九難）などの法則に則り治療が行えるため、やはりよく使われる。

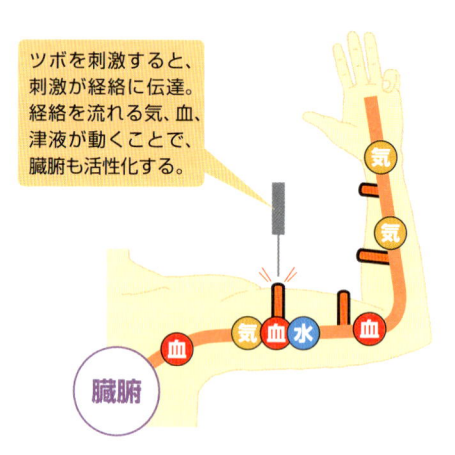

> ツボを刺激すると、刺激が経絡に伝達。経絡を流れる気、血、津液が動くことで、臓腑も活性化する。

❖ 治療には"五兪穴"がよく用いられる

五兪穴は、井・滎・兪・経・合穴の5種類で、肘～指先、膝～足先の間にある。それぞれに違う治療作用があり、たとえば井穴は心下満（心窩部の膨満感）を、滎穴は身熱を調節する性質をもつ。治療の際には、胃気が上逆して起こる心下満には胃経の井穴（厲兌）を使い、肝の気が胃を犯して起きる心窩満には肝経の井穴（大敦）を使うなど、治療原則が決められる。

用語解説　「四総穴」…身体を4つの部分（腹部・腰背・顔面部・頭項部）に分けて治療する経穴／「八会穴」…腑・臓・筋・髄・血・骨・脈・気の病の治療にそれぞれ応用される／「八脈交会穴」…奇経八脈の主治穴（八総穴、八宗穴）である。

特定疾患を治療する要穴と五兪穴

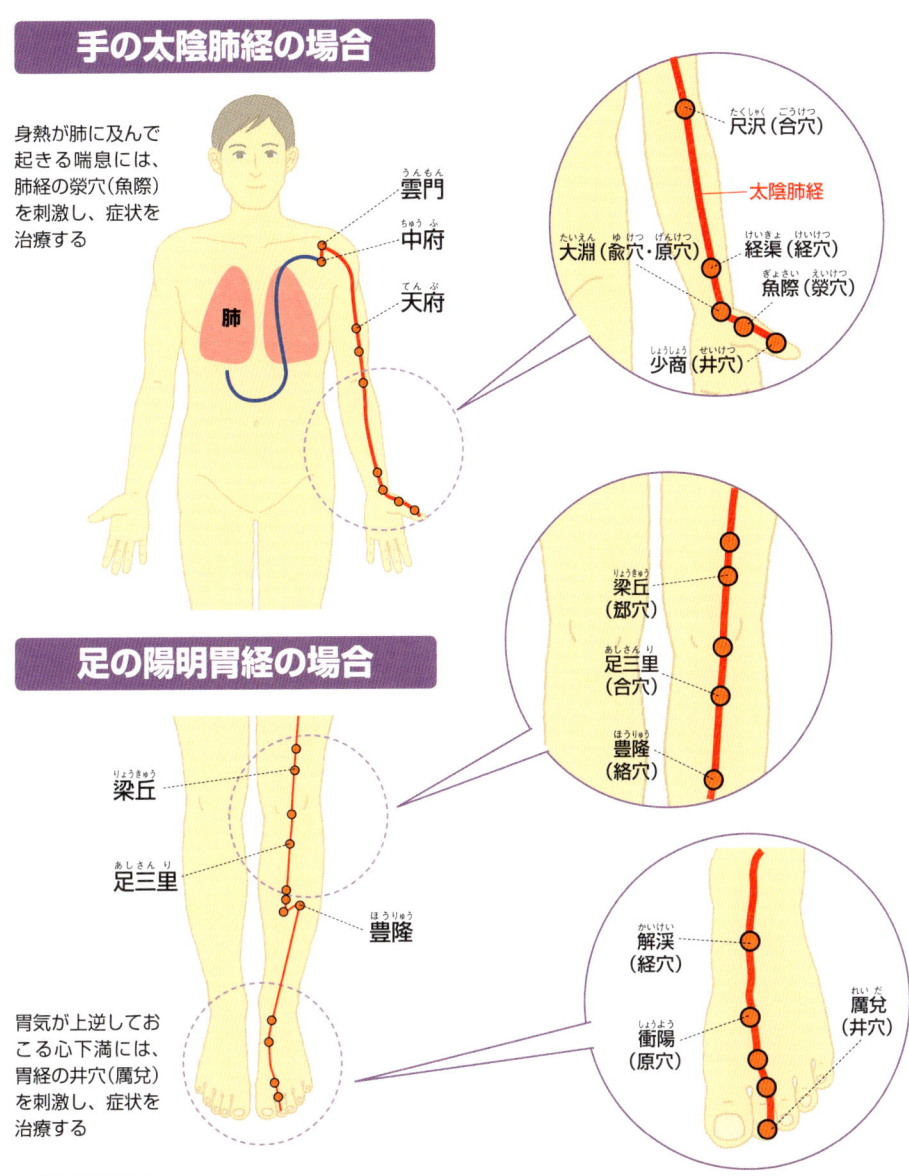

手の太陰肺経の場合

身熱が肺に及んで起きる喘息には、肺経の滎穴(魚際)を刺激し、症状を治療する

- 雲門
- 中府
- 天府
- 肺

拡大図:
- 尺沢(合穴)
- 太陰肺経
- 大淵(兪穴・原穴)
- 経渠(経穴)
- 魚際(滎穴)
- 少商(井穴)

足の陽明胃経の場合

- 梁丘
- 足三里
- 豊隆

胃気が上逆しておこる心下満には、胃経の井穴(厲兌)を刺激し、症状を治療する

拡大図（膝）:
- 梁丘(郄穴)
- 足三里(合穴)
- 豊隆(絡穴)

拡大図（足）:
- 解渓(経穴)
- 衝陽(原穴)
- 厲兌(井穴)

ポイント!

ツボの種類と働きの特徴を理解することで、適切な治療穴を導き出すことができる。

第5章 経穴(ツボ)とは？

用語解説 「**交会穴**」…経脈が2つ以上交わるところで、局所の疾病を治すだけでなくこれと交わる経脈にも影響する。百会、大椎、三陰交などがよく使われる交会穴／「**下合穴**」…六腑の治療に応用される経穴で、すべて下肢にある。

経穴概論②

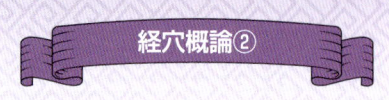

取穴の方法

診察や治療のためにツボ（経穴）の位置を確認することを取穴といい、骨や関節の位置からツボまでの距離を測る測定法の骨度法が用いられる。

キーワード 骨度法、同身寸法、取穴、体位

❖ 骨度法による取穴

経穴（ツボ）の位置や経脈の長さは、各人の身長などにより異なるため、取穴の際には骨格を基準とした**骨度法**を用いる（→右ページ）。また、鍼灸で治療を行う場合、取穴時の体位と施術の体位が違うと、狙いとした経穴がずれることがあるので、原則として取穴と施術は同じ体位で行う。

たとえば両乳頭間は8寸なので、前正中線から乳頭までは4寸、その半分が2寸となり、足の陽明胃経など胸部・腹部を通る経絡上の経穴の位置が絞り込める。もちろん、体型や骨格にも個体差があるため、解剖学的観点などとの組み合わせで修正を加え、適切な位置に取穴していく。

❖ ツボを正確に取るには

経穴（ツボ）の位置や経脈の長さは人によって異なるため、基準点（骨・筋肉・関節など）がよくわかる体位で行う。取穴には、骨格を基準としてツボの位置を測る骨度法が用いられる。

骨度法は、体表の2つの関節間の骨を基準点とし、その間の長さを等分する方法。ただし、多くのツボを取るときなどは、指の幅を尺度とする**指量法***という簡便法を用いることもある。

指量法

指量法はあくまでも簡便法であるが、一度に多くの取穴をする際などに、骨度法を補う方法として併用する。

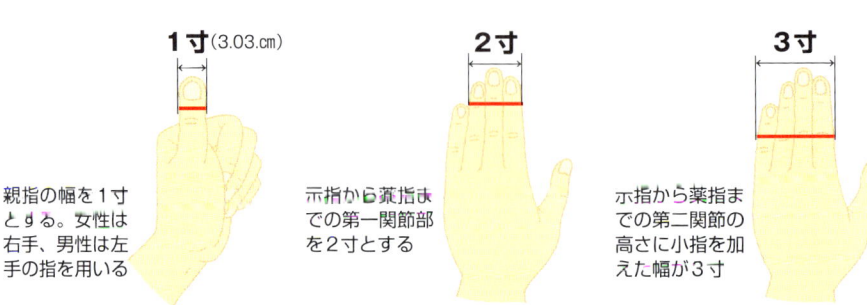

1寸 (3.03cm) — 親指の幅を1寸とる。女性は右手、男性は左手の指を用いる

2寸 — 示指から薬指までの第一関節部を2寸とする

3寸 — 示指から薬指までの第二関節の高さに小指を加えた幅が3寸

用語解説　「指量法」…陰陽の関係で女性は右手、男性は左手を用いる。また、可能であれば、施術者よりも患者本人の手を用いたほうが正確に測れるが、現実的にはあまり行われない。また、同身寸法は長い距離の計測には適さない。

骨度法よる長さのめやす

以下に骨度法の基本的な長さを示した。同じ9寸でも、たとえば両額角髪際間と両乳様突起間、頸切痕～胸骨体下端の間では実際の長さはそれぞれ異なり、体型の違いでも長さに差が出る。そこで、骨格を基準に個人の寸度を定めた骨度法は、患者の身体の大小肥痩に関係なく、柔軟に対応できるすぐれた取穴方法といえる。

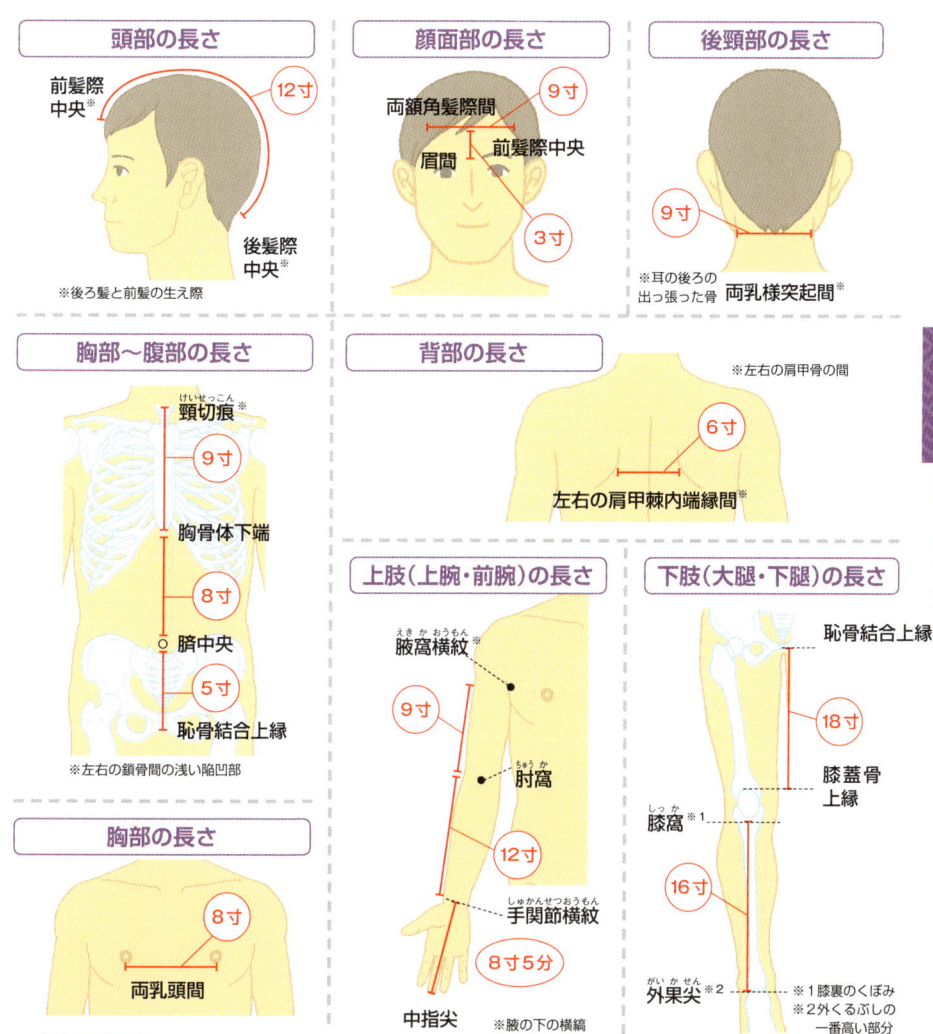

頭部の長さ
- 前髪際中央※ ～ 後髪際中央※ ：12寸
- ※後ろ髪と前髪の生え際

顔面部の長さ
- 両額角髪際間：9寸
- 眉間～前髪際中央：3寸

後頸部の長さ
- 両乳様突起間※：9寸
- ※耳の後ろの出っ張った骨

胸部～腹部の長さ
- 頸切痕※ ～ 胸骨体下端：9寸
- 胸骨体下端 ～ 臍中央：8寸
- 臍中央 ～ 恥骨結合上縁：5寸
- ※左右の鎖骨間の浅い陥凹部

背部の長さ
- 左右の肩甲棘内端縁間※：6寸
- ※左右の肩甲骨の間

上肢（上腕・前腕）の長さ
- 腋窩横紋 ～ 肘窩：9寸
- 肘窩 ～ 手関節横紋：12寸
- 手関節横紋 ～ 中指尖：8寸5分
- ※腋の下の横縞

下肢（大腿・下腿）の長さ
- 恥骨結合上縁 ～ 膝蓋骨上縁：18寸
- 膝窩※1 ～ 外果尖※2：16寸
- ※1 膝裏のくぼみ
- ※2 外くるぶしの一番高い部分

胸部の長さ
- 両乳頭間：8寸

第5章　取穴の方法

> **ポイント！**
> 病態によっては、難しい体位もあるので、患者にとって、より楽な姿勢で行うことが大切である。

用語解説　「経穴を示す体表位置」…頭部、顔面部、頸部、背部、胸部、腹部、上肢部、下肢部、会陰部に大別できる。さらに経穴の部位を細かく示すため、肩甲骨の周囲を「肩甲部」、気衝・衝門・急脈などの存在する下腹部を「鼠径部」と呼ぶ。

経穴概論③

奇穴について

正経十二経脈、督脈、任脈に所属せず、名称、部位、主治症が定まっている腧穴を奇穴という。その有効性は経験的に証明されている。

キーワード 奇穴、四神総、腰腿点、痞根、腰眼、裏内庭、失眠

❖ 特定の効果をもつツボ"奇穴（きけつ）"

奇穴（じゅうしけいみゃく）は十四経脈以外にも鍼灸治療を施したとき効果のあるところを定めた腧穴（ゆけつ）（→P.206）のことである。経脈の流注上にあってもその経脈には属していないため、経外奇穴（けいがいきけつ）ともいわれる。これらは先人が有効な施術点として発表し、その有効性が経験的に証明され、長年にわたって受け継がれている。

奇穴は、ある疾患に対して特別な効果があり、また、独特の取穴法があるなどの特徴をもち、その数も多い。中国では、鍼麻酔をはじめ、「頭鍼療法（とうしん）」「耳鍼療法（じしん）」「手鍼療法（しゅしん）」などの研究に伴い、新穴（しんけつ）（1949年以降に定められた腧穴）、耳鍼穴、手鍼穴などが次々と発表されている。

奇穴名	特徴
四神聡（ししんそう）	頭部の経穴、百会（督脈）を中心として、その前後左右それぞれ1寸のところに4穴を取る。主治は、頭痛、めまい、てんかん、精神病、中風など。
印堂（いんどう）	顔面部、神庭（督脈）の下方、眉間中央の陥凹部（両眉頭を結ぶ線の中点）に取る。主治は、小児のひきつけ、鼻疾患、頭痛、めまい、不眠症など。
太陽（たいよう）	顔面部、眉毛の外端と外眼角との中央から後方1寸の陥凹部に取る。前頭骨頬骨突起後縁にあたる。三叉神経第3枝である下顎神経の支配領域にある。主治は、片頭痛、眼疾患、歯痛、顔面神経麻痺など。
痞根（ひこん）	腰部、第1・第2腰椎棘突起間の外方3寸5分に取る。第12肋間の下縁にあたる。主治は、痞塊*（肝臓・脾臓・膵臓などの肥大）、胃炎、腸炎、鼓腸、腰痛など。
腰眼（ようがん）	腰部、第4・第5腰椎棘突起間、外方3寸5分。取穴の際は患者を直立またはうつ伏せにさせ、両手を上げて、体をひねった際にあらわれる陥凹部に取る。主治は、腰痛、生殖器疾患（とくに精巣炎や卵巣炎）。
夾脊（きょうせき）	背部、第1胸椎棘突起から第5腰椎棘突起までで、それぞれの棘突起下縁と同じ高さで、後正中線の両外方5分に取る（左右各17穴、計34穴ある）。主治は、胸腹部や上下肢の疾患。華佗夾脊ともいう。
腰腿点（ようたいてん）	手背、第2・第3および第4・第5中手骨底間の陥凹部の2点に取る。左右の4穴を同時に取り、鍼尖が互いに接するよう「逆八の字」に刺鍼する。主治は、急性腰痛、捻挫、腱鞘炎、リウマチなど。腰痛点ともいう。
十宣（じゅっせん）	両手のすべての指の先端中央に取る。主治は、手指の知覚異常、発熱、救急時に使用（失神、昏迷、ヒステリー、てんかん、卒中など）。
裏内庭（うらないてい）	足底部、第2中足指節関節のやや後方に取る。足の第2指裏側の最も高いところに墨をつけ、折り曲げて足底につくところにあたる。主治は、食中毒、食あたり、腹痛、嘔吐、下痢など。
失眠（しつみん）	足底部、踵の中央に取る。主治は、下肢の冷え・むくみ、不眠など。灸治療などでよく用いる。

用語解説　「痞塊」…肝臓、脾臓、膵臓などが肥大する症状。痞は「つかえる」という意味で、「胸や喉の痞え」などというときも使う。
裏内庭は、足の第2指裏側の最も高いところに墨をつけ、折り曲げて足底に墨がつくところに取る。

全身の奇穴

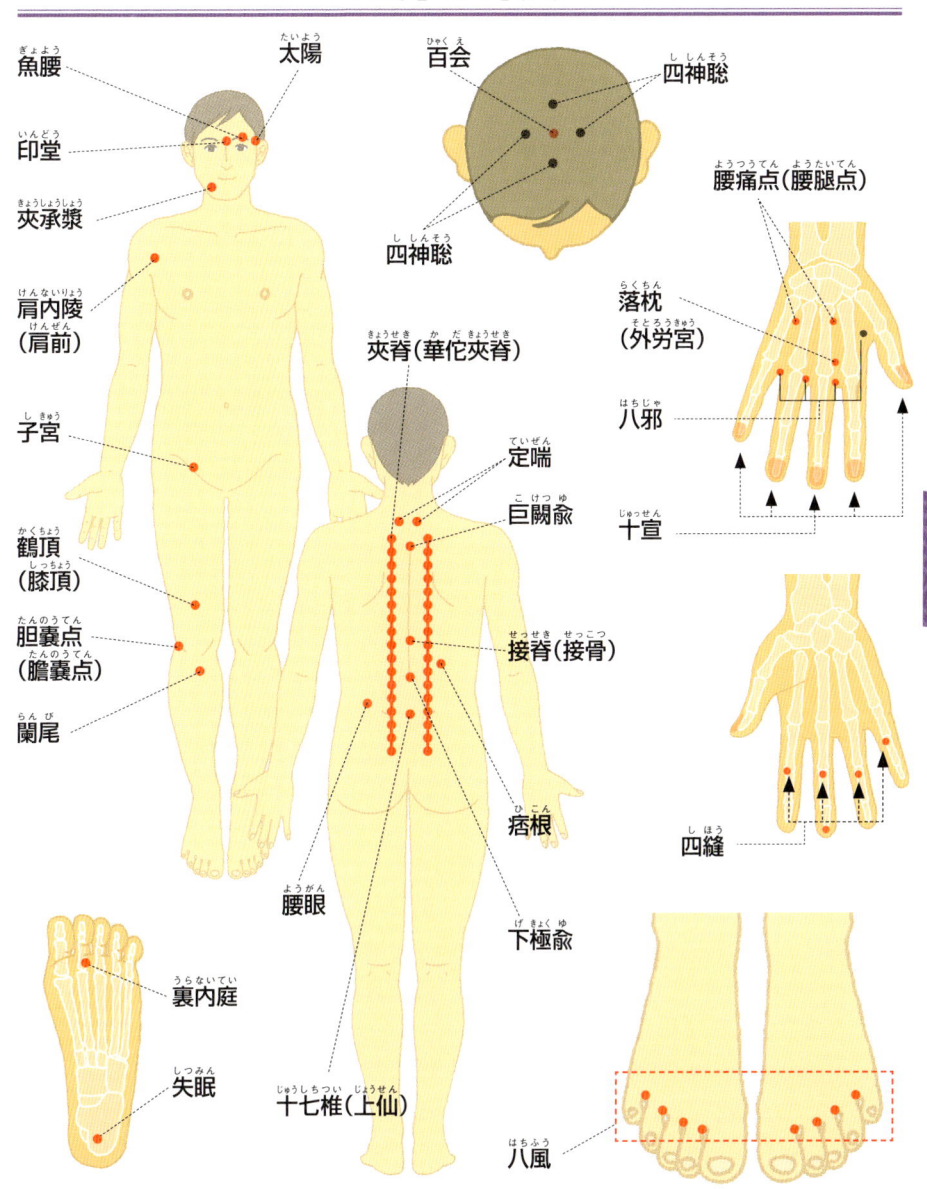

- 魚腰（ぎょよう）
- 太陽（たいよう）
- 百会（ひゃくえ）
- 四神聡（ししんそう）
- 印堂（いんどう）
- 四神聡（ししんそう）
- 夾承漿（きょうしょうしょう）
- 腰痛点（腰腿点）（ようつうてん・ようたいてん）
- 肩内陵（肩前）（けんないりょう・けんぜん）
- 落枕（外労宮）（らくちん・そとろうきゅう）
- 夾脊（華佗夾脊）（きょうせき・かだきょうせき）
- 八邪（はちじゃ）
- 定喘（ていぜん）
- 子宮（しきゅう）
- 巨闕兪（こけつゆ）
- 十宣（じゅっせん）
- 鶴頂（膝頂）（かくちょう・しっちょう）
- 接脊（接骨）（せっせき・せっこつ）
- 胆嚢点（膽嚢点）（たんのうてん）
- 蘭尾（らんび）
- 四縫（しほう）
- 痞根（ひこん）
- 腰眼（ようがん）
- 下極兪（げきょくゆ）
- 裏内庭（うらないてい）
- 失眠（しつみん）
- 十七椎（上仙）（じゅうしちつい・じょうせん）
- 八風（はちふう）

第5章　奇穴について

ポイント！
奇穴の効用は顕著であるが、治療を目的として用いる場合は、経絡との関わりの中で用いることが大切である。

鍼治療①

鍼治療とは何か？

人間の身体は、表面の特定の部位に刺激を与えると、病気の治療や予防に効果的な反応を示す。鍼灸治療はそうした反応を利用して行う治療法だ。その中からまずは鍼治療について解説する。

キーワード 機械的刺激、鍼灸甲乙経、鍼灸の保険適用疾患

❖ 身体の表面に機械的な刺激を与えて治療を行う

鍼治療（はりちりょう）とは、非常に細い金属の鍼を使って治療を行うことで、鍼術ともいう。人間の身体は刺激を与えると、その部位を守ろうとしたり、逆に興奮状態にあるものを鎮静化したりする性質がある。これを恒常性維持機能（こうじょうせいいじきのう）またはホメオスタシスという。

鍼治療は、そうした身体の反応を利用し、身体の表面に機械的な刺激を与え、病気の治療や予防を行う。とくに経穴（けいけつ）（ツボ）から経絡（けいらく）を刺激し、その経絡に関係する臓腑や気・血、津液の変調を調整して正常な状態に戻す治療法は、東洋医学独特のものだ。その歴史は古く、晋代の282年、皇甫謐（こうほひつ）の撰による『鍼灸甲乙経（しんきゅうこうおつけい）』＊（『黄帝三部鍼灸甲乙経』）に、すでに鍼灸治療について専門的に記されている。もともとは経験療法から始まったものだが、そこに陰陽論（いんようろん）、五行論（ごぎょうろん）、気の思想などが加味され、体系化された。現代では自然科学的なデータも集積され、より有効に治療を行うため、欧米などでも臨床試験が行われている。

❖ 国際的にも認められた治療法

鍼の治療効果は、灸も含めた鍼灸治療全般にいえることだが、日本、中国、韓国などのアジアだけでなく、欧米などでも採用されている。近年では、NHI（米国国立衛生研究所）が、病気に対する鍼灸療法の効果とその科学的根拠、西洋医学の代替治療法としての有効性を発表したこともある。また、WHO（世界保健機関）は鍼灸治療の有効性を認めた病気として神経系疾患（神経痛、脳卒中後遺症、自律神経失調症、ノイローゼなど）、運動器系疾患（関節炎、リウマチ、頚肩腕症候群、五十肩、腱鞘炎（けんしょうえん）など）、循環器系疾患、消化器系疾患、代謝内分泌系疾患など多くの疾患を挙げている。2015年には、鍼灸治療を含む東洋医学が国際的な疾病（しっぺい）分類に加えられる予定だ。

日本では一定の症状に対して健康保険で鍼治療や灸治療、指圧マッサージの治療が受けられる（→P.213）。ただし保険適用の手続きに関しては手続きに際していくつかの注意事項があるので、事前に確認しておくとよい。

用語解説 「鍼灸甲乙経」…鍼灸治療について専門的に記した最古の書物。晋代の282年、皇甫謐の撰により、別名『黄帝三部鍼灸甲乙経』。『素問』『霊枢』や、最古の経穴書である『明堂孔穴鍼灸治要』（『明堂経』）に基づいて編纂。

鍼のもつ医療的な効果

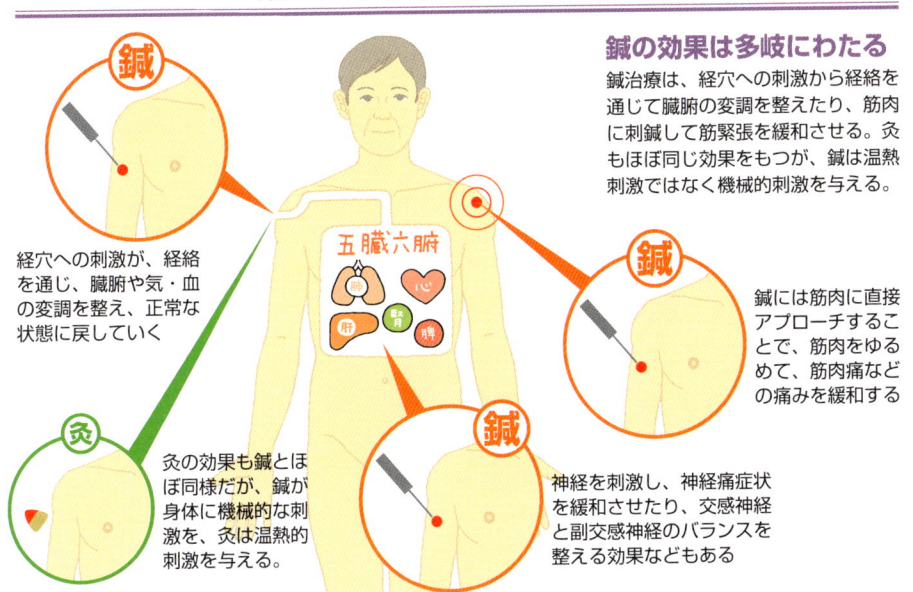

鍼の効果は多岐にわたる

鍼治療は、経穴への刺激から経絡を通じて臓腑の変調を整えたり、筋肉に刺鍼して筋緊張を緩和させる。灸もほぼ同じ効果をもつが、鍼は温熱刺激ではなく機械的刺激を与える。

鍼
経穴への刺激が、経絡を通じ、臓腑や気・血の変調を整え、正常な状態に戻していく

鍼
鍼には筋肉に直接アプローチすることで、筋肉をゆるめて、筋肉痛などの痛みを緩和する

灸
灸の効果も鍼とほぼ同様だが、鍼が身体に機械的な刺激を、灸は温熱的刺激を与える。

鍼
神経を刺激し、神経痛症状を緩和させたり、交感神経と副交感神経のバランスを整える効果などもある

五臓六腑（肺・心・肝・腎・脾）

鍼灸治療に健康保険が適用される症状

神経痛	坐骨神経痛、三叉神経痛など
リウマチ	急性、慢性で各関節が腫れて痛むもの
腰痛症	慢性の腰痛、ギックリ腰など
五十肩	肩の関節が痛く腕が挙がらないもの
頚腕症候群	頚から肩、腕にかけてしびれや痛みのあるもの
頚椎捻挫後遺症	頚部の外傷、むちうち症など
その他	上記に類似する疾患

保険取り扱い手続きの手順

① まず、鍼灸院に問い合わせる（保険取り扱いの有無など）。

② 鍼灸院で「同意書」の用紙をもらう。

③ かかりつけの医院、病院などに同意書を持参し、必要事項を記入してもらう（必要事項を記した診断書でも代用可）。

④ 記入済みの同意書、保険証と印鑑を鍼灸院に持参。その後の手続きは鍼灸院で行ってくれる。

※注意事項…保険適用の際には、まず先に医師の治療を受けていることが条件となる。また、保険で鍼灸治療を受けている期間、その病気についてのみ、他の医院、病院にかかれないので注意が必要だ（他の病気の治療は受けられる）。同意書を書いてもらう医師は、かかりつけの医師がよい。最初に医師の同意を受けた以後は、3カ月ごとに同意が必要となるが、再度の同意は同意書に記入してもらう必要はなく、口頭で可能。

> **ポイント！**
> 伝統的な東洋医学の鍼治療は国際的にもその効果が認められている。疾患によっては保険適用による治療も可能。

第5章 鍼治療とは何か？

鍼治療②

鍼の種類と刺鍼

鍼治療に用いる鍼にはさまざまな種類があり、患者の症状や治療目的に応じて使い分ける。刺鍼の方法は、日本では一般的に鍼管を用いた管鍼法が普及している。

キーワード 管鍼法、杉山和一、古代九鍼、単回使用毫鍼、皮内鍼、円皮鍼

❖ 鍼の長さ、太さは多種多様

　鍼治療で一般的に用いられる鍼を毫鍼という。毫鍼は右ページ上の写真のように、柄の部分（鍼柄、竜頭）と鍼の部分（鍼体、鍼尖）が接合された鍼で、鍼自体の長さ*は利用頻度の高いもので10〜150mm、太さは同じく0.1〜0.5mm。鍼先にもいくつか種類があるが、日本で一般的に用いられている管鍼法の場合、刺入しやすく疼痛の少ない松葉形がよく使われる。一方、中国鍼の場合は、日本の毫鍼よりも少し太めのものを用いることが多い。

　毫鍼の素材には金、銀、ステンレスなどが使われるが、現在では安全、衛生上の理由から、ステンレス素材を用いており、鍼柄もステンレスやプラスチックでできた単回使用毫鍼（ディスポーザブル）が一般的になっている。

　毫鍼は古代九鍼（鑱鍼、円鍼、鍉鍼、鋒鍼、鈹鍼、員利鍼、毫鍼、長鍼、大鍼）のなかのひとつの種類だが、毫鍼のほかにも症状に応じてこれらの鍼は使われている。このほか、子どもの治療などに使われる小児鍼、皮内に浅く刺入して長時間留置し、持続的刺激を与える円皮鍼、皮内鍼などもある。

❖ 管鍼法と撚鍼法の違い

　鍼の刺入方法には、管鍼法と撚鍼法の2つがある。日本の鍼治療院などで一般的に採用されている刺鍼の方法は管鍼法で、江戸時代に杉山和一*（1610〜1694年）により創案された。

　管鍼法は、鍼を鍼管に入れて切皮・弾入・刺入する方法で、刺入が容易であり、かつ疼痛を抑えて切皮できるのが特徴だ。もう一方の撚鍼法は、中国から伝来した手技で、現在も中国では鍼のみによる施術が用いられている。

　管鍼法は、まず毫鍼を、鍼より少し短めの管に入れ、管ごと肌に立てる。右手人差し指で鍼柄の端を軽く叩打し（弾入）、皮膚を貫いたら（切皮）、管を外し、目的の深さまで刺入していく。毫鍼はステンレスや銀でできており、現在では鍼の製造技術が非常に進歩しているため、切皮・弾入や刺入の際も、あまり痛さは感じない（ただし、刺入する部位や深さ、手技の刺激度合いにもよる）。

用語解説　「鍼の長さ」…1寸の鍼は30mm、3分が10mm。太さの単位は直径0.16mmのものが1番鍼と呼ばれる。中国鍼は1寸が25mm。太さの単位は26号が0.45mm、30号が0.32mm。

鍼の種類

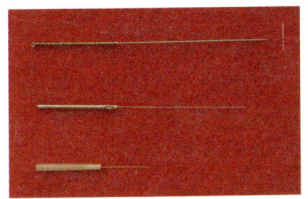

毫鍼（ごうしん）
毫鍼は鍼柄と鍼体が接合された鍼のこと。上から中国鍼、銀鍼、ディスポーザル鍼）。

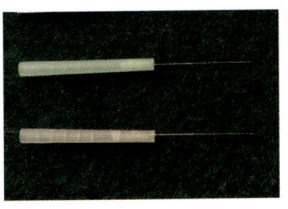

ディスポーザブル鍼
安全・衛生上の目的で1回の使用ごとに捨てるため、単回使用毫鍼ともいう。値段も比較的安価。

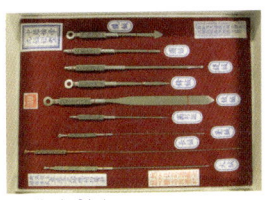

古代九鍼（こだいきゅうしん）
古代中国で用いた九鍼。『霊枢』九鍼十二原篇などでも紹介。

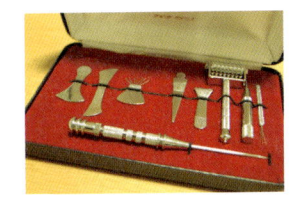

小児鍼
おもに子どもの治療に用いられる鍼だが、成人に用いることも。

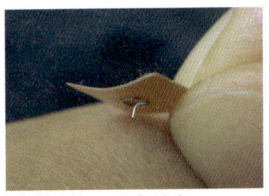

円皮鍼・皮内鍼（えんぴしん・ひないしん）
粘着力のある布で押さえ長時間留置し、持続的刺激を与える。

管鍼法による刺鍼

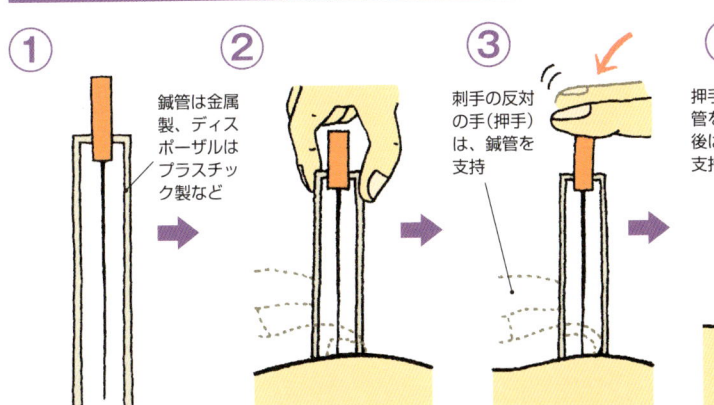

① 鍼管は金属製、ディスポーザルはプラスチック製など

鍼の柄の部分を少し出して、鍼を鍼管に入れ、鍼先は完全に管内に収納する。

② 刺手（利き手）の人差し指と親指で鍼管と鍼柄をつまみ、肌に立管する。

③ 刺手の反対の手（押手）は、鍼管を支持

鍼柄の端を指先で軽く叩いて弾入、切皮して皮膚の内部に鍼先を入れる。

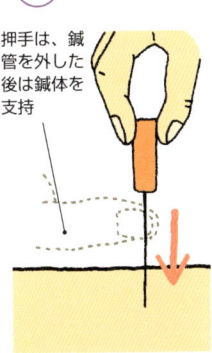

④ 押手は、鍼管を外した後は鍼体を支持

鍼先が入ったら鍼管を外し、利き手の人差し指と親指で鍼を刺入し、または手技を加える。

ポイント！
治療用の鍼はさまざまな種類がある。古代九鍼には現在も使われている鍼があるので、用途を覚えておくとよい。

第5章 鍼の種類と刺鍼

用語解説　「杉山和一（1610～1694年）」…視覚障害者であったが、つまずいて倒れたとき足に刺さった松葉をヒントに、管鍼法を創案した。のちに杉山は世界初の鍼・按摩技術を教える視覚障害者教育施設「杉山流鍼治導引稽古所」を開設。

鍼治療③

刺鍼のテクニック

鍼灸治療の基本は、「虚するものはこれを補い」「実するものはこれを瀉す」という「補瀉」である。鍼の場合は手技によって刺激を調節し、補瀉を使い分ける。

キーワード 補法、瀉法、九刺、十二刺、五刺、雀啄、『難経』六十九難

❖ 不足するものを補い、過剰なものを排出する「補瀉」

　補瀉は東洋医学で最も重視されている治療法のひとつである。

　補瀉の「補」は、虚して精気が不足している状態を補うこと、「瀉」は、外からの邪気や気・血・津液の病理産物を取り去ることをいう。

　もともと人間の生命活動は、すべての自然現象と同様で、呼吸、消化、吸収、排泄、さらには覚醒と睡眠の交替などにより、不足しているものを補い（補）、過剰なものを減少させていく（瀉）運動といえる。

　正常な条件下であれば、虚実は体内で自然に補瀉され、調整されるが、疾病にかかるとこの調整機能が異常をきたす。そこで鍼や灸による治療で補瀉を行う。たとえば鍼治療の場合、**瀉法**の場合は太く長い鍼を使って強刺激を与え、**補法**の場合は細い鍼を使って弱刺激を与えるなどの使い分けを行う。

　また、『難経』六十九難、七十五難は経絡・経穴の選択による補瀉法を述べており、『難経』六十九難にある「虚すれば其の母を補い、実すればその子を瀉せ」の補瀉の方法などは、現在でも治療に取り入れられている。

❖ 古典にある刺鍼手技も現代に用いられる

　刺鍼の手技は、補瀉に応じて使い分けることはもちろんだが、病の性質やその深さなどによっても使い分ける。

　古代九鍼（→P.214）では、それぞれの鍼の形状や形状に基づいた手技（九刺、十二刺、五刺、三刺など*）によって補瀉を使い分けていた。五臓の病のときに毫鍼、員鍼、鍉鍼などで四肢末端にある兪穴を刺す輸刺、心痺（胸部の痛みや動悸など）のとき背部と胸部の反応点に前後から刺鍼する偶刺などがそれに当たる。これらの刺法の中には、現在使われているものもある。

　このほか、（→P.218）に紹介したさまざまな鍼操作が行われている。これらは経穴・経絡を刺激して臓腑に働きかける効果と同時に、現代医学的な治療を行う際にも使われている。たとえば筋緊張による肩こり、腰痛などの症状を緩和するとき、筋肉の硬結部分に**雀啄**（→P.218）して筋緊張を緩和させるなどの使い方をする。

216　**用語解説**　「九刺、十二刺、五刺、三刺」…『霊枢』官鍼篇にある刺法。九刺は九変に、十二刺は十二経に、五刺は五臓に応じる。

補法と瀉法の違い

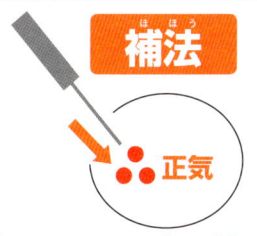

補法

人体に不足した正気を補う

補法では、人体の正常な気が不足しているとき、刺鍼や施灸によってこれを補い、充実させる。施術は患者に苦痛を与えないように行い、また、患者の動きに合わせて行う。

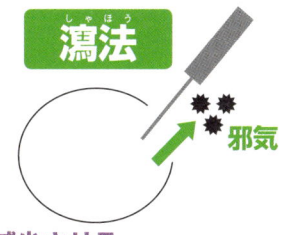

瀉法

邪気を減少させる

瀉法では、邪気を排泄したり、他の場所へ移したりすることで、生命活動を正常に機能させる。施術は時に強い刺激を与えることもある。

一般的な補法と瀉法

種類＼手法	補法	瀉法
呼吸	呼気（息を吐くとき）に刺入し、吸気（息を吸うとき）に抜鍼（呼刺吸抜）	吸気（息を吸うとき）に刺入し、呼気（息を吐くとき）に抜鍼（吸刺呼抜）
迎随*（迎は迎える、随は沿うの意）	経絡の流注方向に沿って鍼を刺入することで、経気の流注を促す	経絡の流注方向に逆らって鍼を刺入し、邪気を泄す（泄す＝もらすの意）
開闔	経穴の上をよく按じて刺鍼し、抜鍼後すぐに鍼孔を閉じて正気を漏らさない	すばやく抜鍼して鍼孔を閉じず、邪気を漏らすようにする
出内	痛みのないよう徐々に刺入し、徐々に抜鍼する	疾く刺入し、疾く抜鍼する（疾く＝すばやくの意味）
鍼の細・太	細い鍼を用いる	太い鍼を用いる
鍼の浅・深	浅く入れて後に深くする	深く入れて後に浅くする
母子（五行）	虚すればその母を補う	実すればその子を瀉す
撚転	鍼を捻る際、患者の左側では右回転、右側では左回転させる	鍼を捻る際、患者の左側では左回転、右側では右回転させる
揺動	鍼を刺入後、刺手（鍼を刺す手）を震わせて気を促す	鍼を刺入後、押手（鍼を支える手）を揺るがせて気を泄らす

ポイント！

補瀉では、正常な気が不足している場合にはこれを補し、邪気や余分な気血などはこれを瀉して調整する。

第5章 刺鍼のテクニック

用語解説 「迎随」…『霊枢』九鍼十二原篇などに紹介された補瀉の方法。他の補瀉法も『素問』『霊枢』などに述べられている。

さまざまな鍼操作

弱刺激（おもに補法で用いる）

単刺術（たんししゅつ）	鍼を目的の深さまで刺入＊したらすぐに抜鍼する…右図Ⓐ
振せん術	刺入した鍼に刺手で鍼に振動を与える
管散術（かんさんじゅつ）	鍼を用いず、弾入時のように立管し鍼管の上端を叩打する…右図Ⓑ
随鍼術（ずいしんじゅつ）	患者の呼吸に合わせて刺入・抜鍼する
内調術（だいちょうじゅつ）	刺入した鍼の鍼柄を鍼管で叩打して鍼体に動揺を与える
細指術（さいししゅつ）	弾入切皮だけを何度も繰り返し行う

Ⓐ 鍼を動揺させない単刺術
Ⓑ 鍼を使わない管散術

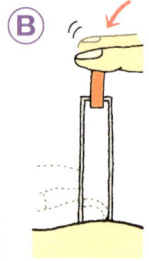

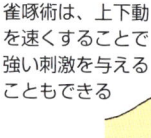

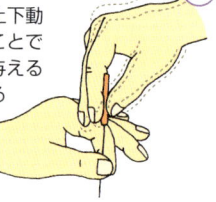

中刺激（補瀉両方で用いる）

置鍼術（ちしんじゅつ）	1本または数本の鍼を刺入し、しばらく留めてから抜鍼
旋撚術（せんねんじゅつ）	鍼を左右交互に半回転ずつ捻りながら刺入と抜鍼を行う
雀啄術（じゃくたくじゅつ）	刺入時または刺入後に鍼を上下に動かす…右図Ⓒ
刺鍼転向法（ししんてんこうほう）	刺入した鍼の方向が間違っていたときなど、鍼を皮下まで抜き再刺入する

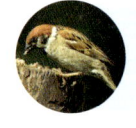

雀啄術は、上下動を速くすることで強い刺激を与えることもできる

Ⓒ

手技のひとつ「雀啄」は、読んで字のごとく、スズメがつつくように鍼を動かして刺激を加える

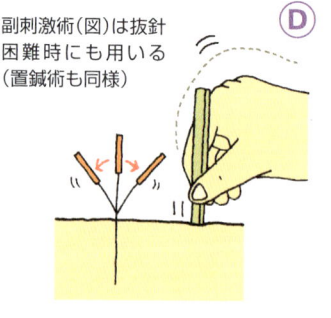

強刺激（おもに瀉法で用いる）

間歇術（かんけつじゅつ）	鍼を目的の深さまで刺入したら半分抜いて留める（それを繰り返す）
回旋術	左右どちらかに回しながら刺入し、反対方向に回しながら抜鍼する
副刺激術	刺入した鍼の周囲を鍼管や指の先で叩き、響きを与える…右図Ⓓ
屋漏術（おくろうじゅつ）	目的の1/3、2/3の深さで雀啄し3回に分けて刺入・抜鍼する
示指打法（しじだほう）	刺入した鍼に再び鍼管をかぶせ、弾入のように鍼管の上端を叩く
鍼尖転移法（しんせんてんいほう）	鍼尖を皮下に留め、押手と刺手を縦横・輪状に移動させ皮下に刺激を与える

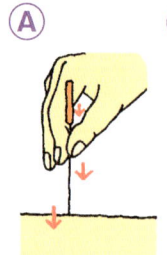

副刺激術（図）は抜針困難時にも用いる（置鍼術も同様）

Ⓓ

ポイント！

鍼操作は弱刺激から強刺激を与えるものまでさまざまだが、はり師をめざすならすべて覚えておきたい。

用語解説　「刺入」…皮膚に対して鍼を垂直に刺す直刺、斜めに刺す斜刺、皮膚面に対してほとんど平行に刺入する横刺（地平刺、水平刺）がある。また、上記の手技を総合して、一定の方式に従わず数種類の手技を併用する手技に乱鍼術がある。

コラム 刺鍼と禁忌

鍼灸治療には、感染や重要臓器の傷害、症状の悪化、不快な症状の出現などのリスクを伴うこともある。リスクを知り、これらの医療過誤や事故を起こさないことが重要だ。

◉ 鍼灸治療のリスク管理

鍼灸治療は、適切な方法で治療が行われれば安全性の高い治療行為といわれているが、実際には、治療過誤、事故や副作用が起きることもある。そこで鍼灸治療に携わる者は、これらの有害事象についての知識をもち、その発生を防がなければならない。

鍼治療で注意しなければならないのは、気胸、折鍼、抜鍼後の皮膚反応や（内）出血、抜鍼困難、脳貧血などだ。

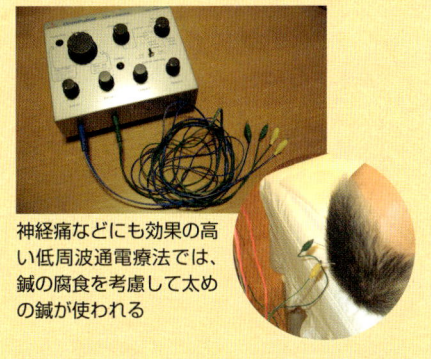

たとえば不注意によって鍼が折れて（折鍼）体内に残った場合、鍼が臓器や脊柱管に入ったり、神経障害を起こしたりすることがある。しかし、これらはディスポーザブル鍼を用いて常に新しい（＝折れにくい）鍼を使用したり、無理な刺鍼などを避けたりすることで予防が可能だ。また、通電鍼治療で直流電流を用いると鍼の侵食が起きて鍼が折れやすくなるが、近年はステンレス鍼が用いられるようになり、折鍼のリスクは減少した。このように予防と適切な処置により防げる事故は多い。

神経痛などにも効果の高い低周波通電療法では、鍼の腐食を考慮して太めの鍼が使われる

◉ 臓器の傷害事故を防ぐために

刺鍼の禁忌には、患者の状態に関する禁忌と、刺鍼部位に関する禁忌などがある。患者の状態とは、飲酒時や労倦時など、現代医学的には重篤な疾患をもつ場合や血圧が高すぎる場合などである。一方の刺鍼部位に関する禁忌は、五臓への直接の刺鍼が禁忌であることはもちろん、動・静脈、関節、五官器周辺部、胸郭などにも十分注意して刺鍼しなければならないとされている。

たとえば、深刺すると気胸を起こしやすい刺鍼部位には、肺尖に近い肩上部（肩井など）や背部の膀胱経二行線付近（膏肓*など）がある。そのほか臓器に近い胸腹部なども注意を要する部位だ。

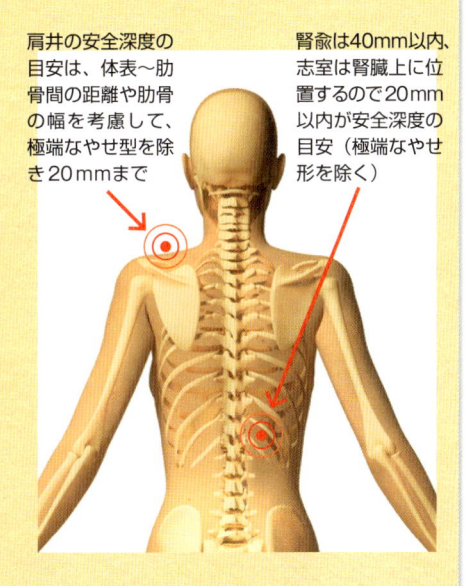

肩井の安全深度の目安は、体表〜肋骨間の距離や肋骨の幅を考慮して、極端なやせ型を除き20mmまで

腎兪は40mm以内、志室は腎臓上に位置するので20mm以内が安全深度の目安（極端なやせ形を除く）

第5章 刺鍼のテクニック

用語解説 「膏肓」…肩こりの治療によく使われるツボである膏肓には、「病（やまい）膏肓に入（い）る」ということわざがある。病気がこの部分まで達すると相当深刻である、という意味だ。実際、肩甲骨の際にあるこの経穴を指で押すと、大変に痛い。

灸治療

灸治療とは何か？

灸治療とは、もぐさなどを燃焼させて身体の一定部位に温熱的刺激を与え、経絡や経穴に作用して関連する器官や気血の流れを調整する治療法である。

キーワード 温熱的刺激、散もぐさ、切もぐさ、蓬、チネオール、有痕灸、無痕灸

❖ 灸治療はもぐさの燃焼による温熱的刺激を用いる

灸治療も鍼治療同様、身体に刺激を与えることで**恒常性維持機能**（ホメオスタシス）の反応を導き出し、病気の治療や予防を行う。鍼治療との違いは、鍼治療が鍼の機械的刺激を与えるのに対し、灸は**もぐさ**による温熱的刺激を与えるということだ。温熱的刺激により、局所を温め循環を改善する効果も得ることができる。

灸治療に使うもぐさは、蓬の葉から作られる。蓬は殺菌・消炎・保湿効果にすぐれ、止血剤としても用いられてきた。蓬の葉の裏にある毛茸と腺毛がもぐさの主成分で、燃焼したときに独特の香りを発するのは、腺毛に含まれる精油（チネオール）によるものである。

もぐさには良質のものから一般的なものまで、質は用途によって異なる。良質のもぐさは精製、不純物を除去して作られ、おもに**散艾**（加工していない精製したもぐさ）に使われる。良質でないもぐさは、**切艾**（精製した後、和紙で円柱状に巻いたもぐさ）などに使われる。臨床で使われるのは散艾で、もぐさを指でひねって米粒大程度の**艾炷**を作り、患部に立てて線香で火をつけ、燃焼させる。何壮*据えるかは年齢や性別などでも異なる。

❖ 症状や体質で有痕灸と無痕灸を使い分ける

灸治療には**有痕灸**（直接灸）と**無痕灸**（間接灸）の2種類がある（→次ページ）。有痕灸は生体に強い温熱刺激を与え、それに伴い生じる生体反応を治療に利用する。その際、体表に微小な火傷を残すため、有痕灸での施術は**きゅう師**の有資格者が行うことが望ましい。有痕灸には着火しても60℃前後しか温度が上がらない、純度の高いもぐさが使われる。

一方、肌の上でもぐさを直接燃焼させず、もぐさと肌の間に台座や物を置いたり、燃焼部分を肌に近づけたりと、その輻射熱で温熱刺激を与える無痕灸であれば、一般向けに市販されている灸を用いて家庭でも施灸ができる。

最近では、火を使わず発熱剤で熱を発生させるお灸もある。冷え性や足の疲れ、便秘、食べ過ぎ、飲み過ぎなどの症状に効果を発揮する。

用語解説　「壮」…灸の数の単位として用いられる。灸を据える際「米粒大、焼ききり3壮」という場合は、「米粒大にもぐさをひねって、ツボに据え、もぐさを焼ききる。これを3回」という意味となる。多壮は数十の灸を据える。

灸治療の特徴的な効果

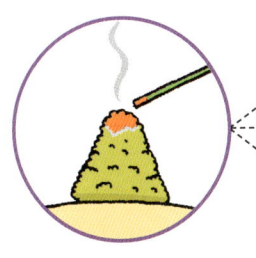

増血作用　灸により、赤血球を増やし、血流をよくする。

止血作用　灸により、血小板の働きをよくし、治癒の促進を促す。

免疫作用　灸により、心機能を亢進させたり、血管の収縮力を増強。

灸治療においては、赤血球や血色素量などの血液像や、血液凝固時間の短縮、循環系に対する作用が認められ、増血・止血・免疫の3つの効果があるといわれる。この3つはとくに灸治療で高い効果が見られる。

灸の種類と治療効果

もぐさの種類

肌に直接載せて施灸する直接灸には、純度が高く、比較的燃焼温度も低い良質なもぐさが使われる。温灸、隔物灸、灸頭鍼などの間接灸には比較的粗悪なもぐさが用いられる。

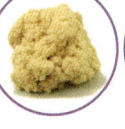

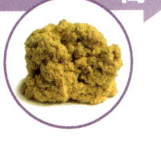

純度　低　→　高

有痕灸

文字どおり灸痕を残す施灸で、直接皮膚の上に艾炷を置き、生体に強めの温熱刺激を与える。透熱灸、焦灼灸、打膿灸＊などがある。

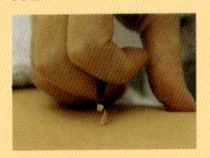

透熱灸
良質もぐさを直接皮膚上の経穴や圧痛点に置いて施灸する方法。

無痕灸

灸痕を残さず、心地よい温熱刺激で効果的な生体反応を期待する灸法。有痕灸の禁忌部位や、小児、女性、虚弱な人などに用いられる。

灸頭鍼（きゅうとうしん）
鍼の上にもぐさを載せ、鍼を通して、灸の熱さを伝える。

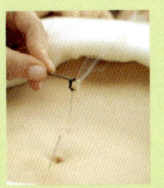

棒灸（ぼうきゅう）
輻射熱を利用した棒灸は、痕も残らず小児などに対しても使える。

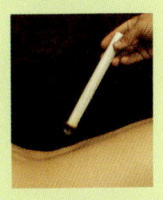

台座灸（だいざきゅう）
紙製の筒の上にあるもぐさに火をつける間接灸。市販品に多いタイプ。

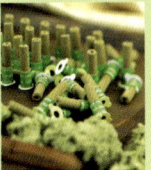

隔物灸（かくぶつきゅう）
もぐさと皮膚の間に置くものにより異なった効果をもつ隔物灸。

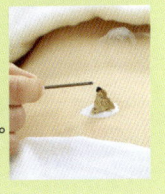

第5章　灸治療とは何か？

ポイント！
灸治療では、温熱的刺激で身体の生体反応を導き出す。有痕灸、無痕灸の違いや灸法の種類は覚えておきたい。

用語解説　「打膿灸」…別名「弘法の灸」ともいう。これは弘法大師が中国から灸を持ち帰ったという逸話がもとになっており、打膿灸にその名が残った。艾炷底面の温度は米粒大で75〜80℃くらいだが、打膿灸は最高温度500℃に達するともいわれる。

手技治療①

手技療法とは何か？

道具や薬などを使わず、手のみで施術していく手技療法には、中国で生まれた按摩、日本で発達した指圧、マッサージなどがある。国家資格を有する者しか施術できない。

キーワード 按摩、指圧、マッサージ、柔道整復術、吸玉、気功

❖ 手技療法の歴史

鍼灸や漢方薬などを使わず、素手のみで施術を行うことを**手技療法**という。患部を手でさする"手当て"が、その原型とされ、マッサージや按摩もその流れを汲む手技といわれる。

按摩は、古典『黄帝内経』でも記述が見られる中国古来の養生法だ。明時代からは**推拿**＊と呼ばれ、鍼灸とならぶ医療として体系化されていった。日本には5世紀頃、朝鮮半島を経由して按摩が伝来。江戸時代の鎖国を経て、日本独自の形で発達し、民間療法として一般に広がっていく。

1947年には法律によって**按摩**、**指圧**、**マッサージ**、および**柔道整復**、**理学療法**を業務として行う場合、国家資格が必要となった。カイロプラクティックや整体などは、すでに一般的な手技療法ではあるが、国家資格がなく、日本においては無認可手技療法であるため、按摩、マッサージ、指圧を標榜しての施術はできない。

❖ 按摩・指圧の種類と手法

按摩の代表的な手技には、なでる・さする（**軽擦法**）のほか、もむ（**揉捏法**）などがあり、それぞれ効果が異なる。これらの手技は中医学の経絡理論に基づいており、気・血・津液を体中に巡らせて自然治癒力を高め、身体全体のバランスを整える効果ももつ。代表的な流派は杉山流按摩術、吉田流按摩術（→P.224）などがある。

指圧は、按摩の手法に柔道整復術、カイロプラクティックのようなアメリカの整体療術などを融合させた日本独自の手技療法だ。大正末～昭和時代、浪越徳治郎により、その原型が確立されたといわれる。その特徴は**診断即治療**といわれ、身体の表面や筋肉の異常を手で探りあて、そのまま指圧点（ツボ）を押し、症状の改善を図る。

基本的な手技は、親指や手掌で押す**押圧操作**。施術者が体重をかけながら、指圧点を真上から"圧して離す"動作で身体に刺激を与え、痛みやしびれ、冷え、倦怠感などの症状を緩和させる。また、背骨のゆがみを正していく脊柱矯正、関節を曲げ伸ばして関節のこわばりを防ぐ運動操作などもある。

用語解説 **推拿**…明代以降、医療としての按摩は推拿と呼ばれた。「推＝手を一方向へ押し進める」、「拿＝手でつかみあげる」という意味。中国では推拿でも疾病の予防・治療を行っており、推拿師、保健推拿師、推拿医師という資格がある。

手技療法やその他の治療法*

按摩
按摩には、筋肉の疲労物質の排出を促す揉捏法、血行を促進させ神経を興奮、又は鎮静に働く叩打法、血流やリンパの流れを促す圧迫法、静脈の還流を促す振せん法などがある。

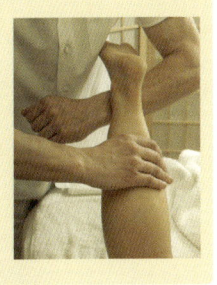

指圧
指圧は、日本で独自に発達した手技療法。手のひらや親指などで、ツボを刺激することで治療するため、別名ツボ療法ともいわれる。ゆっくりと押し、離すという動作により、刺激を身体の深部に伝える。

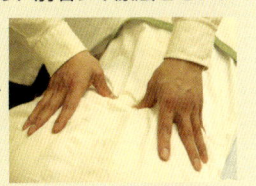

マッサージ
オイルなどを手につけ、基本的に四肢の先端から心臓に向かって施術する。静脈の働きを助け、血液とリンパ液の巡りを促す効果もある。緊張をほぐす意味でも施術され、直接肌に施術する場合が多い。

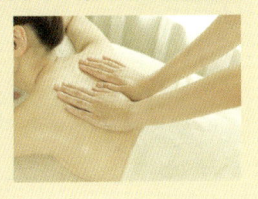

柔道整復術（中医正骨）
外傷（骨折、脱臼、捻挫、挫傷、打撲）に対して行われる治療法。骨や筋を元の状態に戻す整復法、ギプスなどを使う固定法、患部の機能回復を早める後療法がある。接骨院、整骨院で受けられる。

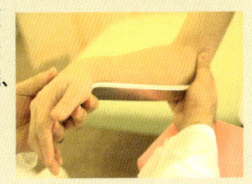

吸玉
ガラスの球体を使った中国古来の療法。指圧の押圧に対し、吸玉はツボを"吸う"ことで経絡を刺激。血行促進、リンパ液の循環改善などに効果があり、腰痛や肩こり、便秘などの治療にも用いられる。

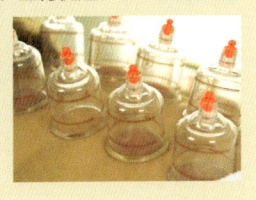

気功
姿勢の調節、呼吸、意識の集中などの鍛錬を行い、身体の機能を調節・増強する健康法。『黄帝内経』にも治療手段として紹介されている。健康体操として愛好されている太極拳は、動く気功といわれる。

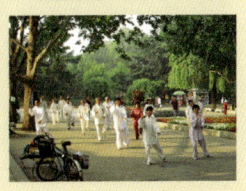

ポイント！
手技療法は、基本的に器具や薬を用いず、素手で行う治療法。施術は国家資格を有する者が行う。

第5章 手技療法とは何か？

用語解説 「その他の治療法」…治療方法は大きく、外治法と内治法に分かれるが、吸玉は按摩や指圧、マッサージ、柔道整復術と同じく外治法となる。気功は外気功以外の気功（内気功、硬気功、動功など）は内治法にも外治法にも属さず、ジャンルとしては養生法といった別の範疇となる。

手技治療②

吉田流按摩術

日本に伝わる按摩療法の代表格とされるのが吉田流按摩術。幕末に生まれたこの手技は、弦楽器の弦を弾くように筋繊維を揉む"線状揉み"をはじめ、独特の揉み方が特徴だ。

キーワード 吉田流按摩術、吉田久庵、杉山流按摩術、揉捏法、圧迫法、母指揉捏法、すじもみ

❖ 吉田流按摩術の発祥について

北埼玉郡で産声を上げた**吉田流按摩術**の開祖**吉田久庵**は、郷里の医師のもとで学んだ後、長崎に渡り蘭医術の精緻さに感銘を受けた。鍼灸導引を極めて江戸に帰り、1832年、床見世で施術を始めたところ患者で門前市を成すまで名声を博し、吉田流は隆盛を極めた。晴眼者が施す吉田流は、盲人の鍼灸師として名を馳せた**杉山和一検校**を源流とする**杉山流按摩術**と対峙するまでに勢力を伸ばし、明治から昭和への激動期に活躍する三世へと引き継がれた。

三兄弟の次男であった三世は、慈恵医専（現・東京慈恵医科大学）に進学するが、父の急死により医師への道を断念し、吉田流の普及に邁進した。また、帝国大学（現・東京大学）医学部物理的療法科研究所嘱託となり、臨床・研究ともに研鑽を積んだ。三世は、東京鍼按灸治会、吉田鍼灸医学校を設立するなど教育者としても頭角を現した。三世の薫陶を受けた一人でもある平川荘作は、東京マッサージ師養成所（現・東京医療福祉専門学校）を開校し、後進の育成を図った。ここで、現在も多くの吉田流按摩術士が輩出されている。

❖ 吉田流按摩術の特徴的な手技

吉田流按摩術は揉捏法、圧迫法など、多彩な手技をもつ治療法だ。

座揉みで、頚部・肩背部・腰部・上肢部・頭部を、また寝揉みで全身を、母指揉捏法を中心に用いて揉んでいく。**すじもみ**＊の宗家である吉田流の母指揉捏法は**線状揉み**とも表現され、母指の腹で筋を弾くように揉むのが特徴だ。

強擦法は、肘頭に圧をかけて律動的に揺らして揉む**肘揉み**と、前腕部前面の尺側部の上側にある筋群で圧をかけながら回して揉む**横肘揉み**とがあり、強い筋疲労をはじめ身体の比較的大きい人に施術する際に用いられる。肘頭に圧をかける**肘圧迫法**は、痛みなど過敏な神経を鎮静させる働きがあり、さらに圧迫をかけたうえで振るわせる肘振顫法もある。

また、大腿後面に用いられる**足力**は、大腿後面部を静かに踏むことにより揉んでいく方法で、運動後の疲労回復などに効果的である。

用語解説 「すじもみ」…筋肉に沿って、からだをもみ柔らげること。

吉田流按摩術の特徴的な手技

基本手技	特徴	手技名
揉捏法（じゅうねつほう）	吉田流按摩術で最も用いられる手技で、母指を筋肉の走行に対して横断するように揉みこむ。母指揉捏法など多彩。	母指揉捏法、四指揉捏法、足力など
強擦法（きょうさつほう）	圧をかけた状態で、筋肉をさすりながら揉む。	肘圧擦法、横肘圧擦法など
振顫法（しんせんほう）	筋肉全体を振るわせることで、患部に振動を伝える。	肘振顫法
圧迫法（あっぱくほう）	母指、示指、肘を使い、漸増圧*を加え、漸減圧*で抜く。	肘圧迫法、母指圧迫法など

それぞれの手技の効果

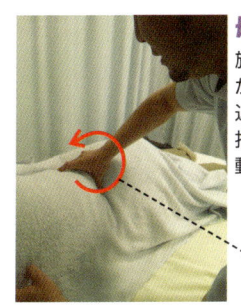

母指揉捏法
施術部位に母指腹を置き、手首を動かしながら、軽く添えた他の四指に近づけるように揉んでいく。また母指のみの運動でなく、肩関節から運動を起こし、身体全体を用いて揉む。

別名「線状揉み」と呼ばれ、弦楽器の弦を弾くように筋繊維を揉む

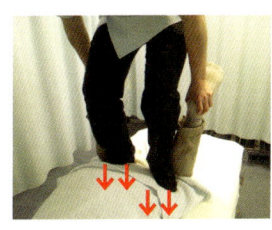

足力
施術者は足先を少し外に向けた状態のハの字になるように足を置き、足底に圧が均等にかかるように意識する。交互に踏みながらゆっくりと揉んでいく。

横肘揉み（横肘圧擦法）
肘関節を約45度曲げた状態で、前腕前面の尺側の筋群を用いる手技。圧をかけながら肩関節と肘関節を回しながら、筋肉の走行に沿って揉んでいく。より幅広く、刺激を与えることができる。

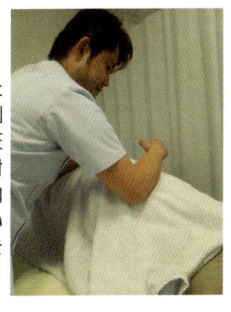

肘揉み（肘圧擦法）
施術部位は骨部を避け、肘頭に圧をかけた状態で、前方に揺らしながら揉んでいく。圧をかけずに表面を擦るように施術してしまうと、皮膚を傷つけることになるので、注意すること。

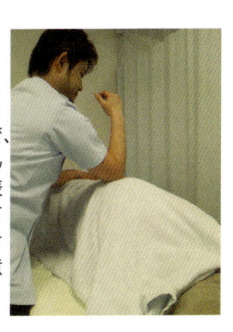

ポイント！
吉田久庵により創始された按摩術。母指揉捏法を中心に、肘揉みなど多彩な手技を織り交ぜながら全身を施術する。

第5章　吉田流按摩術

用語解説
「漸増圧」…圧迫の基本で、徐々に力を入れて押していくこと。
「漸減圧」…徐々に力を抜いて、はなすこと。

手技治療③

中医正骨（ほねつぎ）

日本伝統の医術となる柔道整復術の源とされているのが中医正骨。いわゆるほねつぎだ。外れた関節や骨折を治すほねつぎだが、実際の治療は外傷一般と多岐にわたる。

キーワード 中医正骨、整復法、固定法、正骨推拿法、正骨手法10法、正骨薬方

❖ 中医正骨とは何か？

外傷一般に対する中医学の治療法を指す。現代では骨傷科もしくは傷科と称されているが、その内容は**整復法**、**固定法**、**正骨推拿法**、器具を用いた**物理療法**、そして漢方薬の**外用内服法**、**運動療法**となっている。

歴史的には、接骨、正骨（整骨）などの用語は、隋唐以前の書物にも見られるが、医学の専門科としての正骨科は、隋唐の時代に生まれ、宋や金元を経て成熟したものだ。日本の伝統医学である**柔道整復術**は、その源のひとつを中医正骨としている。江戸時代に出版された柔道整復術の古典などには、日本人自身の工夫も見られるものの、その大半は中国の正骨書からの抜粋で構成されている。もちろん、現代の柔道整復術は、西洋医学と融合し日本の気候風土に基づき更に独自に発展したもので、中医正骨と同じものではない。

現代中国では、中医正骨（骨傷科・傷科）は中医師を養成する医科大学で教えられている。しかし最近では、正骨を学んだ中医師も診療報酬や医療訴訟などの諸事情から、現代医学の手術を用いることが多くなってきた。長い歴史をもち、精妙な技術を伝える正骨は今や中国本土でも姿を消しつつある。

❖ 中医正骨の実際

中医正骨では、骨折、脱位（脱臼）、傷筋や筋出槽（筋損傷）、骨錯縫（関節機能不全）などの運動器疾患をおもに治療する。実技では、**正骨手法10法**として手摸心会、拔伸牽引、旋転回撓、屈伸収展、成角折頂、端擠提按、夾擠分骨、揺擺触碰、対扣捏合、按摩推拿が挙げられる（→右ページ上表）。

このほかに固定法として、**夾板**という固定材料を用いたものがあるが、さまざまな形状があり、術者によって独特の創意工夫がなされている。また、器具を用いた物理療法には、温熱を用いるものなどもある。漢方薬の外用内服法は現在、柔道整復術で伝えなくなったもののひとつである。災害時の医療資源確保などの問題が脚光を浴びる昨今、身近な薬草を用いた外傷に対する薬方など、貴重な智恵が失われるのは非常に残念なことである。

正骨手法10法の特徴

正骨手法	内容	正骨手法	内容
手摸心会（しゅばくしんかい）	視診・触診などの診察法…①	端擠提按（たんせいていあん）	側方転位に対する牽引直圧整復法
拔伸牽引（ばっしんけんいん）	骨折や脱臼した骨の牽引法…②	夾擠分骨（きょうせいぶんこつ）	2つの骨が並列する部位での直圧整復法
施転回撓（せてんかいどう）	捻転転位などに対する整復法	揺擺触碰（ようばいしょくほう）	斜骨折などで骨折端同士を密接に接触させる整復法
屈伸収展（くっしんしゅうてん）	短縮転位などに対する屈曲整復法…③	対扣捏合（たいこうでっごう）	離開した骨折端や粉砕骨折での骨片を合わせる整復法
成角折頂（せいかくせっちょう）	屈曲整復を用いた直圧整復法	按摩推拿（あんまずいだ）	外傷の処置・治療を行う手技療法…④

※正骨の古典籍に記載されていた正骨5法（もしくは正骨8法）を尚天裕先生が編集し直したもの。

①手摸心会（しゅばくしんかい）
全身と局所の視診触診を行い、骨絡や筋絡、そして経絡を通じて、外傷の状態を把握する。

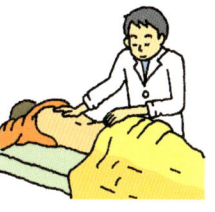

②拔伸牽引（ばっしんけんいん）
骨折や脱臼の整復の基本となる牽引法。複数の人数で行う対牽引も含まれる。

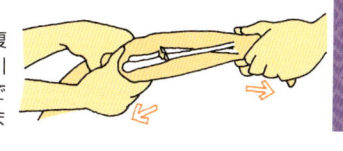

③屈伸収展（くっしんしゅうてん）
整復法のなかでも屈曲整復法をおもに指す。関節の可動性の回復にも用いられる。

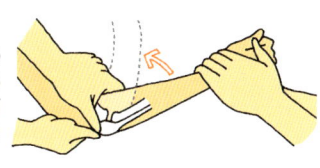

④按摩推拿（あんまずいだ）
外傷を対象とした、疼痛緩和、早期治癒、機能回復を目的とした手技療法。

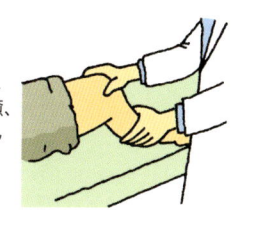

第5章 中医正骨（ほねつぎ）

外傷にも使える「正骨薬方」

中国漢方を源流に、日本の気候風土に合わせて発展した外傷用漢方薬が、日本の正骨薬方。たとえば、気血の巡り、筋の張り、肩関節の痛みなどに効くという白骨散（びゃっこつさん）は、犬山椒（いぬさんしょう）、大蓼（おおたで）、十八小角豆（じゅうはちささげ）、黄柏（おうばく）、白萩（しらはぎ）などの身近な植物を用いた外用薬で、正骨手技後に貼って用いたとされる。これらの外用薬は、現代にはほとんど伝わっていない。

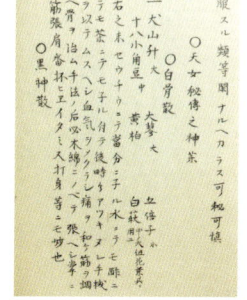

正骨薬方を記載した江戸時代の手書き本『難波骨継秘伝』

ポイント！
中医正骨（ほねつぎ）とは、外傷一般に関する中医学の治療法のこと。日本伝統の柔道整復術の源流でもある。

その他の治療①

吸玉療法

"体内から体外に刺激を与える"という独特の吸引刺激によって治療を行うのが、手技治療のひとつ吸玉療法だ。血流促進効果のほか、ストレス緩和や内臓の変調にも効果がある。

キーワード 吸玉、カッピング、吸角、角法、陰圧

❖ 吸玉療法とは何か

吸玉とは、医療も薬もなかった昔に、蛇など毒をもった虫に刺されたときや、おできなど化膿してしまった傷などの対処方法、いわゆる排毒排膿の目的で生まれた器具のこと。当初は口で毒や膿を吸い上げていたが、のちに動物の角を用いるようになったことから、現在でも吸角、角法という名称でも呼ばれる。さらに吸い上げる方法として、火を使う方法が考案され、そのための道具として竹製、陶器、ガラス製の道具が使用されるようになった。現在でもこの形態で施術されており、使用目的は排毒排膿ではなく、高血圧や肩こりなど多岐にわたるが、吸着させる方法は数千年前と変わらない。

❖ 吸玉療法による3つの効果

吸玉の効果は大きく3つある。ひとつは、血行促進効果。カップの空気を抜いてゆくと、内側から外側へと向かう**陰圧**という吸玉特有の圧が患部にかかる。局所の血管を拡張させることにより、血流が促進され、老廃物を流すことができる。循環が悪くなって生じた肩こり、腰痛、神経痛、関節痛、瘀血などに効く。

2つ目は、内臓の働きに影響を与える内臓に連絡する経絡、ツボ、反射帯部分の皮膚に、吸玉を吸着させることにより、内臓に生じた変調を調節できる。

3つ目は中枢神経系、ホルモン系の調節。ストレスの影響によって生じる動悸、頭痛、高血圧、生理痛などにも吸玉はアプローチできる。交感神経や副交感神経へ刺激を与えることで、自律神経を正常化し、その影響下にある諸器官の不調をも改善していく。

吸い玉の適応症状※

部位	適応症状
循環器	高血圧、神経性狭心症　不整脈
消化器	慢性胃炎　食欲不振　胃痙攣
呼吸器	神経性呼吸困難症　感冒
運動器	肩こり　五十肩　腰背痛　頸肩腕症候群　関節炎
神経系	めまい　不眠　坐骨神経痛　偏頭痛
泌尿器	夜尿症　間質性膀胱炎
婦人科	月経困難症　更年期障害　冷え症

※禁忌事項／急性期の炎症時、心疾患（神経性の不整脈は除く）、重度の動脈硬化、インフルエンザやウイルス性胃腸炎症状の緩解直後、悪性腫瘍、白血病などによる貧血。

吸玉療法のおもな施術方法

基本吸着法

吸玉療法の基本となる吸引法。丸いガラス、もしくは硬質プラスチックを施術部位に当て、皮膚を吸着するため、カップの中が真空状態に。深部のコリを取るのに適している。施術後の痕(溢血斑)が残るというデメリットがある。

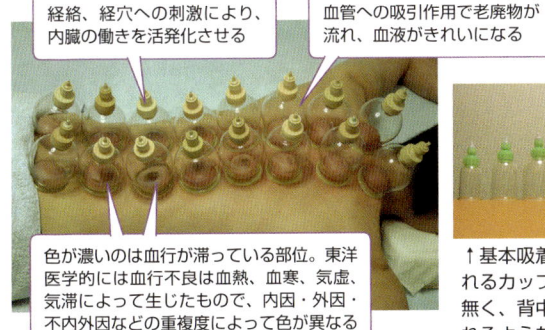

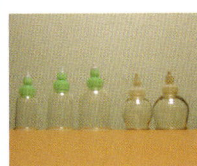

- 経絡、経穴への刺激により、内臓の働きを活発化させる
- 血管への吸引作用で老廃物が流れ、血液がきれいになる
- 色が濃いのは血行が滞っている部位。東洋医学的には血行不良は血熱、血寒、気虚、気滞によって生じたもので、内因・外因・不内外因などの重複度によって色が異なる

↑基本吸着法に用いられるカップ　←痛みは無く、背中がひっぱられるような感覚

WAVE法

カッピングパルサーによるWAVE法はデジタル式の圧力調節機能電動ポンプ制御で、－40Kpaから－1Kpaまで圧の変更を繰り返す施術法。消化管(管空臓器)の働きを高め、リンパ流の促進、局部の代謝を高める。

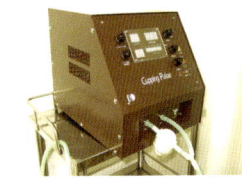

↑カッピングパルサーの機械
→シリコンカップとの相性がよく、揉みほぐされる感覚に

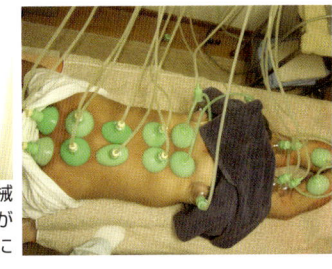

スライド法

リンパの流れ、浮腫、組織の方向づけ(フェイシャルなどのリフトアップ)に適しており、溢血斑が残らない画期的な施術方法(施術時間や吸引の強さにより擦過疹程度は残る)。深部のコリには効果が薄い。

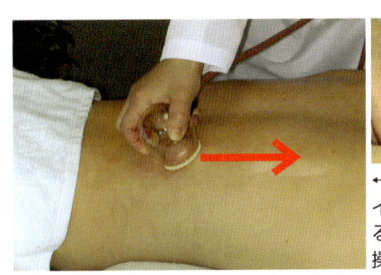

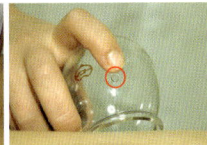

←リンパ流に沿ってスライド　↑穴を指で調節することで吸引圧を自在に操る新しい施術方法

第5章 吸玉療法

コラム　吸玉の形はなんだろう?

吸玉の施術方法は「湿角法」と「乾角法」がある。湿角法は皮膚に傷をつけ血を出す「瀉血」を行う治療法だが、現代では、傷をつけない乾角法が一般的。吸玉のユニークな形状は、もともと血液とともに毒や膿を吸い上げる湿角法のために作られたもので、血を溜めるための構造が残っているのだとか。現在では乾角法が定着しつつある点と、カップ同士の隙間を空けずに施術ができるメリットから寸胴型の吸玉もよく利用される。

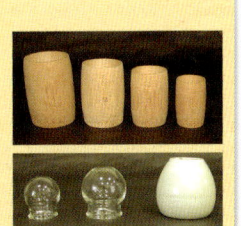

火を用いて吸引した時代の竹製吸玉(上)とガラスと陶器製の吸玉(下)

その他の治療②

気功

人体の諸機能を調整し、疾病の予防・治療にも効果があると世界的に注目されている気功。呼吸法により自身の感覚を研く内功や動作を伴う動功など、多彩な気功法がある。

キーワード 気功法、気功療養院、八段錦、六字訣、易筋経

❖ 気功法とは何か？

全世界に広まっている**気功法**だが、実は明確な定義はない。気功という言葉自体は古い文献にも散見されるが、現代の意義とは異なり、清朝末期頃から多用されるようなったものである。

気功法は、1950年代に国家的に伝統の功法をまとめ、中国独自の療法として新たに成立された。字義をみれば**気功法＝気をテーマとした、功（技術）の方法**だが、気という言葉には、中国文化において多義を含み、呼吸やエネルギーといったものから、個人の人格や気持ち、神仙や自然界の持つ力など幅広い。また、功には工夫の意味があり、回数を定めて毎日行うものという意味も含む。すなわち、気に関連するもので、工夫しながら日々行う方法は、すべて気功法といえる。

中国では各地に、入院施設を備えた気功療養院や、病院の気功科が設置されている。医療の一分野として、運動器や内臓器官などの疾患の治療に用いられる。上級者には、外気を用いて気功治療を行う者もいるが、自身と患者の気血の流れを把握し、アプローチするため、熟練者以外には非常に難しい。

❖ 自己を鍛錬・調整する気功法

気功法といえば不可思議なイメージで語られることが多いが、本質的には**自身で行う心身の調整法や鍛錬法**である。心（精神）、身（動作と体感）、息（呼吸と声）を調え、自らを養うことにある。すなわち、気持ちをゆったりと心を落ち着かせ、呼吸を深くなだらかにし、身体の緊張をゆるめ、感覚を澄ませ、自らの心身の声を聴き、自然の変化を全身で感じることである。段階的には、呼吸を増減させ、さまざまな姿勢や激しい動作を用いて行うものもあるが、独習者には向かないので注意が必要となる。

実際に、気功法としてまとめられた内容は、宗教で伝わる方法、医家の療法など多岐にわたる。現代ではそれらの中でも**八段錦***、**六字訣***、**易筋経***などが気功法として学ばれている。**太極拳**は本来武術の一派であったが、静かな呼吸と大きな動作で行うため、気功法や健康法として普及していった。

用語解説 「八段錦」…1段から8段まで動作が異なり、段ごとに効能が異なる。／「六字訣」…古代から伝わる呼吸法、深呼吸や発声により五臓や感情に働きかける。／「易筋経」…腹式呼吸による深呼吸、ストレッチや運動を組み合わせて全身を鍛える。

気功法の分類と内容

内功（内気功）
呼吸法と動作により、体感や気の感覚をたどりながら、自分の内部感覚を研く。正気や抵抗力、免疫力を増強。

動功
おもにゆったりと大きな動作で行われ、気血を全身に巡らせる気功。

静功
身体を動かさず、意識や呼吸を調整し、瞑想やイメージを用いて行われる。

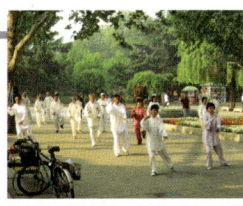

静功。集中し、リラックス状態のなかで、各種の呼吸法を組み合わせておこなう

中国における一般人の気功は、公園などサークルに近い形で行われ、おもな目的は養生や緩和となる

外功（外気功）
蓄積した気を発し、武術、治療に用いる。気の感覚を用いて動作の勢いや身体表面の硬さなどを鍛錬するものも。

硬功
硬気功とも呼ばれる武術的気功。四肢体幹の速さや硬さを鍛えるものも含む。

軟功
軟気功とも呼ばれる気功。柔軟性や協調性、機敏性を鍛える。

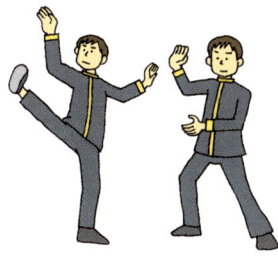

外気功。中国の気功療養院などで行われている医療的気功で、昨今注目されている

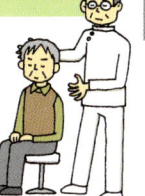

武術の気功。なかでも内功を主にしたものが太極拳[*]、外功を主にするのが少林拳とされる

第5章 気功

目的別の気功と種類

	気功法の種類
宗教（道教・儒教・仏教ほか）	道教や儒教、仏教などに伝わる、導引按蹻、内丹法や修養法、内観法といった気功法。それぞれの思想に則した気や心身の鍛錬を目的とする。
武人（武官・武術家）	内功や外功を通じて、心身を鍛える。潜在能力の開発や身体のケア、コンディショニング、精神修養までをも目的とする。
文人（文官・芸術家）	養生法が主となるが、精神鍛錬なども目的のひとつとなっている。また書家の筆先まで気を通す方法なども含み、多彩な気功が行われる。
医家	医家として自分自身の気を練成する内功功と、他者を癒すための外気功がある。鍼灸を行う医家は、内外の気功で鍛えた気を用い、鍼を通じて治療する。

ポイント！
気に関する呼吸や動作、運動などはすべて気功法。心身を鍛える内功と医療や武術に使われる外功に分かれる。

用語解説 「太極拳」…少林拳などの武術（外家拳）と区別して「内家拳」とも呼ばれる。これは身体内部の功を練る気功の要素を持った武術という意味のほか、太極拳を伝えた道師（道教の師）が仏門（外家）に入っていないことから名付けられたともいわれる。

鍼灸治療の症例①

潰瘍性大腸炎
（かいようせいだいちょうえん）

潰瘍性大腸炎は下痢や発熱、体重減少などを伴い大腸粘膜を広範囲に侵す慢性の炎症性腸疾患。東洋医学的所見で、湿熱の除去を中心に治療を試みた。

患者：46歳女性	
体重：52〜53kg	
身長：156cm	
職業：会社員	

主訴
下痢、血便

- 現代医学的診断：潰瘍性大腸炎、結節性紅斑（けっせつせいこうはん）、角膜炎、裂肛による出血など。
- 症状：頭痛、耳鳴り、嚥下（えんげ）（のみ下し）障害（しょうがい）、咳、動悸。胃もたれ、嘔吐、坐骨神経痛、四肢の痙攣、全身アトピー、不正出血、頻尿。
- 睡眠：寝付きが悪い。
- その他：喫煙歴なし。食欲旺盛。血圧はやや低め。体温36度以上。風邪はほとんどひかない。

STEP 1 診察を行う（四診）

望診
［舌診］形態：老嫩（ろうどん）*は中舌（ちゅうぜつ）、横胖大（おうはんだい）、中央に裂紋（れつもん）。紅紫舌（こうしぜつ）。黄苔（こうたい）または黄膩苔（おうじたい）。

切診
［脈診］八祖脈（はちそみゃく）：浮沈（ふちん）が沈、遅数（ちさく）は平、虚実（きょじつ）は実、大細（だいさい）はやや細。
六部定位（ろくぶていい）：左寸口（すんこう）と右関上（かんじょう）が浮実脈。

問診
- 週末に頭痛。両側の耳鳴り。
- 緊張による嚥下障害。胃から突き上げるような咳。動悸。ストレスで過食、胃もたれが起こる。時々、嘔吐。
- 坐骨神経痛。四肢の痙攣。
- 生理は順調だが不正出血が起こる。
- 寝つきが悪く、睡眠導入剤・抗不安剤を服用。
- 飲酒は週1回程度。食欲旺盛。暑がり。
- 20歳に潰瘍性大腸炎を発症するまで、大きな病気にはかかったことはない。家族歴に特記事項なし。

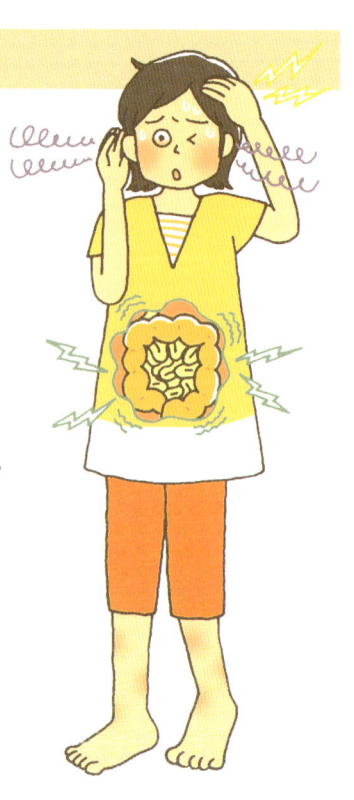

用語解説　「老嫩」…老＝硬くきめの粗い舌。嫩＝柔らかくきめ細かい舌。

STEP 2　処方を決める思考（弁証論治）

　本症例は2007年4月から鍼灸治療を開始し、現在（2013年秋）も毎週1回の鍼灸治療を継続中である。鍼灸治療を開始してから、2011年夏までは安定した状態が続いていた。

　この4年間の舌診では、おおむね淡紅紫舌、黄白膩苔、舌中央に浅い切り込み裂紋、脈診の八祖脈は浮沈はやや沈、遅数は平、虚実は実、大細はやや細であった。

　2011年夏に仕事を辞め、海外旅行に行った後、秋口から粘液性下痢、下血、左足首の紅斑、角膜炎が相次いで起こってきた。この時期の舌は紅紫舌、黄膩苔か黄苔、舌中央の裂紋は深い切り込み裂紋に変化し、脈は浮沈は中、遅数はやや数、虚実は実、大細は中、六部定位では左寸口と右関上の浮実脈になっていた。

　これらのことから、さまざまなストレスから生じた肝鬱化火と心火に影響され、湿熱が腸胃に生じ、下部には湿熱が注ぎ、頭部には熱が上がり、粘液性下痢や下血などの腸胃の症状だけでなく、角膜炎や足の結節性紅斑が生じていると考えた。

　したがって「急なれば標」で腸胃の湿熱を除くこと（清利湿熱）がこの時の治療の中心となり、2011年末まで「清利湿熱」法の治療を行ったが、翌年には症状が落ち着いてきたので、標本同治に戻し、調和肝脾法、健脾和胃法などを本治法として、現在に至っている。

STEP 3　鍼灸治療を行う

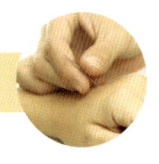

治則はコレ！

「清利湿熱」

●選穴
（下肢）陰陵泉、大都、公孫、足三里、上巨虚、承山、
（上肢）内関、孔最、合谷
（体幹）中脘、天枢、水分、脾兪、心兪、大腸兪、次髎
（頭部）風池、天柱、下天柱

●パルス（電気鍼）
中国鍼で1Hzのパルス10分間（足三里、上巨虚）、5分間（承山、次髎）

●上下配穴
奇経八脈の内関と公孫

●大腸の出血への配穴
肺経の郄穴である孔最

●実熱証への配穴
榮穴の大都（脾経）

鍼灸治療の症例②

パーキンソン病

パーキンソン病は中高年に発症し、手足のふるえや身体のこわばりを特徴とする神経変性疾患。東洋医学的には頭部の痰湿の停滞が原因と考える。

患者：56歳男性
体重：76kg
身長：180cm
職業：会社役員
主訴：左足のふるえ、頸部のつまり感、締め付けられる頭痛と頭重感、左手掌のほてり

- 数年前から徐々に症状が出現。大学病院でパーキンソン病と診断。現在、抗パーキン剤および安定剤、漢方薬などを服用。
- 左足にふるえはあるが、1日1～2万歩の散歩。左手の運動障害、肘関節拘縮があるが、日常的には左手のふるえはなく、支障なく使える。
- 喫煙や飲酒は、現在はしない。食欲は旺盛で辛い味が好き。体温は36度以上。

STEP 1 診察を行う（四診）

望診 [舌診] 形態：老嫩はやや中舌、縦横に胖大、切り込み裂紋が舌先から舌中に見られる、歯痕(不揃い)。
舌色：暗淡紅か淡紅舌か淡紅紫舌。
舌苔：黄白膩苔。
舌下：静脈は上焦で枝分かれ、動態はなし。

切診 [脈診] 八祖脈：やや沈、緩、実、中。
二十八脈：滑脈。
六部定位：左寸が浮沈実か浮実、尺中はしっかりととれる。

問診
- 左足にふるえはあるが、1日1～2万歩の散歩をしている。
- 喫煙や飲酒は、現在はしない。食欲は旺盛で辛い味の食べ物が好き。平均体温は36度以上。
- 既往症：なし。血液や尿検査、血圧など現代医学的検査では異常なし。
- 会社役員。毎日緊張することが多い。

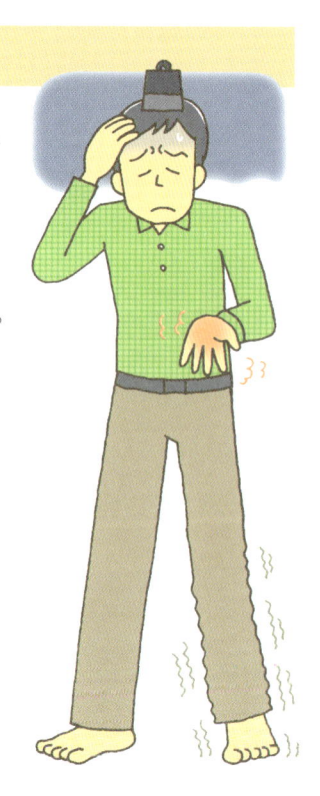

STEP 2　処方を決める思考（弁証論治）

　病因病機は、直接的には頭部で痰湿が停滞し、髄海に気血や髄が入りにくいためと考えられる。頭部の痰湿の停滞は、頸部のつまり感、締めつけられる頭痛と頭重感を引き起こし、髄海不足は四肢の震顫（ふるえ）を起こす。

　根本原因としては、黄白膩苔*や滑脈から考えると、飲食不節による湿困脾証が成り立ち、治則は「健脾利湿」とも見られる。しかし、脾胃の訴えはとくになく、左側の手足だけに震顫や拘縮*の症状があらわれている。その原因として考えられるのは、片方の経脈の経気の阻滞。四肢の十二経脈が関連する頸部で経気が滞り、頭部に湿が停滞していると考えられる。左寸口脈が浮沈実か浮実なのは、心の状況ではなく、三焦の左上焦の邪実の状況をあらわしているものと考えられ、それを引き起こしている原因は**肝鬱気滞**とみることができる。

　弁証は①肝鬱気滞、②玉枕関*の閉塞、③手足の六経脈の経気の乱れで、それぞれに対する治則は①疏肝理気、②玉枕関を開く、③手足の六経脈の調経通気とした。

> **用語解説**　「**膩苔**」…舌の表面が油を帯びたように、べっとりとしているもの／「**拘縮**」…関節の可動域が狭くなった状態／「**玉枕関**」…気が通りづらい三つの関（尾閭関、夾脊関、玉枕関）のひとつ。

STEP 3　鍼灸治療を行う

治則はコレ！
→「**疏肝理気**」など

●選穴
●本治穴：①太衝、肝兪、筋縮、②天柱、下天柱、風府、風池、③百会の交叉刺、頂顬帯上肢部、下肢部。いずれもパルス（電気鍼）
●標治穴（局所穴）：上肢／合谷、手三里。下肢／風市、陽陵泉、絶骨（懸鐘）、殷門、承山、崑崙
●標治穴（循経穴）：外関、足臨泣

●上下配穴
●百会の交叉刺（パルス10分）。頂顬帯の上肢部と下肢部（パルス5分）。風市と絶骨（パルス10分）。他の経穴はすべて平補平瀉

●経過と今後の方向
初診以来、週1回の治療を続け、頭部の症状は明らかに軽減している。今後は進行を止めるだけでなく、減薬効果までもっていけるか。いずれにしても、長期にわたる治療が必要であり、現在も治療継続中。

> 鍼灸治療の症例③

眼瞼痙攣
（がんけんけいれん）

眼瞼は動眼神経麻痺や重症筋無力症、ホルネル症候群などで下垂し、脳疾患で眼振などを起こす。東洋医学的には正気不足が、羞明や眼瞼下垂を起こす。

患者：45歳女性
体重：60kg
身長：142cm
職業：保育士

主訴
眼瞼痙攣

- 上眼瞼が下がる。午後、疲れてきたり、まぶしいと眼が開けられなくなる。
- 睡眠：通勤に時間がかかるため、寝不足。
- 花粉症（秋口）、アトピー性皮膚炎
- 二便：排便は下しやすく排尿回数はやや多。
- 月経：月経痛が強い。周期は順調。
- 既往症：高血圧症、高脂血症。降圧剤服用。体温は37度前後。

STEP 1　診察を行う（四診）

望診

［舌診］ 形態：老嫩は中から嫩、縦横胖大、歯痕は不揃い、切り込み裂紋が上焦領域に見られる。舌下静脈は下焦で止まっている。動態なし。
舌色：淡紅舌、時に偏紅舌や暗紅舌。
舌苔：薄黄白苔（見底）。

切診

［脈診］ 八祖脈：浮沈は沈かやや沈、遅数はやや数か数、虚実は実、大細は細。
六部定位：左右寸口が浮実脈で両尺中脈は浮沈虚。

［触診］ 肩〜頸部に強い凝り。

問診

後頭部に頭痛。のぼせやすい。口内炎ができやすく舌がピリピリしている。手足は冷えず、逆に熱くなりやすい。喫煙歴・飲酒の習慣なし。食欲は旺盛で肉や揚げ物が好き。暑がり。

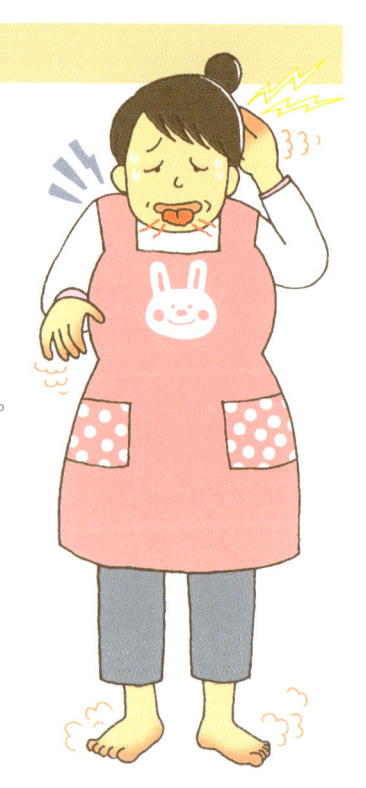

STEP 2 処方を決める思考（弁証論治）

まぶしさを嫌う羞明や、疲れによる上眼瞼下垂の症状は、気血不足や陰欠血虚など正気不足の特徴的徴候。それらの原因で引き起こされる上眼瞼下垂も中気（脾気）不足や命門火衰で起こることが多い。

つまり眼瞼部に気血津液が供給されず、虚の状態となっていると考えられるが、全体としては正気不足を示す四診上の判断材料がない。たとえば中気不足であれば臍周囲の硬さや臍動など腹診上の変化が、気血不足なら淡色の胖嫩舌がみられるはずだ。また、暑がりや脈象の数脈は、命門火衰とは真反対のものである。

脈象の六部定位は上実下虚を示している。このことと他の四診情報との組み合わせから、上焦全体に痰濁が溜まり上焦の気血の流れが妨げられ、眼瞼部に気血が供給されていないのではと考えた。さらにその痰濁は過食によってもたらされたものだが、その根底には、のぼせやすい、舌色が変化しやすいことがあり、慢性的なストレスによる**肝陽上亢**と考えられる。

弁証は①肝陽上亢、②眼瞼部の気血不足。それぞれの弁証に対する治則は①平肝潜陽、②眼瞼部の補気養血。

STEP 3 鍼灸治療を行う

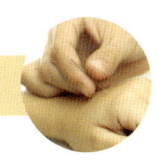

治則はコレ！

「**平肝潜陽、眼瞼部の補気養血**」

●選穴
●本治穴：太衝、太渓、三陰交、肝兪、腎兪。
●標治穴（局所穴）：太陽、陽白、四白、糸竹空、攅竹。
●標治穴（循経穴）：近隣穴の風池、天柱、百会。また、遠端穴で外関、足臨泣、足三里を使う。

●刺針手技
太渓は補法。他の穴は平補平瀉法。百会は交叉刺でパルス通電

●考察
眼瞼部の気血両虚の症状を引き起こしている頭頸部の経気阻滞は、痰濁によるものと考えられるが、その治療の中心は食事であり、その部分の改善を計ることが求められる。

第5章 鍼灸治療の症例③ 眼瞼痙攣

237

鍼灸治療の症例④

耳管開放症
じかんかいほうしょう

耳に閉塞感があり、こもった感じで自分の声が響く。また金属音などが耐えられないほど耳に響く。東洋医学的には腎気虚証とみて補腎補気を行う。

患者：46歳女性
体重：53kg
身長：157cm
職業：主婦

主訴
左耳の閉塞感と耳鳴り

- 2年前にくも膜下出血で手術、2ヵ月後に水頭症でシャント手術をし、その4日後から耳に閉塞感。
- 大学の耳鼻咽喉科で耳管開放症と診断。
- たまに頭痛。右胸鎖乳突筋が横になると、しばらく攣縮。四肢では足冷。くも膜下出血の後、左手が少ししびれる。血圧は降圧剤服用。
- 睡眠：目覚めやすい。
- 体温など：36度以上。

STEP 1　診察を行う（四診）

望診

[舌診] 形態：老嫩は中、横胖大で凹舌、歯痕（不揃い）、舌先と舌辺に瘀斑。
舌下：静脈は多少枝分かれ。
舌色：暗紅紫舌。
舌苔：黄白苔。動態なし。

切診

[触診] 頸や肩の凝りが強く、左背筋が隆起。

[脈診] 八祖脈：浮沈は中、遅数はやや数、虚実は実、大細は細。
六部定位：右尺中が浮沈ともに虚

問診
- 暑がり。
- 喫煙歴と飲酒歴はない。食欲普通。野菜と甘味が好き。
- 月経は2か月前から無月経。子供は1人。
- 二便は便秘（大黄服用）。排尿は正常。

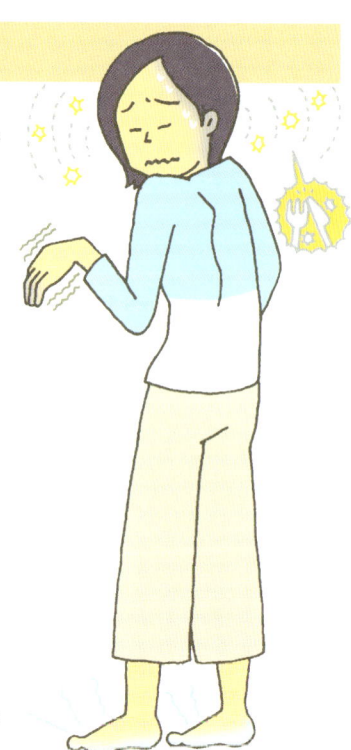

STEP 2　処方を決める思考（弁証論治）

　脈象の「数」は、熱証であることを示しており、「横胖大で凹舌」は陰虚の形となる。また「歯痕（不揃い）、舌先と舌辺に瘀斑」は、上焦部分における瘀血の存在を示している。また、耳の閉塞感と耳鳴りは、くも膜下出血及び水頭症と関係がありそうだと推察できるが、その場合、「髄海不足則脳転耳鳴」と『素問』海論にも記載されているとおり、髄海不足による耳鳴りと見ることもできるだろう。

　問診では「暑がり」という訴えがあり、陰虚に見られる症状も見られる。しかし、陰虚なら手足は熱感（五心煩熱）が生じるはずだが、患者は足冷を訴えている。一方、脈診における六部定位臓腑分候では、腎気不足を示している。そのため、腎気不足で全身の陰陽を攪拌する力が弱く、熱は上焦に上がり、寒は下って足は冷え、また水湿が上焦に留まっていると考えられる。

　そこで、四診では熱証を示していたが、腎気の攪拌する力（納気）を強めるために、下焦の関元穴、次髎穴を用い、三陰交穴には熱を加えることにした。弁証は腎気虚証。対する治則は、補腎補気となる。

　ちなみに、耳管開放症は中気下陥のひとつのあらわれと見て、「昇提中気」法がよく採用されるが、この症例の場合、「腎－髄海－耳」のラインで考えた方が妥当であろう。

STEP 3　鍼灸治療を行う

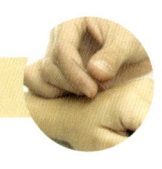

治則はコレ！

「補腎補気」

●選穴
●本治穴：太渓（補法）、三陰交（灸頭鍼）、足三里、関元（温灸）。腎兪、脾兪、次髎（灸頭鍼）。
●標治穴（局所穴）：翳風、聴宮、翳明、扶突、風池、天柱。
●標治穴（循経穴）：中渚、侠渓（もしくは外関、足臨泣）。

●刺針手技
本治穴のうち、太渓と腎兪は補法。他は平補平瀉法で、三陰交、関元、次髎の3穴には熱を加えた。標治穴（局所穴）の耳の周辺穴は硬結を狙い、破結の瀉法を行った。標治穴（循経穴）は得気を目安にした。

鍼灸師、あん摩マッサージ指圧師になるための資格と取得方法

鍼灸師、あん摩マッサージ指圧師になるには、鍼灸の大学や専門の養成施設での3年間以上の修業とそれぞれの職業に応じた国家資格が必要となる。

❖ 東洋療法の国家資格とは

東洋医学療法（はり・きゅう・あん摩マッサージ指圧）を行える唯一の国家資格が、はり師・きゅう師・あん摩マッサージ指圧師であり、「**あん摩マッサージ指圧師、はり師、きゅう師等に関する法律（通称あはき法）**」により、その活動事項が定められている。鍼師として開業したいなら「はり師国家資格」、灸師は「きゅう師国家資格」、按摩・マッサージ・指圧師は「あん摩マッサージ指圧師国家資格」が必要で、これらすべての資格を取得すると**鍼灸マッサージ師**とよばれる。

国家資格受験のためには、養成施設で3年以上の修業が必要となる。国家資格取得後は所定の手続きを経て厚生労働省の登録名簿に加えられ、独立開業を行うことができる。しかし、多くは開業前に病院、鍼灸マッサージ治療院への勤務などで研鑽を積む。

❖ 専門機関での習得内容

専門機関での履修科目は多岐にわたる。各学校において科目の名称は異なるが、**基礎分野**（科学的思考の基盤、人間と生活）、**専門基礎分野**（人体の構造と機能、疾病の成り立ち、予防及び回復の促進、保健医療福祉とあん摩マッサージ指圧、はり及びきゅうの理念）、**専門分野**（基礎あん摩マッサージ指圧学、基礎はり学、基礎きゅう学、臨床あん摩マッサージ指圧学、臨床はり学、臨床きゅう学、社会あん摩マッサージ指圧学、社会はり学、社会きゅう学、**実習**（〈臨床実習を含む〉、総合領域）などを学び、それぞれの資格への理解を深めていく。実習では、患者から症状を聞き、証を説明しながら治療方針を伝えるといったコミュニケーション能力を養うのも重要な課題だ。

また、これらの基本的な授業や実技など、カリキュラムは学校によって大きく異なっている。オープンキャンパスや学校説明会などがどの機関でも用意されているので、自らの目で確認することが重要だ。

■**専門学校に関する情報は…**
東洋療法の学校は増加傾向にあり、各学校によって授業内容や設備は異なる。説明会やオープンキャンパスを利用し、自分の希望と合うか確認したい。東洋療法学校協会のHP内（加盟校一覧）にて、各専門学校の情報が手にはいる。
URL www.toyoryoho.or.jp/school_list/

※1996、2001、2006、2011年に実施された東洋療法学校協会アンケートにて、15年の国家資格取得後の進路状況が公表された。開業は専門学校卒業者の約25%、勤務者は約60%（あはき施術所、柔整施術所・病院が各20%）。非従事者は15%ほど。

取材協力：東京医療福祉専門学校

国家資格取得までの道のり

条件
- 大学受験資格
- 文部科学大臣の認定した学校、または厚生労働大臣の認定した養成施設（大学、短期大学、専門学校、盲学校理療科など）での3年以上の修業

専門学校で3年間の修業
原則三年制。基礎分野（科学的思考の基盤など）、専門基礎分野（人体構造、疾病の成り立ちなど）、専門分野（はり学、きゅう学、実習など）を学習する。卒業により国家試験の受験資格が得られる。

国家試験
- はり師国家資格
- きゅう師国家資格
- あん摩マッサージ指圧師国家資格

養成学校でのカリキュラム例

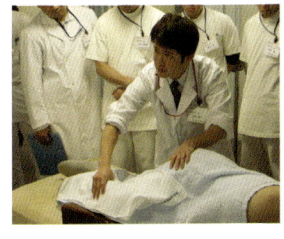

鍼灸や按摩の技術を高めるために、校内で実習を行い経験を積む

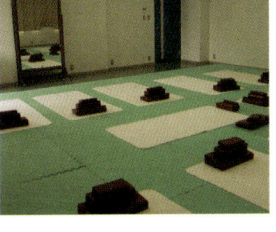

按摩や指圧の実技で使用される実習室。設備の充実度も重要だ

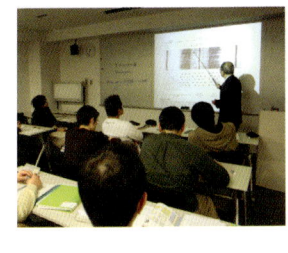

基礎分野、専門基礎分野の講義風景

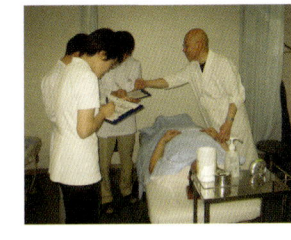

東京医療福祉専門学校の卒後教育「浅川ゼミ」

巻末付録　鍼灸師、あん摩マッサージ指圧師になるための資格と取得方法

■国家資格について

国家試験は、医療概論（医学史を除く）、衛生・公衆衛生学、関係法規、解剖学、生理学、病理学概論、臨床医学総論、臨床医学各論、リハビリテーション医学、東洋医学概論・経絡経穴概論にくわえ、各専門分野に関する試験がある。合格率は80％前後と比較的高い。

[試験時期] 2月下旬

[試験方法] 四肢択一の筆記のみ（実技なし）

[令和2年度国家試験受験者数]
あん摩マッサージ指圧師：1295人、
はり師：3853人、　きゅう師：3797人

[国家試験問い合わせ先]
東洋療法研修試験財団
URL www.ahaki.or.jp/

※漢方医になるには医学部を卒業後、医師の国家資格が、漢方薬の薬剤師になるには薬学部を卒業後、薬剤師の国家資格が必要だ。これらの資格試験では東洋医学の知識は問われない。東洋医学療法を行う場合は自分で勉強をする必要がある。

中国伝統医学の歴史

中医学を真に理解するには歴史への知識が必須だ。とくに三大古典『黄帝内経』『神農本草経』『傷寒論』が生まれた時代背景を知っておくことは重要だ。

❖ 中国伝統医学と重要古典の成立

　中国伝統医学は中国の広大な地域に、さまざまな形で発展を遂げた（→P.34）。なかでも、鍼灸と湯液（漢方薬）療法は、現在においても東洋医学の二大治療法であり、その基本となる重要な古典が誕生したのは、前漢・後漢時代だ。

　ひとつは基礎医学と鍼灸療法を説いた『黄帝*内経』で、隋・唐時代に注解や改編が繰り返され、まとまった医学体系を構築するようになった。

　もうひとつは、弁証論治と方剤学の基礎を説いた薬物療法の原典『傷寒論』である。さらに、秦から前漢までの薬学を総括し、365種の薬物を記載した『神農本草経』も、重要な古典とされている。つまり、『黄帝内経』で中医学の基礎理論が構築され、『神農本草経』が薬物の基礎を確立、『傷寒論』が弁証論治理論と方剤学の基礎を定めたといえる。

❖ 漢時代以降の発展

　漢代以降には、5つの重要古典が誕生した。晋代に編纂された脈学専門書『脈経』は脈診の診断法や脈象を確立。さらに隋代には、67種の疾病に対し、約1700余りの病因を載せた『諸病源候論』を編纂。さらに約800の薬物を収載した世界最古の薬典『新修本草』も編まれた。これらの大要が臨床・薬物学に新たな発展をもたらしたとされる。

　唐の初期、孫思邈が『千金要方』『千金翼方』を編纂。内科など各科ごとに詳細な症候と治療の記載があるほか、食事療法など内容は多岐に及ぶ。また、この時代までの医学書を整理した『外台秘要』には6800余りの処方が収載され、医薬学がこの時期に飛躍的な発展を遂げたことを示している。

中国伝統医学の基本古典

基本三大古典

『黄帝内経』（戦国～後漢）
『素問』『霊枢』の2部構成。人体の生理、病理など基礎医学の内容と、鍼灸療法の基本的な内容が説かれている。

『神農本草経』（秦・前漢時代）
現存する中国最古の薬物学書。前漢末期の成立とされ、365種類の薬物が記載されている。中薬、方剤学の基礎理論を定める。

『傷寒論』（後漢末期）
弁証理論と方剤学の基礎を確立した書。"医聖"張仲景が著した『傷寒雑病論』が元になっており、『金匱要略』との2部構成。

鍼灸

『黄帝三部鍼灸甲乙経』（280年頃）
皇甫謐が『素問』『鍼経』『明堂孔穴鍼灸治要』の内容を分類、編集。鍼灸学の必読書。

漢方

『本草綱目』
明代の医師、李時珍による編。収載薬品数は1903種に及ぶ中国本草学の集大成。

用語解説 「黄帝」…漢民族の始祖とされる伝説上の人物。『黄帝内経』のうちの「素問」は黄帝が投げかける疑問について学者が答えるというQ&A方式で、経絡や経脈、気や血など、基本概念が陰陽五行説に基づいて解説されている。

重要な古典の成立

時代	年代	出来事
春秋・戦国時代 (前770〜前221)	前91頃	司馬遷『史記』を著す。※『史記』の「扁鵲倉公列伝」では、扁鵲と倉公(淳于意)の伝承がある。
	前475〜221	『黄帝内経』成立。
秦・前漢時代 (前221〜後8)	前210〜150	淳于意『診籍』(カルテ)を創成。※『素問』『霊枢』の2部構成。この時代に編纂された『素問』は消失。
	前漢末期	『神農本草経』成立。
後漢時代 (25〜220)	後漢初期	扁鵲により『難経』伝来ともされる。※『黄帝内経』の難しい内容に対して、問答形式で解説を加えている書。
	後漢末期	華陀「五禽戯」(導引)を創案。 張仲景『傷寒雑病論』を著す。※後世の医師により『傷寒論』『金匱要略』の2冊に分けられる。
三国・五胡十六国時代 (220〜439)	280頃	皇甫謐『黄帝三部鍼灸甲乙経』著す。 王叔和『脈経』著す。※中国最初の脈学専門書。寸・関・尺三部の定位診断を確立した。
	500年頃	陶弘景『本草経集注』を著す。
南北朝時代 (439〜589)	610	巣元方『諸病源候論』を編纂。※病因、病理、症例を解説した病理学書。後に規範書となった。
隋・唐時代 (589〜907)	652	孫思邈『千金要方』『千金翼方』著す。
	659	蘇敬『新修本草』を編纂。※世界最古の薬典『新修本草』、医学百科全書『千金要方』『千金翼方』、6800処方を収載した『外台秘要』は重要。
	752	王燾が『外台秘要』を著す。
北宋 (960〜1127)	1057	医学古典の校訂を行う「校正医書局」の設置。
	1076	太医局の設置。および官営の薬局が広がる。
	1082	唐慎微『経史証類備急本草』を編纂。
南宋 (1127〜1279) 金・元 (1115〜1368)	1186	劉完素『素問病機気宜保命集』を著す。※劉完素は金元四大家のひとり。日本の後世派に多大な影響を与えた。
明 (1368〜1644)	1501	張世賢『図註八十一難経弁真』を著す。
	1578	李時珍『本草綱目』を著す。
清 (1644〜1912)	1642	呉有性『温疫論』を著す。※『傷寒雑病論』で対応できない急性熱病に対する治療経験を説いた書。
	1694	汪昂『本草備要』を著す。
	19世紀	西洋医学の台頭。
中華人民共和国 (1949〜)	1949	伝統医学の復興。

巻末付録　中国伝統医学の歴史

◆古典の再編集と、臨床の発達

宋の政府は校正医書局を設立し『神農本草経』『傷寒論』など、古典の再整理を行った。また、かつての名医の処方を集めた書『太平恵民和剤局方』*の編纂も命じ、これは朝鮮半島、日本にも伝来し、影響を与えた。同時期に、多くの医師により古典研究も進み、多様な学術・学派が登場した。なかでも唐慎微『経史証類備急本草』は、後世に大きな影響をもたらした。

金〜元時代にかけて、張元素を祖とする易水学派、劉完素を祖とする河間学派が成立し、議論を闘わせた。それが結果的に医学理論と臨床に発展をもたらすことになったが、なかでも影響を与えた人物を、**金元四大家**（劉完素、張従正、李東垣、朱丹渓）と称した。彼らの理論は日本の後世派（→P.246）に影響を与えた。

金元四大家の分類

河間学派（寒涼派）	●劉完素を祖とする学派。 ●六淫研究により、「火熱論」「攻邪論」などを提起。

劉完素（1110年生）
「火熱論」（外感傷寒熱病の証候は火熱と関係するとし、治療では寒涼薬物を使用）を提唱。寒涼薬物をよく用いたため寒涼派と称される。

張従正（1156年）
「攻邪論」（大多数の疾病は邪気過盛となり体内に滞留。治療は瀉法を強調し、攻邪の法を導く）を提唱。攻下派と称される。

易水学派	●張元素を祖とする学派。 ●臓腑の寒熱虚実の病変研究により、「脾胃論」「内傷論」を提起。

李東垣（1180年生）
「脾胃論」（脾胃損傷により、病が生じる）を提起。補中益気、昇陽益胃という治療法を提唱し、温補派と称される。

滋陰派	●河間、易水両派の理論を研究、体得。 ●滋陰降火の考え方を提唱した。

朱丹渓（1281年生）
「相火論」（人体は、常に陽が有余で陰は不足するため、陰虚火旺の状態をもたらす）を提唱。滋陰降火という治療法を提唱した。

◆中医学の大成から、国際化まで

明・清代には『本草綱目』が出版、温病学説の形成、総合的医籍の出版などが行われ、中医学大成の時期となった。

『本草綱目』は**李時珍**の編著で薬学史の金字塔である。16世紀以前の薬物学の総括、先進的な薬物分類法などが記され、植物学から天文学まで、諸領域において貢献した書である。

明代にはまた、呉有性が『温疫論』を著わした。当時、頻発した急性熱病（温病。温邪に感受して生じる急性熱病）に対する理論と治療を提起したもので、『傷寒論』の不足を補う画期的な理論となった。代表的な医家としては葉桂、薛雪、呉瑭、王士雄がおり、後世において温病四大家と称された。

清王朝末期から中華民国時代まで、各統治者は政治上の判断から中医を軽視し、排斥した。中医消滅とはならなかったが、損害は甚大であった。1949年の中華人民共和国成立以後、共産党政府は中西医団結をうちだし、中医学の復興と発展に注心する。医療施設の建設、中薬生産を行った結果、中西医結合も進み、世界的にも中医学の有用性が再認識されるようになった。

用語解説 『太平恵民和剤局方』…別名「和剤局方」。北宗の徽宗皇帝が朝廷経営の薬局を作るために全国から処方を収集、編集させた。南宋の高宗時代に完成。政府が管理編集した世界初の書物で十全大補湯、六君子湯など日本でも使われている処方が多い。

コラム 中国伝統医学の名医列伝

中医学史には、伝説的名医が存在する。我々が現在享受している鍼灸や漢方薬の知識は、彼らの努力と発見の積み重ねにより、得られたものだ。

◉300年生きた名医!?「扁鵲」

前漢の歴史家である司馬遷が残した歴史書『史記』には2人の名医の伝承「扁鵲倉公列伝」がある。なかでも扁鵲（紀元前5世紀前後）は、鍼治療の始祖とされ、脈診に優れていたとされる。扁鵲の足跡を整理すると、300年近く生きていた計算になるため、医療を専門にした集団か学派名ではないかとも考えられている。今も、扁鵲といえば名医の代名詞として語られている。

◉毒草を服用し続けた「神農」

薬学の始祖とされるのが、古代の伝説上の皇帝神農。農業と医薬を庶民に広めたとされる。神農は百草を実際になめて毒か薬かを試し、あまりに多くの毒草を服用したため、1日で70の毒に当たったこともあったという。世界最古の薬学書『神農本草経』に掲載されている365の薬物は、神農が実際に試して得られた薬とされており、最後はやはり毒にあたって死んだとされている。

◉死期を予知！ 医聖「張仲景」

後漢時代に登場したのが医聖「張仲景（張機）」(150～219年)だ。望診にすぐれ、ひと目見た相手の死期も予見したとされる。後漢末期に蔓延した傷寒病（伝染病）により、200人の親族の3分の2を失い、多くの人々が死亡したことに衝撃を受け、書かれたのが『傷寒雑病論』とされる。『傷寒論』と『金匱要略』の2冊に分割され、現在でも漢方医学の重要な文献となっている。

◉鍼灸バイブルの産みの親「皇甫謐」

放蕩を繰り返した末、叔母の諫めで奮起し、あらゆる学問を修めたという皇甫謐 (215～282年)。42歳で風痺病（脳卒中）になり、医師に勧められた漢方薬「五食散」でさらに悪化したことで医療に目覚め、医書研究に没頭するようになった。『素問』『鍼経（霊枢）』『明堂孔穴鍼灸治要』を分類・整理して、最古の鍼灸書となる『黄帝三部鍼灸甲乙経』を編集した。

◉人々から敬愛された医神「孫思邈」

薬王とも称されるのが、唐代の孫思邈（541～682?年)。7歳から勉強を始め、漢字を1日に千も記憶し、百家学説に精通。長寿でも知られ100歳頃から『千金要方』『千金翼方』の著作を始めたとされる。病症を232門に分類、5300の処方を収め、唐代以前の総合医学百科全書となった。徳の高さでも知られ、医神としても祀られており、今でも医師の道徳の規範にもなっている。

◉医・本草学に終生を捧げた「李時珍」

李時珍（1518～1593年）は、明時代の名医。全52巻、収録薬品1903種に及ぶ大要『本草綱目』の著者として知られる。参考書籍は800種、薬物を収集して研究を重ね、30年近くをその編纂に費やしたが、その時期聖典化していた『神農本草経』に訂正を加えたことから糾弾され、その出版は事実上失敗。死後に皇帝万暦帝から賞賛され、出版されることになった。

巻末付録　中国伝統医学の歴史

日本での東洋医学の歴史

江戸時代中期には後世派、古方派、折衷派など、さまざまな流派が生まれ、学術争鳴の黄金時代を迎える。日本独自に編纂された医書も次々に誕生した。

❖ 日本の東洋医学の起源と発展

中国伝統医学は、朝鮮半島を経由（5世紀頃）、あるいは遣隋使や遣唐使（7～8世紀頃）によって隋や唐の医学が伝来したとされる。8世紀初頭に発令された『大宝律令』には「医疾令」という医療制度があり、すでに按摩師、鍼師といった官医職の記述が見られる。

平安時代には、丹波康頼が日本最古の医書『医心方』を編纂した。中国の医学を抜粋、引用しており、権威を高めた総合的医書であった。

室町時代、明に留学した田代三喜は当時の最新医学である李朱医学（金元四大家が提起）を持ち帰った。その後、彼の弟子となる曲直瀬道三が弁証論治による診断と治療をまとめた『啓迪集』を編纂。中国医学を日本独自の形で整えたことで、日本医学中興の祖とされた。李朱医学を重視する流派を後世派とし、江戸時代まで隆盛を極めた。

❖ 中国伝統医学の"漢方化"

江戸中期は日本の鎖国政策も重なり、中国伝統医学の日本化（漢方化）が進み、漢方医学史のなかでも最も重要な時期のひとつである。

後世派が重視する、抽象的な陰陽五行・運気説は観念的すぎて、現実的な処方にはなじめないとして、嫌う漢方医が頭角を表すことになる。彼らは、原典『傷寒論』『金匱要略』への回帰を重視する流派、古方派を形成する。古方派の吉益東洞は方証相対*（病症ごとに決まった処方を当てはめる、実践的な理論より実践重視）を確立した。古方派の代表的医家として名古屋玄医、後藤艮山、山脇東洋、吉益東洞らがあげられる。

しかし、江戸時代後期になると、後世派、古方派の処方に対して、両派の長所を合わせた折衷派の考えが広く支持されるようになり、漢方医学は黄金期を迎える。

折衷派は処方の有用性を重視し、両派の優れた点を積極的に取り入れた。代表的医家として和田東郭、浅田宗伯がいる。また、漢方と蘭方との折衷を図った漢蘭折衷派といえる、華岡青洲、本間棗軒も折衷派に含まれる。

幕末には多紀元簡など、幕府に仕える医師が考証学派（宋時代の医学を重視）を形成し主導権を握るが、幕府崩壊とともに消滅。明治政府は、『解体新書』の出版以降、主流になりつつあった西洋医学を正式採用し、漢方医学は衰退していった。

用語解説　「方証相対」…方（処方）と証（症状）が相対する（セットになっている）という意味。寒、肩やうなじがこる、汗は出ないという「葛根湯証」には葛根湯が適応する。証＝方となる明快さが、古方派が隆盛となるひとつの理由となった。

漢方医家の系統

室町・安土桃山時代

後世派

室町から江戸前期にかけて主流をなした学派で、李朱医学を信奉。陰陽五行説を基盤とする理論枠組みにより診断を下すのが特徴。後に運気説を唱える。

特徴
- 室町～江戸時代中期
- 李朱医学が中心
- 補法を重要視
- 陰陽五行論運気論を唱える

始祖

田代三喜
↓
曲直瀬道三 ┄┄┄ 派生

曲直瀬道三の弟子
曲直瀬玄朔、山脇玄心、山脇東洋 など

劉張論
金元医学のなかでも、劉張医学を信奉。瀉法に基づく処方と、陰陽五行論の運気論を唱えた

江戸初期・江戸中期

古方派

江戸中期から現在まで漢方医学の主流をなしている学派。陰陽五行説の後世派の理論的医学に対して、実用的な処方を重視した実践的な医学が特徴。

特徴
- 江戸時代中期
- 『傷寒論』『金匱要略』への回帰
- 観念的な理論を排し、実践的処方を用いる

代表的な名医

- **名古屋玄医**：京都の古方派医師。
- **後藤艮山**：200人以上の門人をもち、古方派の祖とされる。
- **山脇東洋**：後藤艮山の弟子。日本初の人体解剖記録『蔵志』を刊行
- **吉益東洞**：古方派の大成者。「病気はひとつの毒が原因」とする万病一毒論を唱える。
- **吉益南涯**：気・血・水説を提唱。気血水の異常から病態を把握する学説は現代にも影響をもつ。

江戸後期

折衷派

治療に役立つかどうかを最も重視し、有用な処方であれば、積極的に臨床に生かした医家の総称をいう。浅田宗伯の著書は現在の医療現場でも頻用されている。

特徴
- 江戸時代後期
- 後世・古方派の優れた処方を取り入れる
- 処方の有用性を最重要視

代表的な名医

- **浅田宗伯**：折衷派の祖とされる。
- **和田東郭**：折衷派の大成者。吉益東洞と戸田旭山に師事し、折衷説を唱える。
- **華岡青洲**：漢蘭折衷派。古方に蘭学外科を取り入れた。日本初の麻酔薬を創成。
- **本間棗軒**：漢蘭折衷派。西洋医学を学び、華岡青洲の外科手術を継承。

巻末付録　日本での東洋医学の歴史

❖ 明治時代の漢方

　江戸時代に隆盛をきわめた漢方は、明治時代に入って、その環境は一変する。明治維新の西洋文明の積極的導入、西洋式富国強兵の政策により、医学においては、外科技術に優れたいわゆる「西洋医学」が重視、というより一辺倒となった。

　明治政府は、1872年の学制の制定とともに、西洋医学を中心とした新しい教育制度を確立した。1874年には医師制度を制定した。これにより、西洋医学を学び、医師免許を取得しなければ、「医師」として名乗ることができなくなった。西洋7科に基づく試験制度、医業の開業許可制度が確立された。

　これに対して、**浅田宗伯**らは西洋医学一辺倒を懸念し、1874年、**漢方六賢人の会合**と呼ばれる会合を開催した。これを皮切りにして、漢方専門の博済病院の確立、漢方存続運動の活動母体となる温知社の設立と、次々と対策を打ち出していった。

　しかし、明治政府は1883年、太政官布告により、国家試験に合格しなければ、医業開業の許可を与えないとする医師免許規則を制定した。これに対抗して、浅田宗伯らが政府に対して漢医継続願を提出したが、1895年国会で否決された。これにより、漢方は断絶の危機に瀕することになる。

❖ 戦後から現代まで

　明治期に漢方医学は、法律的に危機に瀕することになったが、一部の医師や薬種商などの尽力で、民間レベルで生き続けた。そして、1910年**和田啓十郎**が『**医界之鉄椎**』を、1927年には**湯本求真**が『**皇漢医学**』を出版し、漢方医学の復権を訴えた。こうした影響を受けて、西洋医学を学んだ医師のなかには漢方を学び実践する医師もいて、漢方は再び注目された。

　特に、湯本求真の『皇漢医学』は昭和漢方復興の直接の引き金となった歴史的な著作で、出版されるや中国でも翻訳書が出るなど、中国の伝統医学存続にも大きく寄与したといわれる。

　戦後は、1950年に日本東洋医学会が設立され、日本東洋医学会の創立総会も開催されたが、その中心として活躍したのは、漢方復興運動の主導者である、**大塚敬節**、**奥田謙蔵**、**細野史郎**、**矢数道明**らである。

　1960年代に入ると、高度経済成長の陰で進行した薬害などの発生により、西洋医薬一辺倒に対する懸念の声が高まった。

　こうした状況を反映するように、1976年に漢方製剤33処方が初めて薬価基準に収載され、健康保険が適用された。1987年にはさらに147漢方製剤が薬価基準に収載された。また、日本医学会は**日本東洋医学会**を正式に日本医学会分科会として正式に登録。2006年には日本専門医認定機構により、日本東洋医学会専門医が認定された。

漢方医学の成立～発展

時代	年	出来事	備考
古墳～奈良時代 (～784)	413	新羅から韓方医・金武が来日。允恭天皇の病気を治す。	
長岡京時代 (784～794)	7～8世紀	遣隋使、遣唐使によって中国伝統医学がもたらされる。	
	701	大宝律令が発布され「医疾令」を定める。	
平安時代 (794～1192)	984	丹波康頼が『医心方』を編纂。	唐代に存在した膨大な医書を引用した書。消失した書の復元にも利用され、文献学上にも重要とされる。
鎌倉時代 (1185頃～1333)	1303	梶原性全が『頓医抄』を著す。	
室町時代 (1336頃～1573)	1498	田代三喜が李朱医学を学び、明より帰国。	
安土桃山時代 (1568頃～1603)	1574	曲直瀬道三が『啓迪集』を著す。曲直瀬道三が、医学舎「啓迪院」を創設。	曲直瀬道三が開いた医学舎。800人以上の門弟がここで学んだという。
江戸時代 (1603～1868)	1703	夏井透玄の『経脈図説』が、弟子の手で出版。	
	1709	貝原益軒が『大和本草』を著す。	『本草綱目』の分類方法をもとに独自の分類を考案し編纂、収載。その薬品目は1362種に及ぶ。
	江戸中期	後藤艮山が活躍し、古方派の理論を確立。	
	1759	山脇東洋が『蔵志』を著す。	日本最初の人体解剖記録。医学の近代化に貢献した。
	1765	吉益東洞が『類聚方』を著す。	傷寒論を処方別に再構成したもので、方証相対の考えを確立した書ともされる。
	1774	前野良沢、杉田玄白らが『解体新書』を翻訳、刊行。	
	1806	多紀元簡が『素問識』を著す。	
	1853	浅田宗伯が『脈法私言』を著す。	『傷寒論』の脈学を解説。脈は診断、病勢変化、薬方の参考になると説いた。
明治・大正 (1868～1926)	1910	和田啓十郎が『医界之鉄椎』を著す。	
昭和 (1926～1989)	1957	小太郎漢方製薬が漢方エキス製剤の生産を開始。	
	1976	医療用漢方製剤が健康保険薬となる。	
平成 (1989～)	1993	鍼灸が国家資格化。	
	2001	医学部のカリキュラムに、和漢薬概説の項目が入る。	約40種の漢方製剤が保険薬に。1980年代前半には適用薬が増え、再び漢方が注目を浴びることに。

巻末付録　日本での東洋医学の歴史

さくいん

あ

浅田宗伯	あさだそうはく	246
足の厥陰肝経	あしのけついんかんけい	203
足の少陰腎経	あしのしょういんじんけい	199
足の少陽胆経	あしのしょういんたんけい	202
足の太陰脾経	あしのたいいんひけい	195
足の太陽膀胱経	あしのたいいんぼうこうけい	198
足の陽明胃経	あしのようめいいけい	193
アトピー性皮膚炎	あとぴーせいひふえん	162
按診	あんしん	106
按摩	あんま	222
胃	い	9,22,76
意	い	30
医界之鉄椎	いかいのてっつい	248
胃脘	いかん	22
医心方	いしんほう	246
異病同治	いびょうどうち	110,125
陰維脈	いんいみゃく	188,204
陰虚	いんきょ	58,146,178
陰蹻脈	いんきょうみゃく	188,204
陰経	いんけい	188
陰証	いんしょう	116
陰消陽長	いんしょうようちょう	38
飲食失節	いんしょくしっせつ	90
陰陽	いんよう	38,84
陰陽調節	いんようちょうせつ	122,124
運化	うんか	16,70
営気	えいき	46,48
衛気	えき	46,48
衛表不固	えひょうふこ	72
瘀血	おけつ	12,54
温疫論	おんえきろん	244
温陽薬	おんようやく	148

か

火	か	40
外因	がいいん	84,88
外功	がいこう	231
外邪	がいじゃ	88
外治法	がいちほう	126
潰瘍性大腸炎	かいようせいだいちょうえん	232
火邪	かじゃ	84,89
活血薬	かっけつやく	144
化物	かぶつ	23
花粉症	かふんしょう	160
寒	かん	102
肝	かん	9,12,40,66
肝気鬱結	かんきうっけつ	67
肝血	かんけつ	66
肝血虚	かんけっきょ	67
眼瞼痙攣	がんけんけいれん	236
寒邪	かんじゃ	84,89
寒証	かんしょう	114
管鍼法	かんしんほう	214
漢方医学	かんぽういがく	34
漢方薬	かんぽうやく	128,140
喜	き	86
気	き	46,48
喜按	きあん	104
喜温	きおん	104
気陥	きかん	50
気逆	きぎゃく	50
気虚	ききょ	50,178
帰経	ききょう	132,134
奇経八脈	きけいはちみゃく	186,204
奇穴	きけつ	206,210
気血津液弁証	きけつしんえきべんしょう	118,119
気功	きこう	223,230
奇恒の附	きこうのふ	9,78
気滞	きたい	50,178
肌肉	きにく	31,71
飢飽失常	きほうしつじょう	90
灸	きゅう	220
拒按	きょあん	104
驚	きょう	86
恐	きょう	86
去邪法	きょじゃほう	174
虚証	きょしょう	104,116
喜冷	きれい	104
金元四大家	きんげんしたいか	244
君臣佐使	くんしんさし	140
君薬	くんやく	140
経穴	けいけつ	206
経史証類備急本草	けいししょうるいびきゅうほんぞう	244
啓迪集	けいてきしゅう	246
経絡	けいらく	186
経絡弁証	けいらくべんしょう	118,121
郄穴	げきけつ	206
下焦	げしょう	25
外台秘要	げだいひよう	242
血	けつ	46,52
血瘀	けつお	54,144,178
血寒	けっかん	54
血虚	けっきょ	54,144,178
血熱	けつねつ	54,144
原気（元気）	げんき（げんき）	46,48
原穴	げんけつ	206
後陰	こういん	31

交会穴	こうえけつ	206
皇漢医学	こうかんいがく	248
行気薬	こうきやく	142
降気薬	こうきやく	142
考証学派	こうしょうがくは	246
毫鍼	ごうしん	214
黄帝三部鍼灸甲乙経	こうていさんぶしんきゅうこうおつけい	212,242
黄帝内経	こうていだいけい	80,242
後天の精	こうてんのせい	20,60
皇甫謐	こうほひつ	212,245
五液	ごえき	56
五華	ごか	31
五官	ごかん	9,29
五季	ごき	176
呼吸	こきゅう	72
五行	ごぎょう	40
五行色体表	ごぎょうしきたいひょう	42
五志	ごし	31,68
五主	ごしゅ	31
五神	ごしん	9,26,30
五性	ごせい	170,172
後世派	ごせいは	246
五臓	ごぞう	9
古代九鍼	こだいきゅうしん	214
骨	こつ	28,78
骨度法	こつどほう	208
後藤艮山	ごとうこんざん	246
古方派	こほうは	246
五味	ごみ	132,170,172
五兪穴	ごゆけつ	206
五要穴	ごようけつ	206
五労	ごろう	90
魂	こん	30
金	ごん	40
さ		
佐薬	さやく	140
三焦	さんしょう	9,25,76
三品分類	さんぴんぶんるい	140
思	し	86
志	し	30
指圧	しあつ	222
滋陰薬	じいんやく	146
耳管開放症	じかんかいほうしょう	238
四気(五性)	しき	132
四診	ししん	94
自然治癒力	しぜんちゆりょく	82
四総穴	しそうけつ	206
七情	しちじょう	31,84,86
湿	しつ	58
湿邪	しつじゃ	84,89
実証	じっしょう	104,116
湿熱	しつねつ	58
下合穴	しもごうけつ	206
邪気	じゃき	82,92
使薬	しやく	140
瀉法	しゃほう	216
十五大絡	じゅうごたいらく	186
自由診療	じゆうしんりょう	152
柔道整復術	じゅうどうせいふくじゅつ	222
十二経別	じゅうにけいべつ	186
手技治療	しゅぎちりょう	222
粛降	しゅくこう	18,72
取穴	しゅけつ	208
主水	しゅすい	20
受盛	じゅせい	23
主訴	しゅそ	102
受納	じゅのう	22
証	しょう	44,94,110
滋養	じよう	53
傷寒論	しょうかんろん	242
昇降浮沈	しょうこうふちん	132,134
情志	じょうし	86
上焦	じょうしょう	25
昇清	しょうせい	16,70
小腸	しょうちょう	9,23,76
衝脈	しょうみゃく	27,188,204
生薬	しょうやく	128,130
食滞	しょくたい	22
食用	しょくよう	170
食養	しょくよう	170
食療	しょくりょう	170
暑邪	しょじゃ	84,89
諸病源候論	しょびょうげんこうろん	242
指量法	しりょうほう	208
心	しん	9,14,40,68
神	しん	30,68,96
腎	じん	9,20,40,74
腎陰	じんいん	74
心陰虚	しんいんきょ	69
腎陰虚	じんいんきょ	74
津液	しんえき	46,56,58
腎気	じんき	20
心気虚	しんききょ	69
心血虚	しんけっきょ	69
津血同源	しんけつどうげん	56
新修本草	しんしゅうほんぞう	242
腎精	じんせい	20,48,60,63,74
心熱	しんねつ	8
神農	しんのう	245

神農本草経	しんのうほんぞうきょう	130,242
臣薬	しんやく	140
腎陽	じんよう	74
腎陽虚	じんようきょ	74
水	すい	40
髄	ずい	28,78
髄海	ずいかい	28,78
随機制宜（三因制宜）	ずいきせいぎ（さんいんせいぎ）	111,122,124
水穀の精微	すいこくのせいび	16,46
吸玉療法	すいだまりょうほう	223,228
推拿	すいな	222
杉山和一	すぎやまわいち	214,224
精	せい	20,60,62
正気	せいき	82,92,170
精気	せいき	8
清気	せいき	46
正経十二経脈	せいけいじゅうにけいみゃく	186,190
整体観念	せいたいかんねん	44
清濁の泌別	せいだくのひつべつ	23
清熱薬	せいねつやく	148
赤化	せきか	14
舌象	ぜつしょう	98
舌色	ぜっしょく	99
切診	せっしん	94,106,108
舌診	ぜっしん	98
舌体	ぜったい	98
舌苔	ぜったい	98
折衷派	せっちゅうは	246
前陰	ぜんいん	31
千金要方	せんきんようほう	242
千金翼方	せんきんよくほう	242
先天の精	せんてんのせい	20,60
宣発	せんぱつ	18,72
宗気	そうき	46,48
蔵血	ぞうけつ	12,52,66
相克	そうこく	41
燥邪	そうじゃ	89
蔵象学説	ぞうしょうがくせつ	8,64
相生	そうせい	41
蔵精	ぞうせい	21,74
臓腑弁証	ぞうふべんしょう	118,120
疏泄	そせつ	12,66
孫思邈	そんしばく	245
孫絡	そんらく	186

た

太極拳	たいきょくけん	230
大腸	だいちょう	9,23,76
太平恵民剤局方	たいへいけいみんわざいきょくほう	244
帯脈	たいみゃく	188,204

胆	たん	9,24,76
痰飲	たんいん	12
痰湿	たんしつ	58,178
痰湿阻肺	たんしつそはい	73
丹波康頼	たんばやすより	246
蓄尿	ちくにょう	23
治病求本	ちびょうきゅうほん	122,123
中医整骨（ほねつぎ）	ちゅういせいこつ	226
中国伝統医学	ちゅうごくでんとういがく	34
中焦	ちゅうしょう	25
長夏	ちょうか	176
張仲景	ちょうちゅうけい	245
手の厥陰心包経	てのけついんしんぽうけい	200
手の少陰心経	てのしょういんしんけい	196
手の少陽三焦経	てのしょうようさんしょうけい	201
手の太陽小腸経	てのたいようしょうちょうけい	197
手の太陰肺経	てのたいいんはいけい	191
手の陽明大腸経	てのようめいだいちょうけい	192
天癸	てんき	20,21,60
天人合一	てんじんごういつ	44,176
土	ど	40
怒	ど	86
統血	とうけつ	16,70
同病異治	どうびょういち	110,125
東洋医学	とうよういがく	34
督脈	とくみゃく	27,186,188,204

な

内因	ないいん	84,86
内功	ないこう	231
内湿	ないしつ	58
内生の邪	ないせいのじゃ	16
内燥	ないそう	58
内治法	ないちほう	126
名古屋玄医	なごやげんい	246
難経	なんぎょう	80
二陰	にいん	31,74
二十四節気	にじゅうしせっき	176
任脈	にんみゃく	27,186,188,204
寧静	ねいせい	53
熱	ねつ	102
熱証	ねつしょう	114
撚鍼法	ねんしんほう	214
脳	のう	26,78
納気	のうき	20,74
パーキンソン病	パーキンソンびょう	234

は

肺	はい	9,18,40,72
肺陰虚	はいいんきょ	72
肺気虚	はいききょ	72
配伍七情	はいごしちじょう	140,175

排尿	はいにょう	23
破気薬	はきやく	142
魄	はく	30
八会穴	はちえけつ	206
八脈交会穴	はちみゃくこうえけつ	206
八綱弁証	はっこうべんしょう	112,114,116,118
華岡青洲	はなおかせいしゅう	246
半表半裏	はんひょうはんり	114
悲	ひ	86
脾胃湿熱	ひいしつねつ	71
脾	ひ	9,16,40,70
脾気虚	ひききょ	70
病機	びょうき	92
脾陽虚	ひようきょ	71
表証	ひょうしょう	113,114
病脈	びょうみゃく	106
風邪	ふうじゃ	84,89
腹診	ふくしん	108
腐熟	ふじゅく	22
扶正去邪	ふせいきょじゃ	122,123
不定愁訴	ふていしゅうそ	36,82
不内外因	ふないがいいん	84,90
聞診	ぶんしん	94,100
扁鵲	へんじゃく	245
弁証	べんしょう	110
偏食	へんしょく	90
偏衰	へんすい	38
偏盛	へんせい	38
胞宮	ほうきゅう	27,78
膀胱	ぼうこう	9,23,76
方証相対	ほうしょうそうたい	246
望診	ぼうしん	94,96.98
胞絡	ほうらく	27
補気	ほき	142
補気薬	ほきやく	142
募穴	ぼけつ	206
補血薬	ほけつやく	144
保険診療	ほけんしんりょう	152
補瀉	ほしゃ	216
補法	ほほう	174,216
本草綱目	ほんぞうこうもく	242
本間棗軒	ほんまそうけん	246

ま

曲直瀬道三	まなせどうさん	246
未病	みびょう	82
脈	みゃく	28,78
脈経	みゃくけい	242
脈診	みゃくしん	106
脈象	みゃくぞう	106
無痕灸	むこんきゅう	220

命門	めいもん	32
瞑眩	めんげん	150
木	もく	40
もぐさ	もぐさ	220
問診	もんしん	94,102,104

や

薬膳	やくぜん	170
山脇東洋	やまわきとうよう	246
憂	ゆう	86
有痕灸	ゆうこんきゅう	220
兪穴	ゆけつ	206
湯本求真	ゆもときゅうしん	248
陽維脈	よういみゃく	188,204
陽虚	ようきょ	114,148,178
陽蹻脈	ようきょうみゃく	188,204
陽経	ようけい	188
要穴	ようけつ	206
陽証	ようしょう	116
陽消陰長	ようしょういんちょう	38
陽盛	ようせい	178
吉田流按摩術	よしだりゅうあんまじゅつ	224
吉益東洞	よしますとうどう	246

ら

絡	らく	186
絡穴	らくけつ	206
理気	りき	142
理気薬	りきやく	142
李時珍	りじちん	244,245
利湿薬	りしつやく	146
裏証	りしょう	113,114
流注	るちゅう	190
霊枢	れいすう	44
労逸	ろういつ	90
六淫	ろくいん	88
六淫弁証	ろくいんべんしょう	118,119
六邪	ろくじゃ	88
六経弁証	ろくけいべんしょう	118,121
六臓六腑	ろくぞうろっぷ	188
六気	ろっき	88
六腑	ろっぷ	9,76
論治	ろんち	110

わ

和降	わこう	22
和田啓十郎	わだけいじゅうろう	248
和田東郭	わだとうかく	246

漢方薬

安中散	あんちゅうさん	164
茵陳蒿湯	いんちんこうとう	164
温経湯	うんけいとう	164
温清飲	うんせいいん	164
黄耆建中湯	おうぎけんちゅうとう	163
黄連解毒湯	おうれんげどくとう	149,164
葛根湯	かっこんとう	164
加味逍遙散	かみしょうようさん	164
帰脾湯	きひとう	159,164
芎帰膠艾湯	きゅうききょうがいとう	164
銀翹散	ぎんぎょうさん	164
桂枝加朮附湯	けいしかじゅつぶとう	164
桂枝湯	けいしとう	164
桂枝人参湯	けいしにんじんとう	164
桂枝茯苓丸	けいしぶくりょうがん	145,165
血府逐瘀湯	けっぷちくおとう	165
香蘇散	こうそさん	143,165
牛車腎気丸	ごしゃじんきがん	165
五淋散	ごりんさん	165
五苓散	ごれいさん	147
柴胡加竜骨牡蛎湯	さいこかりゅうこつぼれいとう	165
酸棗仁湯	さんそうにんとう	165
四逆散	しぎゃくさん	165
四君子湯	しくんしとう	165
四物湯	しもつとう	145,165
十全大補湯	じゅうぜんだいほとう	165
潤腸湯	じゅんちょうとう	165
小青竜湯	しょうせいりゅうとう	165
清心蓮子飲	せいしんれんしいん	165
桑菊飲	そうぎくいん	165
大黄牡丹皮湯	だいおうぼたんぴとう	166
大建中湯	だいけんちゅうとう	166,169
大柴胡湯	だいさいことう	166
大承気湯	だいじょうきとう	166
調胃黄耆湯	ちょういおうぎとう	166
釣藤散	ちょうとうさん	166
猪苓湯	ちょれいとう	166
通導散	つうどうさん	166
桃核承気湯	とうかくじょうきとう	166
当帰飲子	とうきいんし	166
当帰芍薬散	とうきしゃくやくさん	161,166
二陳湯	にちんとう	166
人参湯	にんじんとう	149,166
人参養栄湯	にんじんようえいとう	166
麦門冬湯	ばくもんとうとう	147,166
八味地黄丸	はちみじおうがん	167
半夏厚朴湯	はんげこうぼくとう	167
半夏白朮天麻湯	はんげびゃくじゅつてんまとう	167
平胃散	へいいさん	167

防已黄耆湯	ぼういおうぎとう	167
防風通聖散	ぼうふうつうしょうさん	167
補中益気湯	ほちゅうえっきとう	143,167
麻黄湯	まおうとう	167
麻黄附子細辛湯	まおうぶしさいしんとう	167
麻杏甘石湯	まきょうかんせきとう	167
麻子仁丸	ましにんがん	167
薏苡仁湯	よくいにんとう	167
抑肝散	よくかんさん	167,168
六君子湯	りっくんしとう	167,169
六味丸	ろくみがん	167

生薬

黄耆	おうぎ	136
黄芩	おうごん	136,151
黄柏	おうばく	136
黄連	おうれん	136
葛根	かっこん	136
乾姜	かんきょう	136
甘草	かんぞう	136,151
桔梗	ききょう	136
枳殻	きこく	137
杏仁	きょうにん	137
枸杞子	くこし	137
桂皮	けいひ	137,151
紅花	こうか	137
厚朴	こうぼく	137
柴胡	さいこ	137,151
山梔子	さんしし	137
酸棗仁	さんそうにん	137
山薬	さんやく	138
地黄	じおう	138,151
芍薬	しゃくやく	138
石膏	せっこう	138
川芎	せんきゅう	138
大黄	だいおう	138,151
大棗	たいそう	138
沢瀉	たくしゃ	138
釣藤鈎	ちょうとうこう	138
陳皮	ちんぴ	139
当帰	とうき	139
人参	にんじん	139,151
麦門冬	ばくもんとう	139
半夏	はんげ	139
白朮	びゃくじゅつ	139
茯苓	ぶくりょう	139
附子	ぶし	151
牡丹皮	ぼたんぴ	139
牡蛎	ぼれい	139
麻黄	まおう	139,151
薏苡仁	よくいにん	139

取材協力（順不同・敬称略）

●東京医療福祉専門学校
1950年に「東京マッサージ師養成所」として開設された伝統校。はり・きゅう・柔道整復、あん摩マッサージ、指圧といった東洋医学の総合養成所として、国家資格の合格率もトップレベルを誇る。
〒104-0032　東京都中央区八丁堀1-11-11
TEL03-3551-5751（代）　HP www.tokyoiryoufukushi.ac.jp

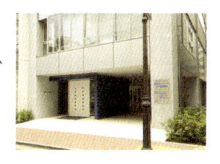

執筆協力（執筆ページ順・敬称略）

P10～126（人体論、中医理論）／P186～249（鍼灸の基礎知識）
● 横田篤広（宇都宮大学工学部電気電子工学科卒業後、電機メーカー勤務を経て、東京医療専門学校卒業。鍼灸あん摩マッサージ師免許取得。同校教員養成科卒業。現、東京医療福祉専門学校医療学科専任講師）

P224～225（吉田流按摩術）
● 大内晃一（東京理科大学理工学部卒、東京医療福祉専門学校卒業。筑波大学理療科、順天堂大学で臨床経験、東京医療専門学校鍼灸マッサージ教員養成科卒業。東京医療福祉専門学校専任講師）

P226～227（中医正骨、ほねつぎ）／P230-231（気功）
● 片桐陽（獨協大学経済学部卒業後、中国山東省にて武術と医学を研究。大東医学技術専門学校で柔道整復師免許を取得。現在は、東京医療福祉専門学校柔道整復科学科長代理。六合螳螂拳伝人）

P228～229（吸玉療法）
● 宮本繁（1997年はり・きゅう師免許取得。「ライフ鍼・吸玉サロン」HP www.suidama.jp 開院。東京医療福祉専門学校中医セミナー（吸玉）講師、東京中医鍼灸センター所属。著書に『吸玉療法入門』（緑書房）。）

P240～241（鍼灸師、あん摩マッサージ師になるには）
● 殿村康一（工学院大学生産機械工学科卒業後、東京鍼灸マッサージ専門学校卒。1987～1988年あん摩マッサージ指圧師、はり師、きゅう師免許取得。現、東京医療福祉専門学校東洋医療学科教務部長）

写真・資料提供

● 株式会社ツムラ
● 東京医療福祉専門学校
● 東洋療法学校協会

おもな参考文献（順不同）

『中医学の基礎』（平馬直樹、兵頭明、路京華、劉公望・監修）東洋学術出版社／『東洋医学概論』（教科書執筆小委員会・著）医道の日本社／『中医薬膳学』（辰巳洋・著）東洋学術出版社／『新版　経穴経絡概論』（教科書執筆小委員会・著）医道の日本社／『図解雑学　よくわかる東洋医学のしくみ』（関口善太・監修／青山麻美・著）ナツメ社／『図解よくわかる東洋医学』（平馬直樹、瀬尾港二、稲田恵子・監修）池田書店／『徹底図解　東洋医学のしくみ』（兵頭明・監修）新星出版社／『経穴マップ　イラストで学ぶ　十四経穴・奇穴・耳穴・頭鍼』（森和・監修／王暁明、金原正幸、中澤寛元・著書）医歯薬出版／『はりきゅう理論』（教科書執筆小委員会・著）医道の日本社／『臨床医学総論／臨床検査医学総論』（奈良信雄・著）医歯薬出版／『東洋医学臨床論〈はりきゅう編〉』（教科書執筆小委員会・著）医道の日本社／『中国気功学』（馬済人・著／浅川要監訳）東洋学術出版社／『東洋医学のしくみと治療法がわかる本』（丁宗鐵・著）ナツメ社／『まんが経穴入門』（医道の日本社）／『まんが漢方入門』（医道の日本社）

[監修者略歴]

■総監修・漢方薬監修

平馬直樹（ひらまなおき）

平馬医院院長　日本医科大学非常勤講師　日本中医学会会長

1952年神奈川県生。東京医科大学卒。北里研究所東洋医学総合研究所で、故・大塚敬節氏、矢数道明氏に師事し、漢方医学を学ぶ。1987年から2年間、中国中医研究院広安門医院に留学。中医学の内科・皮膚科・腫瘍科で研修。皮膚科は朱仁康氏らに師事。監修本に『中医学の基礎』（東洋学術出版社）、『図解よくわかる東洋医学』（池田書店）など。

■中医理論・鍼灸監修

浅川要（あさかわかなめ）

東京中医鍼灸センター院長
東京医療福祉専門学校講師

1946年生。早稲田大学第1文学部卒。中国通信社勤務後、東京高等鍼灸学校（現東京医療専門学校）卒。鍼灸あん摩マッサージ指圧師免許取得後、横山瑞生氏に師事。病院勤務を経て、浅川鍼灸治療院開業。『中医臨床』創刊に参画。東京医療福祉専門学校・教員養成科講師、東京中医鍼灸センター院長。著書に『鍼師のお守り』（東洋学術出版社）など。

■薬膳監修

辰巳洋（たつみなみ）

本草薬膳学院学院長
医学博士

北京中医学院卒。順天堂大学にて医学博士取得。中医学の中心的存在である中国中医研究院にて主治医師として勤務したのち、来日。その後は中医薬学教育に転向し、本草薬膳学院にて中医薬膳学教育を行う。中国薬膳研究会常任理事、国際薬膳師資格認定審査員、日本国際薬膳師会会長を兼任。著書は『実用中医薬膳学』（東洋学術出版社）、『薬膳素材辞典』（源草社）など多数。

本書に関するお問い合わせは、書名・発行日・該当ページを明記の上、下記のいずれかの方法にてお送りください。電話でのお問い合わせはお受けしておりません。
・ナツメ社webサイトの問い合わせフォーム
　https://www.natsume.co.jp/contact
・FAX（03-3291-1305）
・郵送（下記、ナツメ出版企画株式会社宛て）
なお、回答までに日にちをいただく場合があります。正誤のお問い合わせ以外の書籍内容に関する解説・個別の相談は行っておりません。あらかじめご了承ください。

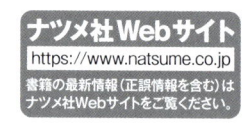

ナツメ社Webサイト
https://www.natsume.co.jp
書籍の最新情報（正誤情報を含む）はナツメ社Webサイトをご覧ください。

オールカラー版
基本としくみがよくわかる東洋医学の教科書

2014年2月10日初版発行
2025年1月10日第33刷発行

監修者	平馬直樹	Hirama Naoki,2014
	浅川要	Asakawa Kaname,2014
	辰巳洋	Tatsumi Nami,2014
発行者	田村正隆	
発行所	株式会社ナツメ社	
	東京都千代田区神田神保町1-52　ナツメ社ビル1F（〒101-0051）	
	電話　03（3291）1257（代表）　　FAX　03（3291）5761	
	振替　00130-1-58661	
制　作	ナツメ出版企画株式会社	
	東京都千代田区神田神保町1-52　ナツメ社ビル3F（〒101-0051）	
	電話　03（3295）3921（代表）	
印刷所	株式会社リーブルテック	

ISBN978-4-8163-5540-0　　　　　　　　　　　　Printed in Japan
〈定価はカバーに表示してあります〉
〈落丁・乱丁本はお取り替えいたします〉

本書の一部または全部を著作権法で定められている範囲を超え、ナツメ出版企画株式会社に無断で複写、複製、転載、データファイル化することを禁じます。